全国高等医药院校药学类专业第六轮规划教材

药学信息检索与利用

第5版

（供药学类专业用）

U0206578

主　编　毕玉侠

副主编　佟　岩　李修杰　李玉玲　闫　雷

编　者　（以姓氏笔画为序）

勾　丹（沈阳药科大学）

邓　佳（浙江中医药大学）

毕玉侠（沈阳药科大学）

刘　扬（中国中医科学院中医药信息研究所）

闫　雷（中国医科大学）

李玉玲（吉林大学公共卫生学院）

李修杰（山东第二医科大学）

吴明智（沈阳药科大学）

邱　玺（湖北中医药大学）

佟　岩（沈阳药科大学）

徐　坤（吉林医药学院）

翟　萌（苏州大学附属第一医院）

中国健康传媒集团

中国医药科技出版社

内 容 提 要

本教材为"全国高等医药院校药学类专业第六轮规划教材"之一，全书共有八章内容，围绕药学信息检索与利用这一核心主题，按照信息及信息检索基本理论知识、国内外常用药学信息检索系统、药学专利检索与利用、网络药学信息资源、个人信息管理与利用以及药学科技论文的写作方法等构建框架与内容。本教材为书网融合教材，即纸质教材有机融合电子教材、教学配套资源（PPT、微课、视频、图片）、题库系统、数字化教学服务（在线教学、在线作业、在线考试），使教学资源更加多样化、立体化。

本教材主要供全国高等医药院校药学类专业师生教学使用，也可供广大医药专业科研人员及信息用户等使用。

图书在版编目（CIP）数据

药学信息检索与利用／毕玉侠主编. -- 5 版.
北京：中国医药科技出版社，2024. 12. --（全国高等
医药院校药学类专业第六轮规划教材）. -- ISBN 978-7
-5214-4970-9

Ⅰ. R-058

中国国家版本馆 CIP 数据核字第 2024UR1743 号

美术编辑　陈君杞
版式设计　友全图文

出版　**中国健康传媒集团**｜中国医药科技出版社
地址　北京市海淀区文慧园北路甲 22 号
邮编　100082
电话　发行：010 - 62227427　邮购：010 - 62236938
网址　www. cmstp. com
规格　889mm×1194mm $\frac{1}{16}$
印张　12
字数　337 千字
初版　2015 年 8 月第 1 版
版次　2025 年 1 月第 5 版
印次　2025 年 1 月第 1 次印刷
印刷　北京印刷集团有限责任公司
经销　全国各地新华书店
书号　ISBN 978 - 7 - 5214 - 4970 - 9
定价　**42. 00 元**

获取新书信息、投稿、为图书纠错，请扫码联系我们。

"全国高等医药院校药学类规划教材"于20世纪90年代启动建设。教材坚持"紧密结合药学类专业培养目标以及行业对人才的需求,借鉴国内外药学教育、教学经验和成果"的编写思路,30余年来历经五轮修订编写,逐渐完善,形成一套行业特色鲜明、课程门类齐全、学科系统优化、内容衔接合理的高质量精品教材,深受广大师生的欢迎。其中多品种教材入选普通高等教育"十一五""十二五"国家级规划教材,为药学本科教育和药学人才培养作出了积极贡献。

为深入贯彻落实党的二十大精神和全国教育大会精神,进一步提升教材质量,紧跟学科发展,建设更好服务于院校教学的教材,在教育部、国家药品监督管理局的领导下,中国医药科技出版社组织中国药科大学、沈阳药科大学、北京大学药学院、复旦大学药学院、华中科技大学同济医学院、四川大学华西药学院等20余所院校和医疗单位的领导和权威专家共同规划,于2024年对第四轮和第五轮规划教材的品种进行整合修订,启动了"全国高等医药院校药学类专业第六轮规划教材"的修订编写工作。本套教材共72个品种,主要供全国高等院校药学类、中药学类专业教学使用。

本套教材定位清晰、特色鲜明,主要体现在以下方面。

1.**融入课程思政,坚持立德树人** 深度挖掘提炼专业知识体系中所蕴含的思想价值和精神内涵,把立德树人贯穿、落实到教材建设全过程的各方面、各环节。

2.**契合人才需求,体现行业要求** 契合新时代对创新型、应用型药学人才的需求,吸收行业发展的最新成果,及时体现新版《中国药典》等国家标准以及新版《国家执业药师职业资格考试考试大纲》等行业最新要求。

3.**充实完善内容,打造精品教材** 坚持"三基五性三特定",进一步优化、精炼和充实教材内容,体现学科发展前沿,注重整套教材的系统科学性、学科的衔接性,强调理论与实际需求相结合,进一步提升教材质量。

4.**优化编写模式,便于学生学习** 设置"学习目标""知识拓展""重点小结""思考题"模块,以增强教材的可读性及学生学习的主动性,提升学习效率。

5.**配套增值服务,丰富学习体验** 本套教材为书网融合教材,即纸质教材有机融合数字教材,配套教学资源、题库系统、数字化教学服务等,使教学资源更加多样化、立体化,满足信息化教学需求,丰富学生学习体验。

"全国高等医药院校药学类专业第六轮规划教材"的修订出版得到了全国知名药学专家的精心指导，以及各有关院校领导和编者的大力支持，在此一并表示衷心感谢。希望本套教材的出版，能受到广大师生的欢迎，为促进我国药学类专业教育教学改革和人才培养作出积极贡献。希望广大师生在教学中积极使用本套教材，并提出宝贵意见，以便修订完善，共同打造精品教材。

中国医药科技出版社

2025年1月

数字化教材编委会

主　编　毕玉侠

副主编　佟　岩　李修杰　李玉玲　闫　雷

编　者　（以姓氏笔画为序）

勾　丹（沈阳药科大学）

邓　佳（浙江中医药大学）

毕玉侠（沈阳药科大学）

刘　扬（中国中医科学院中医药信息研究所）

闫　雷（中国医科大学）

李玉玲（吉林大学公共卫生学院）

李修杰（山东第二医科大学）

吴明智（沈阳药科大学）

邱　玺（湖北中医药大学）

佟　岩（沈阳药科大学）

徐　坤（吉林医药学院）

翟　萌（苏州大学附属第一医院）

前　言

随着经济和社会的发展，社会的信息化和信息的产业化程度日益提高，以知识为基础，以信息为主导的知识经济也应运而生，信息和知识经济时代的到来，使人们对信息的依赖度日趋增强，而文献检索课作为对大学生进行信息素质教育的重要课程，其教学目标就是使学生掌握信息检索的方法与技巧，能从大量的文献信息中快而准地查检到所需的知识和信息。

我们根据多年文献检索课程教学实践的总结与体会，结合药学专业的特点，在前 4 版《药学信息检索与利用》的基础上，编写了本版教材。围绕药学信息的检索与利用这一核心主题，按照信息及信息检索的基本知识、国内外常用药学信息检索系统、药学专利检索与利用、网络药学信息资源，以及药学科技论文的写作方法等构建框架与内容。

本版教材力求凸显以信息检索与利用为核心的信息管理学知识、方法与技术，以及与药学专业相融合的综合性、应用性特征。因此，本教材在编写过程中，注重理论联系实际，突出实用性和系统性，既有原理阐述，又有实例分析，重视教材编排的科学性、先进性、逻辑性、启发性、实用性和教学适用性。

全书共八章，各章节编写分工如下：第一章由毕玉侠编写；第二章由李玉玲编写；第三章由勾丹和李修杰编写；第四章由毕玉侠、吴明智、邓佳、佟岩编写；第五章由刘扬和邱玺编写；第六章由徐坤编写；第七章由闫雷编写；第八章由翟萌编写。

本教材可作为全国高等医药院校药学类专业本科生及研究生教材，亦可供广大医药专业科研人员及信息用户等使用。

在编写过程中，我们参考了大量的国内外相关专著及论文，谨向有关专家学者表示诚挚的感谢！

由于现代信息技术发展迅速，编者所掌握的信息有限，加之水平有限，书中错误在所难免，恳请广大读者批评指正，以便修订时完善。

编　者

2024 年 10 月

目　录

第一章　药学信息概述

PPT

随着经济和社会的发展，社会的信息化和信息的产业化程度日益提高，以知识为基础，以信息为主导的知识经济也应运而生，信息和知识经济时代的到来，使人们对信息的依赖度日趋增强。药学是与化学、医学、生物学等学科密切相关的学科，药学信息则涵盖了药学各个学科、专业领域的内容。本章将对信息及相关概念、文献信息的类型以及药学信息的特点与作用作以阐述。

第一节　信息及相关概念

一、信息、知识、情报与文献

信息（information）是一个内涵极为广泛的概念，它普遍存在于自然界、人类社会和人类的思维活动中。大到宇宙天体，小到微观世界，都在不断地发出信息、传递信息。不同特征的事物，都以其特有的形式向周围互相传递信息。人类正是通过不断接收和分析来自自然界、人类社会的各种信息，才得以了解自然、了解社会，进而达到改造世界的目的。信息一般可分为自然信息、生物信息、机器信息和人类信息四大类。

信息已成为一个社会概念，它是人类社会共享的一切知识、学问以及从客体现象中提炼出来的各种消息的总和。具有可传递性、可存储性、可加工性和可共享性等主要特征。在现代社会中，信息已成为除物质、能源外的第三资源；在信息社会里，信息和知识成为生产力、竞争力和经济成就的决定因素。

知识（knowledge）是人类在观察和改造客观世界的实践中所获得的认识和经验的总和，是对客观事物的信息进行分析、综合、加工和系统化的结果。它必须依赖于物质载体才能存在，同一知识又可以由不同的载体来记录、存贮与传递，它在人类社会的文明与发展中发挥着巨大的作用。知识是加工了的信息，而信息则是知识的原料。

情报（intelligence）是指消息的传递。它是在某一特定的时间为解决一个特定的问题所需要的知识。因此，情报的定义应突出三个基本要素，即特定的时间（情报的及时性）、特定的对象（情报的针对性）和特定的需要（情报的可用性）。

文献（document，literature）是记录信息、知识的载体，这些信息、知识载体在被人们利用时就转化为情报，因此，文献可看成一种重要的情报源。构成文献有四个要素：①所记录的知识和信息；②记录知识和信息的符号图像；③用于记录知识和信息的物质载体；④记录的方式或手段。

二、信息、知识、情报与文献的关系

信息、知识、情报与文献的关系实质上存在着包含关系。信息包含了知识、情报和文献，对各种信息有目的地进行加工整理就形成了知识；知识是被人们认识和提炼加工了的信息，是信息的一部分；文献则是存储并传递知识、情报和信息的介质，是物化了的信息、知识和情报，是情报传递的主要形式；情报是指被传递的知识或信息，是知识的激活，超越时间和空间传递给特定的用户，解决用户具体问题所需要的特定的知识和信息；情报蕴含在文献之中，但并非所有的文献都是情报，情报是知识的一部分。

第二节　文献信息的类型

药学文献信息和其他文献信息一样，可根据其载体形式、加工深度和出版类型等不同角度划分为多种类型。

一、按载体划分

1. 印刷型文献（printed document）　是以纸张为载体，通过石印、铅印、胶印和静电复印等方法产生的科技文献。读者可不用特殊的器材和设备直接阅读文献。但由于它是以纸张为载体，其存储密度低、纸张篇幅多，因此占用空间大。

2. 缩微型文献（microform document）　是以感光材料为载体，以缩微照相为记录手段而产生的科技文献。它比印刷型文献小若干倍。如缩微胶卷、缩微平片、缩微卡片。随着激光和全息照相技术的应用，又出现了超缩微平片的特级缩微胶片。优点是成本低、体积小、便于收藏、保存期长、易于实行自动化管理和检索，但这种类型的文献在阅读时必须借助缩微阅读机，不便于直接阅读。

3. 电子数字型文献（electronic digital document）　是伴随计算机技术和网络技术发展而产生的，以计算机处理技术为核心记录信息的一种文献形式。是通过编码和程序设计把科技文献变成计算机可以识别的符号存储到计算机当中，需要时再将它输出。这种文献存贮容量大，检索速度快捷、灵活，使用方便。计算机存储技术和网络通讯的发展为电子数字型文献的普及提供了契机，网络数据库、电子图书以及电子期刊等已成为当前最重要的信息获取渠道。

4. 声像型文献（audiovisual document）　是以声音和图像形式记录在载体上的文献，如唱片、录音带、录像带、科技电影、幻灯片等，然后通过播放手段给人以视觉、听觉感受的文献。其特点是动静交替、声情并茂、形象逼真。所以又称为直感文献，也称视听型文献。

二、按信息加工深度划分

1. 零次文献（zero document）　是一种特殊形式的情报信息源，主要包括两方面内容：①形成一次文献以前的知识信息，即未经记录，未形成文字材料，是人们的"出你之口，入我之耳"的口头交谈，是直接作用于人的感觉器官的情报信息；②未公开于社会，一般未经正式发表，或没正式出版的各种书刊资料，如书信、手稿、记录、笔记，同时也包括一些内部使用的通过公开正式的订购途径所不能获得的书刊资料。

零次文献一般是通过口头交谈、参观展览、参加报告会等途径获取，不仅在内容上有一定的价值，而且能弥补一般公开发表的文献从信息的客观形成到公开传播之间费时甚多的弊病。

2. 一次文献（primary document）　即原始文献，是作者以自己的科研成果、科学试验的总结和新产品的设计为依据创作的原始论文，作为新技术、新知识、新发明、新创造进行报道，它们无论是印刷品、声像制品还是复制品，都称为一次文献。专利说明书及期刊上发表的论文一般都属于一次文献，是文献检索最终查寻的结果。

3. 二次文献（secondary document）　又称检索工具，二次文献是将分散无序的一次文献，按一定规则进行浓缩、加工、整理和组织而形成的目录、索引、文摘、题录等。它能够全面、系统、广泛、完整地报道某学科、某专业或某一专题的一次文献资料，为读者了解某学科的进展、概貌，查找一次文献提供方便。读者可以通过二次文献查找一次文献（原始文献）的出处。也就是说，一次文献发表在先，二次文献发表在后。文献检索课，主要介绍二次文献——检索工具的一般规律及使用方法。

4. 三次文献（tertiary document）　又称综述文献，三次文献是在有目的地利用二次文献的基础上，选用大量一次文献的内容，进行分析、综合、评述等再度加工产生的文献。一般是要求系统地综合和分析某学科、专业或专题的发展历史，已取得的科学成就以及发展趋势。通过评价、筛选，以简练的文字扼要地论述出来，内容十分概括，它是科技文献的高度浓缩。如综述、述评、字典、辞典、百科全书、年鉴等。

总之，从零次文献、一次文献、二次文献到三次文献，是一个由分散到集中，由无序到有序，对知识信息进行不同层次加工的过程。它们所含的信息是不同的，对于改善人们的知识结构所起到的作用也不同。零次文献和一次文献是最基本的信息源，是文献信息检索的最终对象；二次文献是在一次文献基础上汇集而成的检索工具，具有浓缩性；三次文献是在一次文献及二次文献基础上分析概括出的成果，具有综合性。

三、按出版类型划分

1. 图书（book）　是对科研成果和生产技术等系统的论述，是作者对大量素材进行选择、分析、综合、组合编排和全面归纳的产物。科技图书具有成熟性、可靠性、系统性、逻辑性和完整性等特点。如果想对某些问题获得较全面的一般性知识，或对某些问题进行初步了解，可以参考和查阅图书。但图书的出版速度较其他的文献慢。

图书一般可分为以下两类。

（1）阅读类　包括教科书、文集、专著、科普读物等。

（2）参考类　包括手册、百科全书、名人录、年鉴、辞典、字典、药典等。

📖 知识拓展

《中华人民共和国药典》

《中华人民共和国药典》，简称《中国药典》，由药典委员会编纂，是一部具有法律性质的国家药品标准，是药品研制、生产（进口）、经营、使用和监督管理等相关单位均应遵循的法定技术标准。《中国药典》由一部、二部、三部和四部构成。一部收载中药，二部收载化学药，三部收载生物制品；四部收载通用技术要求和药用辅料，其中通用技术要求包括制剂通则，检测方法及其他通则，指导原则。《中国药典》对开展药品标准工作、促进制药工业的发展、监督检定药品质量、保障人民用药安全发挥着重要作用，同时也是科研人员获取药品信息的重要情报源。

2. 期刊（journal） 是定期或不定期连续发行的出版物。期刊一般都有固定的名称和统一的出版形式，每年至少出一期，每期刊载两篇以上不同作者的论文。期刊具有数量大、品种多、内容广、周期短、报道快、信息新并能及时反映国内外科技水平的特点。因此，期刊作为一种信息来源，一直居于文献之首。据估计，从期刊获得的信息约占整个信息来源的 65%。可从不同的角度来分类期刊，按照报道内容的范围，可分综合性期刊与专业性期刊；从内容属性的角度分类，大体可分为学术性期刊、技术性期刊、检索性期刊、科普性期刊等类型。

3. 专利文献（patent） 是一种依法公开的出版物，它荟萃了发明创造之精华，囊括了专利技术、法律和经济三大重要信息源，是一个巨大的知识信息宝库。

狭义地讲，专利文献是指专利说明书和发明人证书；广义地讲，除上述外还包括不公开发行的有关专利申请、审批中的各种文件及专利局出版的各种检索工具，如专利公报、专利文摘、缩微型专利文献和磁带型专利文献。

专利说明书是专利文献的主体，也是最基本、最主要的原始文献，是专利文献检索的最终目标。

4. 科技报告（report） 是报道研究和开发成果或进展情况的文献。科技报告的内容新颖、详尽、专深、丰富，包括各种研究方案的选择与比较，成功与失败的经验，并附有大量的数据、图表、原始实验和调查记录。科技报告的出版形式比较特殊，每份报告自成一册，篇幅长短不等，有连续编号，装订简单，发行时间不定。科技报告基本属于一次文献，报道速度比其他文献要快，但科技报告一般都控制流通范围，多数科技报告属于保密文献，仅有少数公开或半公开发表。科技报告一般分为技术报告书、技术备忘录、技术通报等类型。目前世界上科技报告每年出版 70 余万件，其中比较著名的有美国的四大报告（AD 报告、PB 报告、NASA 报告、AEC 报告）；英国航空委员会（ARC）报告和英国原子能局（UKAEA）报告；法国原子能委员会（CFA）报告；联邦德国航空研究所（DVR）报告等。

5. 学位论文（degree dissertation） 是指高等院校或科学研究单位的毕业生在取得博士、硕士及学士学位时所提交的论文。学位论文主要是围绕某一专题开展学术研究而获得的成果，探讨的问题比较专深，对问题的来龙去脉阐述较为系统和详尽，具有一定的独创性，它对教学和科研工作有一定的参考价值。学位论文一般不公开出版，但也有少数学位论文印在单行本或在期刊上摘要发表。

6. 会议文献（proceedings） 是指科技人员在国内或国际学术会议上交流的论文或报告，并由会议主办单位将其汇编成册，印刷出版而形成的科技文献。会议文献报道科学家们的最新研究成果，探讨当时的学术问题，交流、传递科技最新进展的信息资料。有些论文代表着某一学科或专业的国际或国内的最新研究水平。是科研人员了解各国科技水平、动态和发展趋势的重要文献。

7. 标准文献（standard document） 是指以文件形式公布的关于标准化科技成果的规章性文献。标准是充分利用现有科技成果，经过优选、统一、简化等过程，对产品或零部件的质量、规格、参数、检验等做出技术规定，提出技术上先进、经济上合理、内容上科学的要求和指标，经特定的审批程序，有明确适用的范围和一定的法律约束力。

标准文献按内容可分为基础标准、产品标准、方法标准；按使用范围可分为国际标准、国家标准、专业标准和企业标准等；按成熟程度可分为正式标准、试行标准、指导性技术文件和标准化规定等。

8. 科技档案（sci－tech archives） 是记录各种事实过程的技术文献，包括任务书、协议书、技术经济指标、审批文件；研究计划、方案、大纲和技术措施；有关技术调查材料、试验项目、记录、数据、图纸等。这类文献有重要的使用价值，并具有保密和内部控制使用的特点。

第三节　药学信息的特点与作用

一、药学信息的特点

药学信息包含药学领域的所有知识数据，既包括与药物直接相关的药物信息，如药物作用机制、药动学、药物不良反应、药物相互作用、药物经济学等，同时也包括与药物间接相关的信息，如疾病变化、耐药性、生理病理状态等，此外，还包括药品流通信息、药物政策信息等。

药学信息具有以下特点。

1. 系统性　药学文献所记载的信息内容，往往是经过人脑加工的知识型信息，是药学工作者经过一系列的理论研究和实践活动后，进行选择、比较、评价、分析、归纳、概括，并以特定的形式表达出来的信息加工产物。因此，药学信息大多比较深入，易于表达抽象概念和理论，更能系统地反映事物的本质和规律。

2. 交叉性　科学技术向纵深发展，学科越分越细，越分越专，学科之间相互交叉渗透，致使某些文献的专业性难以确定，文献分布越来越分散，药学文献信息除分布在专业刊物上，还可在医学、化学、化工、动植物、农林、文史等刊物上刊登，具有一定的交叉性。

3. 易用性　利用药学文献信息源时，不受时空的局限，用户可根据个人需要随意选择自己感兴趣的内容，决定自己利用药学文献的时间、地点和方式。遇到问题也可以有充分的时间反复思考，并可对照其他文献进行补充印证。

4. 可控性　药学文献信息的管理和控制比较方便。信息内容一旦被编辑出版成各种文献，就很容易对其进行加工整理，控制其数量和质量、流速和流向，达到药学文献信息有序流动的目的。

5. 时滞性　由于药学文献信息生产需要花费一定的时间，产生报道时差，因而出现了文献时滞问题。药学文献时滞过长将导致出版文献内容老化加速，降低其作为信息源的使用价值。

二、药学信息的作用

1. 促进药学科学实践的进步　药学信息的产生与发展，从多方面极大地促进了药学科学技术的进步及其社会功能的实现，同时也深刻地影响了药学科学实践的外部社会环境，这种内、外部的互动影响有力地推动了药学科学的更大进步。

（1）提出新的课题　药学信息的应用，一个直接的结果便是对药学科学实践提出了一系列新的课题。例如，如何结合药学科学实践应用现代药学信息？如何根据药学实际改善药学信息技术，发展出成熟的药学信息应用技术？如何应对信息化浪潮，调整药学科学实践的发展方向？还有一个值得注意的重要课题是，全面考察药学信息技术对药学领域的影响。

（2）加快最新研究信息的传播　现在重要的药学科学期刊均发行网络版或电子版，有一些还是免费的。网络版和电子版的科学期刊极大减少了读者接触最新进展的时间，促进了药学研究信息的快速传播。

（3）促进药学科研成果的转化　过去药学科研与药学企业及市场之间距离较大，沟通不畅，现代信息技术的应用极大地缩短了三者之间的距离，促进药学科研信息、生产信息和市场信息的顺畅传递，加快了药学科研成果向生产力的转化过程。通过网上主页，任何人和企业都可以访问研究机构，了解其研究成果和进展，十分有效地缩短了利用最新研究成果开发新产品的周期。企业也可以利用网络宣传自己的产品和形象，扩张市场，推介品牌，这在当前已经成为几乎所有企业的必由之路。

（4）推动药学科学知识的普及　随着生活水平的提高，人们对健康和药学科学知识的需求增高，但苦于获取渠道有限、专业门槛较高。应用日益广泛的计算机网络，使人们在传统的教室、图书馆、报刊、广播电视和街谈巷议等途径之外，又增添了一种全新的获得药学信息的途径。网上获得药学知识的方法是交互的，不受时间地点的限制，这使它有着传统方式无可比拟的优点。

2. 药学信息是新药立项的基础　新药立项要考虑四大要素，分别是政策、市场、经济和技术，针对这四个因素，需要以下药学信息作支撑。

（1）药学政策信息　包括新药品种的法律状态，亦称药品知识产权信息，特别是专利保护、行政保护、监测期保护情况，调研人员应明确所保护的地域（国家）、时间（专利期内或专利期外）、范围（包括化合物专利保护制备路线保护、制剂保护等）、类型（发明、外观、实用），避免因检索不全造成的专利侵权。药学政策信息还包括新药的快速审批流程、国家出台的相关政策等。

（2）药学市场信息　包括目标品种的基本信息、治疗信息、市场需求信息和竞争产品信息等。其中基本信息包括药品的 CAS 登记号、通用名、商品名、化学结构、剂型、规格、原研厂家和研发时间、上市国家和时间等信息；治疗信息包括适应证、药理机制和分类、疗效、安全信息以及是否属于罕见病用药，这些药学信息可辅助研究人员估算市场容量，避免在投入较大研发成本后，所研发的新药因疗效不佳或安全性差而迅速退出市场，给患者和制药企业带来损失。市场需求信息包括患者的人口统计学和流行病学调查信息，这些信息主要用于分析用药现状和未来的治疗趋势，预测市场容量是扩大还是萎缩，横向和纵向分析国内已上市和国外进口同类产品的疗效及市场占有率，以及目前正处于研发阶段的替代药品，进一步了解目标品种的市场价值和潜在风险。

（3）药学经济信息　包括新药的前期内部调研和委托调研费用、原料药和制剂研发、生产成本估算（包括辅料、催化剂、研发生产人员费用等）、非临床研究和临床研究费用、新药申报费用、创新基金申报费用、参考该品种在国外的价格、了解国内外同类药品的价格走势信息等。

（4）药学技术信息　包括生产制备工艺、质量标准、参考生产检验的仪器与设备条件、非临床和临床研究资料、研发和生产人员配置等，立项之前应调研以下药学信息：合成和制剂（包括原料中间体和辅料）的专利信息、国内外药品医药中间体合成与制剂研究资料文献综述、各国药典等，对研发的时间和所需的技术进行深入评估。

3. 促进药学产业经济的增长

（1）促进药学领域生产方式的变革　药学信息技术的应用为药学相关产业经济信息的采集、传输、存储、加工处理和传递提供了全新的技术保证，使得这些过程往往可以在瞬间完成，从而准确把握市场动向，降低成本，提高药品生产和流通企业的生产效率，并进一步推动生产规模的扩大。

（2）推动药学信息产业的发展　现代药学信息技术的应用与发展催生了药学信息产业的发展。为了更好地将药学信息应用到药学的传统产业中去，必然需要一大批以药学信息服务为主业的经济实体。这些企业既能推动药学信息技术的发展与应用，又能推动药学信息这一新兴产业的发展。

（3）促进药品流通方式的改变　在传统经济条件下，药品及其经济信息的流通，绝大部分是通过人与人之间的直接交往来实现。这种直接的信息交往加上落后的交通设施往往将人们的经济行为局限在一个非常有限的时空里。随着信息时代的到来，特别是互联网的出现和发展，实现了世界信息的同步传播。只要连上互联网，商业中的投资和交易，包括跨国、跨洲投资和贸易，都可以在片刻中完成。这不仅大大加速了药品生产和销售的速度，提高了资金的周转率，也使社会资源得到了更充分、更合理的利用。

答案解析

思考题

小明是即将进入毕业专题阶段的大四学生，面临开始毕业专题的开题工作。

1. 小明可能要查阅的药学信息类型有哪些？

2. 小明查阅的药学信息和他的科学研究有着怎么样的联系？

（毕玉侠）

书网融合……

本章小结　　　　题库

第二章　药学信息检索概述

📖 **学习目标**

1. 通过本章的学习，掌握信息检索的定义，药学信息的获取方法与检索途径，数据库的类型，主题检索语言，检索技术和检索步骤；熟悉药学信息检索的类型，数据库的结构，检索语言的定义和类型，分类检索语言和检索评价；了解信息检索系统的定义和构成。
2. 具有正确运用检索语言、检索技术等基本检索知识，构建检索策略的能力。
3. 树立终身学习理念，培养信息素养。

信息检索是科学研究活动的重要环节之一，是具有实践性的活动。但实践活动的有效实施有赖于相关理论的指导，没有理论指导的实践往往会失之于盲从。因此，本章对信息检索的基本概念、方法及技术等方面进行阐述，作为指导信息检索活动的重要理论基础。

第一节　药学信息检索基础

PPT

掌握药学信息检索理论的前提，是需要对药学信息检索的基本概念、类型、检索途径等方面的基础知识进行了解。

一、药学信息检索的定义

一般认为，广义的信息检索分为两个过程：一是信息存储过程，二是信息检索过程（狭义的信息检索）。信息存储（information storage）是指将所收集的大量、无序的信息，依其内容特征和外部特征，进行一系列加工处理，使其系统化、有序化，并按一定的技术要求编制检索工具或建立检索系统，以供人们检索和利用的过程。信息检索（information retrieval）是指根据信息用户的需要，利用适当的方法或手段从信息集合中查出需要的信息的过程。

按不同的分类标准，可对信息检索进行划分。如药学信息检索（pharmaceutical information retrieval）是从检索信息的学科归属角度对信息检索进行的分类。

二、药学信息检索的类型

按不同的分类标准，可以对某一概念进行不同角度的划分。

（一）按信息检索的对象划分

依检索的对象不同，可分为文献检索、数据检索、事实检索等。

1. 文献检索　广义的文献检索，是指将文献按一定的方式组织和存储在某种载体上，并根据用户的需要，利用适当的方法或手段查找出所需特定文献的过程。包括文献加工整序和文献查寻两个部分。狭义的文献检索仅指文献查寻。文献检索是一种重要的、常见的信息检索类型。

文献检索可分为书目检索和全文检索。

（1）书目检索　是指以文献线索为检索对象进行的检索，包括题录检索和文摘检索。

（2）全文检索 是指以文献的全部信息作为检索对象进行的检索。

近年来，越来越多的全文数据库出现，许多原来仅提供书目检索的数据库也开始提供获取文献全文的功能，如 Web of Science、PubMed、CBM 等。

2. 数据检索 是指以各种数值数据为检索对象的检索。如药品参数、人口数据、国内生产总值、技术数据等。如 CNKI 的"中国经济社会大数据研究平台"可以检索化学原料药的产量、出口量等数据。

3. 事实检索 是指以客观事实为检索对象，查找某一事件发生时间、地点及过程的一种检索方法。其检索结果主要是客观事实或为说明事实而提供的相关资料。完成事实型信息检索主要借助各种指南数据库和全文数据库。如 CNKI 的工具书总库中，可以查看百科、词典、手册等各类型工具书中的信息。

另外，还有图像信息检索、多媒体信息检索等不同的信息检索类型。

（二）按检索手段划分

1. 手工检索 是指运用印刷版检索工具从文献集合中获取所需信息的过程。手工检索由检索者利用印刷版检索工具提供的有限的检索途径，对相关信息的各种特征进行比较、选择，是一种具有智能性但低效的检索方式。

2. 计算机检索 是指利用计算机检索系统获取所需信息的过程。计算机检索早已成为信息检索的主流，其优点是速度快、检索途径多、检索效率高。随着计算机技术的进步，此种检索将更加便捷高效。

三、药学信息的获取方法与检索途径

对于各种检索系统来说，由于编制方法不同，所能提供的检索途径也不一样。对于各种检索课题来说，由于信息需求及所选检索系统不同，所选择的检索途径和检索方法亦不相同。

（一）药学信息的获取方法

经常使用的查找文献、获取信息的方法一般有四种：检索工具法、浏览法、引文追踪法和综合法。

1. 检索工具法 就是利用各种检索系统、工具书、搜索引擎等检索工具来查找所需信息的方法。该方法能够比较系统、全面地获取文献信息，是进行课题论证、科研决策的重要而有效的方法。检索工具法的有效运用需要检索者具备一定的检索知识和技能，在运用过程中需要注意检索工具的选择、检索策略的制定与调整等相关问题。

手工检索时期，从检索时间的选取角度将检索工具法分为顺查法、倒查法、抽查法等，在当今机检系统中，检索者仍然能够实现上述检索需要，如检索者可以通过选择检索结果的排序来实现顺查或者倒查；通过选择检索时间段实现抽查；还可以通过限定语种、文献类型、学科范围等不同的条件去筛查文献。

2. 浏览法 是通过定期或不定期浏览新近出版的期刊、专著等各类型文献来了解最新信息的方法。由于不同类型文献中蕴含的知识的特点有所不同，浏览不同类型文献的获益也不尽相同。例如，浏览现刊可以及时了解科研动态、获取启示与灵感；浏览专著可以系统、全面、深入地了解某一专题的知识。但由于时间有限，使用浏览法获取信息需要注意选取浏览对象的时间范围、主题范围和信息质量，而且该法缺乏系统全面性，又带有一定的偶然性。因此，此法更适用于平时的学习积累和思路拓展。

全文数据库大多提供按不同角度进行浏览的功能。如 CNKI 的"出版物检索"将出版来源按学科导航分类，并提供浏览的功能。

3. 引文追踪法 引文常指参考文献。引文追踪法就是以用户现有文献后面所附的参考文献作为线索，去追踪、查找相关文献的方法。与现刊浏览法相比，引文追踪法虽然追溯的相关信息越来越多，但获取的信息越来越旧。与检索工具法相比，引文追踪法虽然能够追踪科研发展轨迹，了解经典文献，但所获取的信息不全面、不系统，且受论文作者的影响，具有一定的主观性。

除了人工进行引文追踪外，引文数据库（如中国科学引文数据库、SCI Expanded 等）也可以为检索者提供方便的使用此方法的途径。目前，在很多全文数据库中也具有引文追踪的功能，如 CNKI 提供的引文网络功能，检索者可以通过参考文献、引证文献、同被引文献、共引文献等多种角度，了解文献间引用与被引用的复杂关系。

4. 综合法　一个检索需求的满足过程往往不能仅使用一种方法，常常需要多种方法配合使用，称联合运用前述方法获取文献信息，称为综合法，又叫循环法。在学习和科研活动中，需要根据实际需求灵活选择适当的信息获取方法，才能获得满意的结果。

（二）药学信息的检索途径

检索途径是指检索的角度或路径。检索途径与文献的特征密切相关，文献检索系统是以文献信息的各项特征为标识进行编排的，由此形成了以文献信息的各项特征为入口的检索途径。这些检索途径通常表现为对数据库的字段的检索，往往对应数据库的各个字段或检索功能界面。

文献具有外部特征（如标题、作者、文献出处等）和内容特征（如分类号、关键词、主题词等）。从文献的这两种特征出发，就构成了两类基本的检索途径：①文献外部特征的检索途径（包括题名途径、著者途径、序号途径等）；②文献内容特征的检索途径（包括关键词途径、主题词途径和分类途径等）。

1. 题名途径　是利用文献题名（篇名、书名、专利名等）作为检索入口查找文献。由于文献题名往往能反映文献的主要内容，因此利用题名中的名词术语可以较为准确地查到所需的文献。题名途径属于自由词检索，因此需要注意概念的不同表达形式，以提高检索效率。

2. 著者途径　是利用文献上署名的作者、编者、译者或机构名为检索入口查找文献的途径。通过著者途径可以查到同一著者的多篇著作，适于全面了解某一著者或团体机构的研究成果和科研动态。

各国对姓名的写法不同，因此使用著者途径查找文献应注意著者姓名的写法。在文中署名时，我国的著者姓名是姓在前，名在后，而欧美国家的著者则名在前，姓在后。当原文被收录到检索系统中，通常对著者的姓名采取姓在前、用全称，名在后、用首字母缩写的形式。故使用著者途径进行检索时，必须将欧美国家著者姓名顺序颠倒，如文中著者姓名为 Arthur Stanley Eddington，检索词应为 Eddington AS。

3. 关键词途径　关键词是指出现在文献的标题、摘要以及正文中，能够表达文献主题内容、可作为检索入口的未经过规范化的自然语言词汇。文献数据库中的关键词一般由论文作者提取或者由数据库自动标引抽取。关键词途径就是选取关键词字段作为检索入口。关键词途径因用词灵活、符合用户习惯，现已成为文献数据库的一个常用检索途径，但检索文献时，必须同时考虑到检索词的同义词、近义词等不同的表达形式，否则易造成漏检，影响检索质量。

4. 主题词途径　主题词是一种规范化的检索语言，利用主题词作为检索标识的检索系统能够在一定程度上提高检索的查全率和查准率，因而具有主题词检索途径的检索系统往往是进行课题主题检索的优选途径。但并非所有检索系统都提供主题词途径，且使用主题词检索有一定的难度，需要检索者具有一定的检索语言知识作为基础。常用的支持主题词检索途径的医药检索系统有 CBM、Embase 和 PubMed 等。

5. 分类途径　是以课题主题内容的学科属性在分类体系中的标识符号（分类号）作为检索入口的检索途径。分类途径的检索标识是分类号或类目名称。分类途径便于检索者进行族性检索，可满足检索者从学科或专业角度出发检索文献的需要。如 CNKI 文献检索结果界面左侧的"学科"，将检得文献按学科分类统计，并为检索者提供了依据课题的学科属性，从分类角度筛选检索结果的功能。

6. 序号途径　这是利用文献的某些专一性序号查检文献的途径，如专利文献的专利号、期刊的 ISSN、图书的 ISBN、论文的序列号、文件的序号等，都可以作为各类文献的标识进行检索。

一般按大类缩写字母加号码的次序编排索引，在已知序号的情况下，利用此途径检索比较快捷。判断与掌握序号编码的含义与规则对检索有实际意义。如"GB/T 41277—2022"，表明是国家中医药局于 2022 年颁布的 41277 号推荐性国家标准《中药材（植物药）新品种评价技术规范》。

此外，还有刊名途径、著者地址途径、引文途径等。另外，根据不同学科的性质和特点，有些检索工具还提供了特有的检索途径。例如在化学方面，SciFinder 提供化学结构途径、分子式途径。总之，在检索时，应根据课题的需要和所使用检索系统的特点，灵活地选用检索途径，以达到最佳的检索效果。

四、药学信息检索的意义与作用

随着信息技术的迅速发展，文献信息数字化及计算机的网络化、全球化进程的加快，社会各领域的信息量均呈指数增长，而知识和信息成为推动科技进步和社会发展的决定性因素已被人们广泛认可。

在信息社会中，信息素养（information literacy）是人们需要具备的基本能力之一，它主要包括信息意识、信息能力、信息评价和信息道德几个方面。其中，信息能力是指获取、处理信息的能力，包括检索、组织和利用信息的能力。

信息素养也是药学科研人员应具备的科研素养的重要组成部分，具备较好的信息检索技能，实施有效的药学文献检索才能更加高效地获取所需信息和知识，从而促进科研进程。

1. 信息检索是科研工作的重要组成部分　科学研究工作需要以前人的研究成果为基础，以今人的协作为条件。前人的成果指的主要是记载在文献中的研究成果和劳动成果。实践证明，任何一项知识创新、科学发明或新药的研制，都需要查阅大量的文献信息、借鉴和继承前人的经验成果。当一个课题开始研究之前，应当掌握与该课题相关的信息资源，从而对它的背景和现状做一番调研，了解前人已做过哪些相关研究工作，取得了哪些研究成果，目前存在的问题以及今后的发展趋势与动向。相关信息和知识掌握得越多，研究思路越宽广，科研设计也就越完善。因此，科研人员在进行未知的探索之前必须进行全面有效的信息检索，阅读大量的科技文献，借以继承和借鉴前人的成果。

2. 信息检索可以缩短科研的过程　收集信息是科研工作的先期劳动。科研人员在完成一项课题的过程中，收集资料要花费大量的时间。据调查，科研人员收集资料所耗费的时间往往会占用研究时间的 30%～40%。可见，如果利用信息检索能够准确、高效地获取相关信息，那么一个课题可能会在更短的时间内完成。另外，充分的信息资料可以使申报新药审批的手续简化，节省大量的时间和经费。

3. 信息检索可以减少重复性劳动，少走弯路　文献信息汇集了人类科学试验、技术研究与生产实践中所积累的宝贵经验。通过文献检索，可以避免造成科研项目的重复投资。另外，专利的申请、成果的鉴定、项目的报批，都需要利用文献检索进行查新。

第二节　信息检索系统

PPT

随着科技的发展，大量的科技信息源源不断地生成，这些散乱无序的信息只有被科学有序地进行组织才能被有效地加以利用。对信息资源搜集、组织，并为用户提供检索服务的系统即信息检索系统。

一、信息检索系统的定义

在手工检索时代，人们对文献的各个特征按一定方式进行有序化组织，帮助用户检索所需文献线索的文献称为检索工具。例如，用于检索国内文献的《中文科技资料目录》系列分册，用于检索国内药学文献的《中国药学文摘》，用于检索国际化学化工、药学文献的《化学文摘》（Chemical Abstract，CA）等。

随着计算机检索时代的到来，这些传统的手工检索工具已经不再适应用户的需求，逐渐被计算机编辑、加工、存储、借助于网络交流传递并提供多样化检索服务的新型检索系统所取代，即原有的以印刷版为主体的文献检索工具已被以计算机、网络为媒介的信息检索系统逐渐取代。

信息检索系统（information retrieval system）是指为满足用户的信息需求而建立的，由存储在某种载体或设备上的有序信息集合，相应的存储、检索设备和技术以及某种服务体制共同构成的，具有信息收集存储、检索服务等功能的一种相对独立的服务实体的统称。可以理解为，信息检索系统是由一定的硬件设备和软件条件所构成，具有选择、整理、加工、存储和检索信息功能的有序化的信息资源集合体。

二、信息检索系统的构成

作为一种开放式的多功能交互系统，信息检索系统自然有其构成要素、结构关系和整体功能，且可以从不同角度讨论其构成。如果从功能模块的角度，可以将信息检索系统分为信息选择子系统、标引子系统、建库子系统、词表管理子系统、用户接口子系统和提问处理子系统。如果从系统运作角度，信息检索系统可以包括计算机设备、通信网络、数据库和其他辅助设备等。

三、数据库的类型

信息检索系统的种类繁多、功能各异，作为信息检索系统中信息资源的集合体——数据库（database），可根据其所含信息内容的类型不同划分为以下几种。

1. 文献数据库　是指以结构化文献信息为主要内容的数据库。产生于 20 世纪 60 年代初期，多数是在书本式检索刊物的基础上形成的。通常按收录文献信息的特征，分为书目数据库和全文数据库。

（1）书目数据库　又称"索引型数据库""目录型数据库"，指存储有关主题领域各类文献资料的目录、题录和文摘等书目信息的数据库。包括题录数据库、文摘数据库、目录数据库等，是信息检索常用的传统数据库。如中国生物医学文献数据库（CBM）和 MEDLINE 均属于传统的书目数据库。目前，越来越多的传统书目数据库也提供了查找全文信息的链接功能。

（2）全文数据库　由包含正文在内的文献完整信息内容所构成的数据库。包括图书全文数据库、期刊全文数据库、学位论文全文库等。目前，医药方面的全文数据库越来越多。如 CNKI、万方数据知识服务平台均提供全文数据库的检索。

2. 数值数据库　是由储存的数据和某些特殊符号组成的代码形成的数据库。主要收录原始调查报告、总结报告、统计报告、观测报告和实验报告等资料中摘录出的数值数据和表格，运用数据库理论和方法赋予检索标识，可供检索利用。通常细分为科学数据库、统计数据库和管理数据库等。数值数据库已成为世界各国信息检索工作开发的热点，而且规模越来越大。例如，CNKI 的"中国经济社会大数据研究平台"，可以检索各类统计数据。

3. 事实数据库　是以客观事实为内容的数据库，包含对客观事物的概念、属性和变化情况的描述信息，如人物传记数据库、企业名录数据库、产品指南数据库、成果介绍数据库、科技成果数据库等。每个条目都是对一个事实的确切、完整的描述。如 CNKI 的工具书总库中的大多数数据库为事实数据库。

4. 图像数据库　是指包含数字图像或图形信息及相关文本说明资料的数据库。如美国国立医学图书馆（NLM）的可视人计划数据库（The Visible Human Project）。

5. 多媒体数据库　是由文本、图像、音频和视频等多媒体数据为内容组成的数据库。如 NLM 的医学史数据库（History of Medicine）。

四、数据库的结构

从计算机科学的角度，数据库的含义有广义和狭义两种解释。广义上，它是关于数据处理（包括"数据库系统"）的一门学科。是涉及互相关联的数据集合的获取、转换、存储、查询及其应用的理论、方法和技术；狭义上，它是"数据库系统"的一个组成部分，是指集成的、共享的、无冗余的数据集合。从信息检索的角度，用户需要从数据库中查询所需数据信息，因此，为了便于管理和处理这些数据信息，就必须按照一定的数据结构和文件组织方式序化组织，使存入的数据可以为用户反复使用，达到数据共享的目的。从用户的角度看，数据库主要由文档、记录和字段三个层次构成。数据库通常由若干个文档（file）组成，每个文档又由若干条记录（record）组成，每条记录则包含若干字段（field）。

1. 文档　对文档的理解可以从两方面去体会。一方面，文档是数据库中一部分记录的有序集合。为了便于管理和检索，常根据年代范围或学科专业等将数据库划分为若干个文档；另一方面，从数据库内部结构来看，文档又是数据库内容组成的基本形式。一般来说，一个数据库至少要包括一个顺排文档和至少一个倒排文档。顺排文档是数据库的主体，又称主文档，由按顺序排列的记录组成。检索结果来自顺排文档。倒排文档是检索顺排文档的工具，按索引词的顺序排列，如主题词倒排文档、著者倒排文档等。

2. 记录　是数据库中文档的基本组成单元，是对某一文献或某一信息的相关属性进行描述的结果。在文献数据库中，一条记录代表一篇文献的信息，每条记录都描述了一篇文献的外部特征和内部特征。在书目数据库中，一个记录就是一条文摘或题录。在全文数据库中，一条记录就是一篇完整的文献。每个记录一般由若干个字段组成。其他类型数据库中的记录则是某种信息单元，如一种治疗方案、一组理化指数等。

3. 字段　是比记录更小的单位。在文献数据库中，每个字段描述文献的某一特征，即数据项，并且有唯一的供计算机识别的字段标识符（field tag），如篇名字段（TI）、著者字段（AU）、来源字段（SO）等。凡可用作检索点的字段均称为可检字段，是检索得以实现的基础。另外，在有些数据库中，某些字段是复合字段，例如，来源字段（source）由期刊名、年、卷、期、页码等字段组合而成。

有些数据库（如 MEDLINE）通常按时间分成不同的文档，文档中每篇文献是一条记录，而篇名（TI）、著者（AU）、摘要（AB）等文献特征就是一个字段。可见，数据库的检索实际上就是通过对字段检索获得文献记录的。

第三节　信息检索语言

PPT

正如人类在长期的生存与发展历程中，为了交流思想、传递信息，经过长期劳动实践创造了语言一样，为了能够有效地有序化组织、检索利用丰富的信息资源，现代人类又在自然语言的基础上创造了一种专用于此的特殊类型的人工语言——检索语言。作为信息检索系统一个重要组成部分的检索语言，它既是加工处理、检索提取知识信息的工具，更是用户与信息检索系统"沟通交流"的媒介，因而构成信息检索理论的核心。

一、检索语言的定义与类型

1. 检索语言的定义　检索语言（retrieval language）是信息存储与检索过程中用于描述信息特征和

用户提问的一种专门的人工语言。在信息检索领域中，检索语言是用来描述文献特征和表达信息检索提问的一种专用语言。

检索系统通过检索语言使其所收集的大量文献信息由无序到有序，易于检索者通过这种语言系统准确地查到所需要的文献信息。它成为有效地沟通标引者、检索者之间的桥梁。因此，检索语言是掌握检索技术的重要基础知识。

2. 检索语言的类型 检索语言来源于自然语言，按照对语言两个基本要素——语词和语法的规范化程度，检索语言可分为受控语言（规范化语言）和非受控语言（非规范化语言）。有些自然语言，如文献题名、作者姓名、关键词等表述其外部和内部特征的内容，可直接作为检索语言对文献信息进行组织排序，这就是非受控语言。但自然语言中存在一词多义、一义多词及词义含糊的现象。为准确表达文献，必须对词汇进行控制，保证词与概念的一一对应，并能从语法上揭示词间的语义关系，由此产生的就是受控语言，即对同义词、多义词、近义词等进行规范化处理，用一个词来表达一个概念，如主题词。

按描述内容的不同，检索语言可分为表达文献外部特征和内容特征的检索语言（图 2 - 1）。

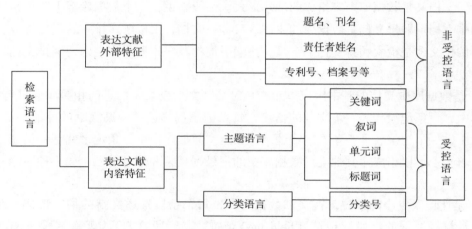

图 2 - 1 检索语言的类型

二、主题检索语言

主题检索语言是用反映文献主题内容的词语作为检索标识来表达文献各种属性的概念，具有表达能力强、标引文献直接、专指度深等特点。

1. 主题检索语言的类型 主题检索语言包括关键词语言、标题词语言、单元词语言和叙词语言四种，是检索工具中最常用的检索语言。目前应用较多的是关键词和叙词。

（1）关键词语言 关键词（keyword）是出现在文献的标题、摘要以及正文中，能够表达文献主题内容、可作为检索入口的、未经规范化或者稍做规范化处理的自然语言。关键词语言是自然语言，其优点是便于检索者的使用，能准确检索到含有新出现概念的文献；缺点是因为关键词往往由作者自己选定，或由计算机自动从文中抽取，因此，会因词的形式不同、拼法不同，或近义词、同义词等原因造成文献分散在各种不同表述的关键词之下，不利于检索者进行全面的检索。例如，异博定、异博停、维拉帕米是同一种药物的不同名称，均可作为关键词，若检索者仅选其一进行检索，就会漏掉使用其他形式作为关键词的相关文献。

（2）叙词语言 叙词（descriptor）亦称主题词，是从大量文献中优选出来并经过多方面严格控制的、用以表达文献主题或检索需求的单义词或代码。叙词一般经过严格的词义控制、词形控制、等级控制和范畴控制，词义明确单一，语法形式统一，表达科学概念的能力强，组配灵活，专指性好。叙词语言是在传统的标题词语言、单元词语言和关键词语言的基础上，吸收了分类语言的长处，并考虑了语义代码的某些特点而发展起来的一种检索语言。由于它以自然语言为基础，在表达主题思想内容方面具有较大的灵活性，同时它抛弃了间接的人为号码系统，代之以通用的规范化的自然语言，因而直观易记。另外，由于叙词之间建立了有机的语义联系，并具有组配等表达复杂概念的多种语言功能，因而它能较好地满足多元检索的要求，特别是在计算机检索中，叙词语言显现出很大的优越性。但是，在编制和使用上均有一定难度，尤其对于用户来说，叙词语言不易掌握，需要学习相关的理论和知识。

2. 常用主题词表

（1）《汉语主题词表》　简称《汉表》，是我国第一部大型综合性主题词表，1980 年问世，1991 年出版自然科学增订本，2014 年出版工程技术卷，2018 年出版自然科学卷。《汉语主题词表》是显示主题词与词间语义关系的规范化、动态性的检索语言词表，作为一部大型综合性科技检索工具，收词范围涵盖自然科学、工程技术、医学、农业等三十多个学科领域的主要名词术语，它是主题标引、检索和组织目录、索引的主要工具，国内其他专业的工具书和数据库大多采用《汉语主题词表》来标引和组织文献，图书馆的书目主题标引大多也以此为标准，其已在信息检索和知识组织方面发挥重要作用。

🔗 **知识拓展** -

《汉语主题词表》服务系统

《汉语主题词表》由中国科学技术信息研究所主持研发，是一个以词汇和关系为构成单元，以结构化、形式化的方式表达知识的超大型知识库系统，也是一种术语转换和知识组织的语义工具。该服务系统可提供术语服务、主题分析、学科分类、自动标引、文本分词等功能。

- -

（2）《医学主题词表》　美国国立医学图书馆编制的 *Medical Subject Headings*（《医学主题词表》，MeSH）是目前医学领域最权威、最常用的主题词表。MeSH 通过各种注释、参照系统与树形编码揭示了其选用的 3 万多个主题词之间的语义关系，构成了一部世界最著名的规范性的动态词典。

MeSH 的网络版本名为 MeSH Browser，供用户免费使用。MeSH 收录的主题词有单词和词组。词组有顺装（如 lung abscess）和倒置（如 tuberculosis, pulmonary）两种形式。当一组主题词具有某些相同的核心概念时，往往采用倒置的形式作为主题词，即把同一概念的核心词排在前面，修饰或限定词放在后面，中间用 "," 隔开，从而使同属某一概念的文献在标引时相对集中，达到族性检索的目的。例如，Heterocyclic Compounds, Fused-Ring（杂环化合物，稠环）；Heterocyclic Compounds, 2-Ring（杂环化合物，2 环）；Heterocyclic Compounds, 3-Ring（杂环化合物，3 环）。

MeSH 中的词包括以下几种。

1）叙词　也称主题词（headings），是 MeSH 的主要部分，用于各种数据库的标引，如图书编目、文献检索系统标引，每年更新。

2）款目词　也称入口词（entry terms），MeSH 中收录了许多主题词的同义词或近义词，它们不是主题词，主要的作用是帮助用户方便地查找到所需的主题词。如词表中可见，acetylsalicylic acid（乙酰水杨酸）See aspirin（阿司匹林），前者为款目词，后者为主题词。

3）限定词（qualifiers）　也称副主题词（subheadings）。MeSH 中主题词用于表达确切的概念，而副主题词是限定主题概念某一方面的一类规范化词汇，它们没有独立的检索意义，需要与主题词组配使用，起到对主题词的细分以及揭示多个主题词之间关系的作用。从标引的角度，副主题词的作用是对主题词进行限定，增加主题概念的专指性；从检索的角度，副主题词的作用是提高检索查准率。如检索药物治疗高血压方面的文献，如果仅用"高血压"检索，则需要在高血压各个方面的文献中筛选关于药物治疗的文献，查准率不高，检索效率显然很低。而用主题词"高血压"组配副主题词"药物疗法"——"高血压/药物疗法"，可较为准确地检出符合需要的相关文献。截至 2024 年，MeSH 中有 76 个副主题词，每个副主题词都有其使用范围和可组配的主题词类别，使用时检索者需明确了解其含义。

4）特征词（check tags）　是为计算机检索设置的，用于表达文献中涉及的关于实验或研究对象、性别、年龄、文献类型、资助类型等方面的词。如人类、动物、女（雌）性、男（雄）性、儿童、老年人等。在计算机检索时可作为限定条件使用，以缩小检索范围，提高查准率。

5）非主题词（non MeSH）　此类词比较少，仅是主题词树状结构分类中的类目词。一般是较上位的词汇。

（3）《中国分类主题词表》　简称《中分表》，是在国家图书馆《中国图书馆分类法》（简称《中图法》）编委会主持下，与全国 40 个图书情报单位共同编制的一部大型综合性分类主题一体化主题词表。2017 年出版的第 3 版，共 2 卷 8 册，共收录分类法类目 5.1 万多条，优选主题词 12 万余条，非优选主题词（入口词）4.6 万余条。《中分表》第 3 版更新重点在于增改主题词，与《中图法》第 5 版类目对应，它起到《汉语主题词表》第 3 次修订版的作用。包括哲学、社会科学和自然科学等各个领域的学科和主题概念，适用于各种类型图书馆和情报机构对文献进行分类标引和主题标引，既可用于手工检索系统，也可用于计算机检索系统。

三、分类检索语言

分类是人类思维的基本方式，也是人类认识世界的基本方法。分类检索语言是分类方法在信息组织领域应用的结果。分类检索语言是使用分类方法将文献所涉及的学科内容区分、归纳形成类目体系，然后以号码为基本字符，用分类号形式表达类目体系中每一个主题概念的检索语言。

1. 分类检索语言的类型　分类检索语言有多种类型。一般来说，分类语言按照编制的原理可分为三种类型，即体系分类法、分面组配式分类法和半分面分类法。

（1）体系分类法　是以学科门类为基础，根据文献的内部和某些外部特征，运用概念划分的原则，按知识门类的逻辑次序由总体到分支、由一般到具体、由简单到复杂进行层层划分，逐级展开。一个大类或上位类每划分一次产生许多子类目，所有不同级别的子类目向上层层隶属，向下级级派生，从而形成一个严格有序的知识门类等级体系。

常用的体系分类法有《中国图书馆分类法》《杜威十进分类法》（*Dewey Decimal Classification an Relative Index*，DC 或 DDC）、《美国国会图书馆图书分类法》（*Library of Congress Classification*，LCC）等。

（2）分面组配式分类法　其基本原理是概念可分析和综合。任何复杂的文献信息主题都可分解为基本的主题单元；同时，也可以用基本主题单元组合起来表达任何复杂概念。因此，分面组配式分类法并不列举所有类目，是按照范畴列出各种基本的概念，并分别配以相应号码。使用时通过用相应基本概念的组配来表达文献主题内容。其代表是由印度图书馆学家阮冈纳赞编制的《冒号分类法》（*Colon Classification*，CC）。

（3）半分面分类法　又称列举－组配式分类法，是体系分类法与分面组配式分类法的结合。它以体系分类法的类目体系为基础，即体系结构主要是列举式，在类目拓展方面采用分面组配的方法，即同位类展开时采用分面组配的方法来反映类目。世界上第一部半分面分类法是《国际十进分类法》（*Universal Decimal Classification*，UDC）。它与 DDC、LCC 一起号称世界三大分类法。

2.《中国图书馆分类法》　简称《中图法》，是目前国内最常用的体系分类语言，于 2010 年出版第 5 版。《中图法》是以科学分类和知识分类为基础，并结合文献内容特点及形式特征进行分门别类、逐层深入的逻辑划分和系统排列的类目表（表2-1）。按照知识门类的逻辑次序，将学科划分为5个基本部类、22个基本大类，采用汉语拼音字母和阿拉伯数字组成的混合制号码作类目标识，用一个字母标记一个基本大类，在字母后用数字表示大类的下位类划分。每一个分类号代表特定的知识概念。号码的位数一般能反映相应类目的分类等级。国内的文献数据库多采用《中图法》进行分类标引文献。

表2-1 《中图法》的基本大类上版表格

分类号	类目名	分类号	类目名
A	马克思主义、列宁主义、毛泽东思想、邓小平理论	N	自然科学总论
B	哲学、宗教	O	数理科学和化学
C	社会科学总论	P	天文学、地球科学
D	政治、法律	Q	生物科学
E	军事	R	医药、卫生
F	经济	S	农业科学
G	文化、科学、教育、体育	T	工业技术
H	语言、文字	U	交通运输
I	文学	V	航空、航天
J	艺术	X	环境科学、安全科学
K	历史、地理	Z	综合性图书

《中图法》22个大类下再细分下位类，层层隶属、逐级展开构成逻辑体系。图2-2所示为"R 医药卫生"大类的分类层级结构。

```
R   医药、卫生
  R1   预防医学、卫生学
  R2   中国医学
  ……
  R9   药物学
    R91   药物基础科学
      R911   药物数学
      ……
      R914   药物化学
        R914.1   药物分析
        R914.2   化学结构与药理作用
        ……
    R92   药典、药方集(处方集)、药物鉴定
    ……
```

图2-2 《中图法》R类逐级展开的逻辑体系

四、代码检索语言

代码检索语言是在标引文献特征基础上形成的一种检索语言，是利用文献中的一些特殊符号组织排列表达文献主题概念的一种人工语言。如SciFinder中的分子式检索途径就是利用文献涉及化合物的分子式或环状化合物的环分析数据组成的索引。

第四节 信息检索技术

PPT

计算机信息检索是通过键盘操作，以"人-机对话"方式从数据库中查找、提取相关信息。为了能够有效表达信息需求，需要借助一系列"人-机共识"的技术方法，即计算机检索技术。

一、布尔逻辑检索

布尔逻辑检索（boolean logical searching）的三个基本算符 AND、OR 和 NOT。在检索中用于表示信息集合的逻辑关系，即逻辑与、逻辑或、逻辑非。

1. 逻辑与 符号为 AND 或 "∗"，表示概念之间的交叉或限定关系。逻辑与的检索表达式为 A AND B 或者 A∗B（图 2-3）。只有同时包含检索词 A 和检索词 B 的文献记录才是命中文献。其作用是缩小检索范围，提高查准率。

例如，欲检索 "阿司匹林片剂" 的文献，可输入检索式 aspirin AND tablet。

2. 逻辑或 符号为 OR 或 "＋"，表示概念之间的并列关系。逻辑或的检索表达式为 A OR B 或者 A＋B（图 2-4）。含有检索词 A 或含有检索词 B 的文献均为命中文献。其作用是扩大检索范围，提高查全率。

例如，欲检索研究 "阿司匹林" 的文献，考虑到其有同义词 "乙酰水杨酸"，所以可以用逻辑或构建检索式，即 aspirin OR acetylsalicylic acid。

3. 逻辑非 符号为 NOT 或 AND NOT，表示概念之间的不包含关系或排斥关系。逻辑非的表达式为 A NOT B（图 2-5）。含有检索词 A 但不含有检索词 B 的文献才是命中文献。其作用是缩小检索范围，去掉一些不相关文献以提高查准率。

例如，欲检索 "除锌以外的其他微量元素" 的有关文献。可以输入检索式 trace elements NOT zinc。但需要注意，这样可能会将所需相关文献排除在检索结果之外。

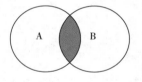

图 2-3 逻辑与

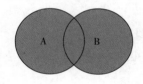

图 2-4 逻辑或

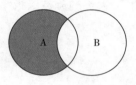

图 2-5 逻辑非

另外，还要注意三种逻辑运算符的运算顺序，在一般的数据库中，运算顺序为 NOT > AND > OR，可以使用括号改变其运算顺序。

二、截词检索

截词检索（truncation searching），也称通配符（wildcard）检索，就是把检索词截断，取其中的一部分片断，再加上截词符号一起输入检索，计算机按照词的片断与数据库里的索引词对比匹配，凡包含这些词的片断的文献均可检出。

在西方语言中，一个词可能有多种形态，而这些不同的形态多半只具有语法上的意义，对检索而言意义是相同的，如 child 和 children。截词检索主要用于检索词的单复数、不同词性的词尾变化、词根相同的一类词，以及同一词的不同拼法等。截词是利用检索词的词干或不完整的词形进行检索。使用截词检索可以扩大检索范围，减少漏检，且省去逐一键入检索词的麻烦。各检索系统所使用的截词类型和截词符号不尽相同，但截词检索一般有以下两种情况。

1. 任意截词 又称无限截词，是使检索词串与被检索词实现部分一致的匹配。经常用 "∗" 来表示一串字符，截断形式有前截词（后方一致），如以 "∗magnetic" 可检出 "magnetic（有磁性的）" "electro-magnetic（电磁的）" "paramagnetic（顺磁的）" 等的文献；后截词（前方一致），如输入检索表达式 "penicillin∗"，可以查到含有 "penicillic acid" "penicillin" "penicillin A" "penicillin G" "penicillinase" 等词的文献；中间截词，主要用于英式英语和美式英语的拼写差异，如用 colo∗r 作为检索提问，可以将含有"color"或"colour"的文献全部检出，也可用于中文检索，如"急性 * 肝炎"，可检出"急性中毒性肝炎""急性黄疸性肝炎"等。

2. 有限截词　是指检索词串与被检索词只可以在指定的位置不一致的检索。常用"?"来代替一个字符或空字符。如检索词"ACID??"可以匹配"ACID""ACIDIC"，但不能检索出"ACIDICTY"的文献。

使用截词检索，系统自动检索这些词并用 OR 连接，输出逻辑或检索结果。它是扩大检索范围的一种措施。但在使用截词检索时，切忌词根过短，以免检出过多无关词，增加误检率。为避免这种情况，应先查阅字典，以确定合适的截断位置。

三、限定字段检索

限定字段检索（limit field searching）要求检索词出现在某一字段之中，该检索技术可使检索结果更为准确，提高了检索的查准率。

常见的限定字段运算符有 in、= 或［］。目前大多数数据库均有供用户选择字段的列表，可便捷实现限定字段检索。

四、词组检索

词组检索（phrase searching）又称精确检索，是将一个词组或短语用半角双引号（﹁﹁）括起作为一个独立运算单元，进行严格匹配，以提高检索准确度的一种方法。要求检索结果必须含有与检索提问式完全相同（包括次序）的字串，即完全匹配。CBM、PubMed 等系统均支持精确检索。

与之相对的是模糊检索（又称概念检索）。由于不同的检索系统对其界定不同，模糊检索可能是将检索词进行拆分后进行检索，也可能检索到与检索词意义相近的同义词的结果。现在大多数检索系统，包括搜索引擎都有这种功能，只是"模糊"的程度不同。

五、扩展检索

扩展检索（expanded searching）即检索系统向查寻中加入与检索词词义相关词的方法，如同义词、概念蕴含词（下位词）等。其作用是扩大检索范围、提高查全率。这是基于系统内部预设的词典，自动或半自动地将与检索词相关的多个检索词查出，并执行 OR 运算。如检索词为"甲流"，进行扩展检索，系统可同时检索含有猪流感、甲型 H1N1 流感、A 型流感等的记录，此为同义词扩展；如输入"青霉素"，进行扩展检索，系统可同时检索含有美西林、匹美西林、阿莫西林、氨苄西林等的记录，此为下位词扩展。扩展检索可视作一种模糊检索，也可视作智能检索的一种。CBM、PubMed 检索系统均具有智能检索和扩展检索功能。

六、邻近检索

邻近检索（proximity searching）也叫位置检索，是对检索词在原始文献中相对位置的限定性检索，其语法命令不尽相同。大致包括以下四个级别。

1. 记录级　限定检索词出现在数据库的同一个记录中（任何位置）。

2. 字段级　限定检索词出现在某一个字段中。

3. 自然句级　限定检索词出现在某一句话内。

4. 词组的词位限定　限定检索词组（短语）的单个词之间的位置关系，包括紧密相连顺序不变、紧密相连顺序可以颠倒、词间可以插入 n 个单词等。

邻近检索是以原始记录中检索词和检索词间的特定位置关系为对象的运算。即用邻近算符（或称位置算符），如 near，with，（W），（N）等，连接两个检索词，表示要求两个检索词必须同时出现在同一记录（或指定某字段）中，并且两词的相互位置必须符合规定的相邻度才能被命中检出。

第五节　信息检索策略

检索策略是指为实现检索目标而制订的全盘计划和方案，是对整个检索过程的谋划和指导。检索策略一般包括分析检索课题、选择检索系统、确定检索词、构造检索式、实施检索操作、调整检索策略等环节。在计算机检索过程中，检索策略往往具体表现为检索策略式，是机检时用来表达用户检索提问的逻辑表达式，是一个既能反映检索课题内容，又能被计算机识别的式子。检索步骤则是检索过程中实施检索策略的具体操作流程。

一、信息检索步骤

1. 分析检索课题，明确检索要求　分析检索课题的目的是明确课题的需求，如所需信息的内容、性质、程度等，是确定检索策略的根本出发点，也是信息检索效率高低和成败的关键。分析检索需求时需注意分析以下几个问题。

（1）弄清对查新、查准、查全的目标要求　因检索目的不同，检索目标也不相同。常见的检索目标包括查全、查准、查新等。检索目标不同，制定的检索策略自然也就不同，因此，明确检索目标很重要。如要了解科技的最新动态、学科的进展，则强调"新"；如要解决研究中的具体问题，则要强调"准"；如进行课题论证、了解一个过程、写综述、做鉴定、报成果，就要回溯大量文献，要求检索的全面、详尽、系统，则要强调"全"。

（2）明确学科范围，以便选择合适的数据库　应先分析明确所检课题的学科领域，在了解该领域现有数据库基本情况的基础上进行选择。一般优选本领域高质量的专业数据库，其次是综合学科的数据库。

（3）明确所需文献的年代范围、文献类型、语种等　这些有利于检索结果的进一步筛查。

（4）分析课题的主要内容　明确主题概念及其逻辑关系，为制定检索策略式做准备。

2. 选择检索工具，确定检索方法　检索工具选择得是否恰当直接影响检索的效果。检索前应基本了解各相关检索工具（常用文献检索系统）的学科收录范围、文献类型、时间跨度、检索途径及使用方法、标引情况等方面的信息，再结合检索课题的要求来选择合适的检索工具。

一般来说，选择数据库应遵循以下原则。

（1）根据检索所需文献类型选择数据库　如需要统计数据，应检索数值型数据库；需要某一疾病的诊断标准，应检索指南类数据库。

（2）根据检索课题的专业范围选择数据库　如检索专业性较强的课题，可选择专业数据库或某一数据库中的专业文档；如检索内容分布广泛或属交叉学科的课题，可同时检索多个不同的数据库。

（3）根据记录来源选择数据库　如数据库的记录是来源于期刊、报纸，还是会议资料、学会论文、科技报告等，有时还需考虑是否容易得到原始文献。

（4）根据熟悉程度选择数据库　当几个数据库内容交叉、重复率较高时，应首选自己熟悉的数据库，只有充分了解数据库的检索方法和特点，才能保证查全率和查准率。

3. 选定检索途径、检索词，制定检索策略式　数据库的检索途径，也称检索入口或检索点，一般包括分类、主题、作者、标题、出处、出版年代以及全文等。

在前述进行课题分析以及把握选定的检索系统的检索功能的基础上，确定适宜的检索途径。然后确定检索词，即基于特定检索系统的功能将课题分析的检索点转化为可被系统识别的检索标识，如作者姓名、主题词、关键词、分类号、化学物质代码等文字与符号。最后将选定的检索标识根据相应的逻辑关系，用各种检索算符（如布尔算符、位置算符等）加以有机组合，形成检索策略式。

4. 评价检索结果，优化检索策略　先用初步拟定的检索策略式试查，再根据试查的结果调整检索策略，以达到更准、更全的检索效果。通常情况下，需要多次修改检索策略式，直至满意为止。在实际检索中，当放宽检索范围以提高查全率时，就会降低查准率；反之，当缩小检索范围以提高查准率时，就会降低查全率。因此要正确分析误检、漏检原因，适当调整检索策略式。

5. 文献筛选，获取原始文献　反复调整的检索策略所获得的检索结果也并非完全满足检索需求，因此，还需要对检索结果进行评判、筛选，再根据选中文献的线索或链接获取所需文献全文或部分信息。

由于选择检索工具的类型不同，如为全文检索系统则能够方便地直接获取全文，如果是书目型检索系统，则需记录命中文献的出处，通过其他途径获取原文。

获取原文是文献检索的最终目的，在所获文献线索中，文献出处是主要依据。获取原始文献主要有几个途径。①本馆馆藏，首先通过"馆藏目录"了解本馆是否收藏文献所刊载的期刊，或是否购买含有所需期刊的全文检索系统，这是最快捷、经济的方式。②通过馆际互借方式获取原文。可以按就近原则向本地区大型图书馆提出获取原文的申请，也可以通过全国联合目录或通过图书馆主页了解该馆是否收藏该文献，一般都能以较为经济的方式获得原文。在馆际互借时，一定要详细提供文献的题目、著者、出处等信息，便于对方能快速找到该文献。③通过网上搜索引擎、期刊主页、开放获取期刊网站等方式获得免费的全文。④直接向著者索取原文，在国内无法获得而又必须得到原文时，可与作者直接联系，请求获得帮助。

二、信息检索评价

信息检索评价，是指根据检索的结果和检索过程中的相关信息，对信息检索系统的质量、功能和用户使用检索系统的效率、价值和过程所做出的判断。它是检索活动中一个不可分割的环节，用户可以借此调整检索思路、修正提问表达式，使检索逐步达到理想状态，以获得满意的检索结果；可以借此深化对检索原理、系统性能的理解和认识，使检索者不断提高其检索技能和水平；可以借此丰富和完善信息检索系统的功能，使信息检索系统的建设与人们的信息需求保持同步发展。

1. 信息检索评价的常用指标　查全率与查准率是评价检索效果的两个重要指标，由美国的佩里（J. W. Perry）和肯特（A. Kent）最先提出。如图2-6所示，可知查全率和查准率的变量关系。

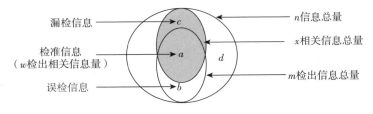

图2-6　查全率和查准率的变量关系

查全率 R = 检出相关信息量/信息库中相关信息总量 = $a/(a+c) \times 100\%$

查准率 P = 检出相关信息量/检出信息总量 = $a/(a+b) \times 100\%$

（1）查全率　是衡量某一检索系统从信息集合中检出相关信息成功度的一项指标，等于检出的相关信息与全部相关信息的百分比，用于衡量检索系统和检索者检出相关信息的能力和效果。

（2）查准率　是衡量某一检索系统的信号噪声比的一种指标，等于检出相关文献与检出全部文献的百分比，用于衡量检索系统和检索者拒绝非相关信息的能力和效果。

实验证明，在查全率和查准率之间存在着相反的相互依赖关系：如果提高查全率，就会降低查准率；反之亦然。查全率一般为 60% ~ 70%，查准率为 40% ~ 50%，当查全率超过 70% 时，若想再提高查全率就必然会降低查准率。应当根据具体课题的要求，合理调节查全率和查准率，保证检索效果。

2. 提高检索效率的措施

（1）扩大检索范围，提高查全率的方法　①增加同义词、相关词，使用逻辑或；②减少逻辑与以及逻辑非的使用次数；③将狭隘的位置算符改成宽泛的位置关系；④使用检索范围更大的字段，如在文摘或全部字段中检索；⑤使用截词检索；⑥使用自由词检索。

（2）缩小检索范围，提高查准率的方法　①限定字段检索，如将检索词限定在篇名或主题词等特定字段中；②增加概念，并用逻辑与相组合；③用时间期限或其他限定条件进行检索；④用逻辑非排除无关概念；⑤将逻辑与改为更精确的位置算符；⑥使用主题词检索。

思考题

答案解析

李同学作为一名药学专业的研究生，在学习和参与科研的过程中，经常遇到一些问题，需要查阅相关知识信息。

1. 李同学需要查找某些专业名词的定义，需要选择什么类型的检索系统？

2. 李同学初步选定了一个课题，想进行文献调研，应该选择什么类型的检索系统？

3. 李同学在进行课题文献调研的检索时，如果检索的结果过多，可以采取哪些措施？

（李玉玲）

书网融合……

本章小结　　　　　题库

第三章　中文药学信息检索系统

📖 学习目标

1. 通过本章的学习，掌握中国知网（CNKI）、维普资讯中文期刊服务平台、万方数据知识服务平台及中国生物医学文献服务系统（SinoMed）等常用中文药学信息检索系统的检索功能；熟悉常用中文药学信息检索系统的高级检索功能及检索规则；了解各数据库的基本概况等相关信息。
2. 具有根据具体情况自主获取相关中文药学信息的能力，具有初步的信息分析和处理能力。
3. 培养在学习和工作中的信息意识和素养，树立终身学习的理念。

第一节　中国知网

PPT

一、概述

中国知网（China National Knowledge Infrastructure，CNKI），全称中国知识基础设施工程，是由清华同方股份有限公司组织实施的，以实现全社会知识资源传播共享与增值利用为目标的国家信息化重点建设项目，始建于1999年6月。目前，中国知网总库平台针对不同信息需求提供数字出版服务、行业增值服务和个人用户服务。其中最为重要的数字出版服务主要包括三方面：知识资源总库、出版支撑服务和学术评价与分析服务。

知识资源总库主要包括中国学术期刊（网络版）库、中国博士学位论文全文数据库、中国优秀硕士学位论文全文数据库、中国重要会议论文全文数据库、国际会议论文全文数据库、中国重要报纸全文数据库、中国专利全文数据库等多个大型全文数据库。其中，中国学术期刊（网络版）库（CAJD）是连续动态更新的中国学术期刊全文数据库，出版内容覆盖自然科学、工程技术、农业、哲学、医学、人文社会科学等各个领域。CAJD分为十大专辑168个专题，收录自1915年至今出版的国内学术期刊8000余种。

二、检索功能

中国知网总库平台既支持多个数据库同时检索的跨库检索，也支持单库检索。平台提供了多种检索方式，主要包括一框式检索、高级检索、专业检索、作者发文检索和句子检索。根据所选数据库的不同，检索方式会有所不同。同时平台还提供出版物检索，通过出版物检索可以进入出版来源导航，并对期刊、学位论文、会议等出版物信息进行检索。

（一）一框式检索

进入中国知网首页，系统提供的默认检索方式即为一框式检索，如图3-1所示。也可以在任意页面通过点击菜单栏的"检索"标签选择"一框式检索"进入一框式检索界面，如图3-2所示。一框式检索将检索功能浓缩至"一框"，根据不同检索项的需求特点，采用不同的检索机制和匹配方式，兼顾了检索结果的查全率和查准率。在这里，检索项即指数据库中的字段，中国知网将其表述为检索项，比较容易理解。系统提供的主要检索项见表3-1。

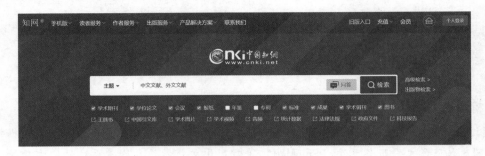

图3-1　中国知网主页

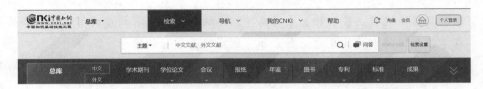

图3-2　中国知网一框式检索界面

表3-1　中国知网检索项及说明

检索项	说明
主题	主题检索是在中国知网标引出来的主题字段中进行检索，该字段内容包含一篇文章的所有主题特征，同时在检索过程中嵌入了专业词典、主题词表、中英对照词典、停用词表等工具，并采用关键词截断算法，将低相关或微相关文献进行截断
篇关摘	在篇名、关键词、摘要范围内进行检索
关键词	关键词检索的范围包括文献原文给出的中、英文关键词，以及对文献进行分析计算后机器标引出的关键词
篇名	期刊、会议、学位论文、辑刊的篇名为文章的中、英文标题；报纸文献的篇名包括引题、正标题、副标题；年鉴的篇名为条目题名；专利的篇名为专利名称；标准的篇名为中、英文标准名称；成果的篇名为成果名称；古籍的篇名为卷名
全文	全文检索指在文献的全部文字范围内进行检索，包括文献篇名、关键词、摘要、正文、参考文献等
作者	期刊、报纸、会议、学位论文、年鉴、辑刊的作者为文章中、英文作者；专利的作者为发明人；标准的作者为起草人或主要起草人。成果的作者为成果完成人；古籍的作者为整书著者
第一作者	只有一位作者时，该作者即第一作者。有多位作者时，将排在第一位的作者认定为文献的第一责任人
通讯作者	目前期刊文献对原文的通讯作者进行了标引，可以按通讯作者查找期刊文献。通讯作者指课题的总负责人，也是文章和研究材料的联系人
作者单位	期刊、报纸、会议、辑刊的作者单位为原文给出的作者所在机构的名称。学位论文的作者单位包括作者的学位授予单位及原文给出的作者任职单位；年鉴的作者单位包括条目作者单位和主编单位；专利的作者单位为专利申请机构；标准的作者单位为标准发布单位；成果的作者单位为成果第一完成单位
基金	根据基金名称，可检索受到此基金资助的文献。支持基金检索的资源类型包括期刊、会议、学位论文、辑刊
摘要	期刊、会议、学位论文、专利、辑刊的摘要为原文的中、英文摘要，原文未明确给出摘要的，提取正文内容的一部分作为摘要；标准的摘要为标准范围；成果的摘要为成果简介
小标题	期刊、报纸、会议的小标题为原文的各级标题名称；学位论文的小标题为原文的中英文目录；中文图书的小标题为原书的目录
参考文献	检索参考文献里含检索词的文献。支持参考文献检索的资源类型包括期刊、会议、学位论文、年鉴、辑刊
分类号	通过分类号检索，可以查找到同一类别的所有文献。期刊、报纸、会议、学位论文、年鉴、标准、成果、辑刊的分类号指中图分类号；专利的分类号指专利分类号
文献来源	文献来源指文献出处。期刊、辑刊、报纸、会议、年鉴的文献来源为文献所在的刊物；学位论文的文献来源为相应的学位授予单位；专利的文献来源为专利权利人/申请人；标准的文献来源为发布单位；成果的文献来源为成果评价单位
DOI	输入DOI号检索期刊、学位论文、会议、报纸、年鉴、图书。国内的期刊、学位论文、会议、报纸、年鉴只支持检索在知网注册DOI的文献

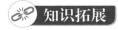**知识拓展**

数字对象唯一标识符（DOI）

数字对象唯一标识符（digital object identifier，DOI），是一种用于永久识别电子文档或其他形式的数字内容的标准化系统。它由国际DOI基金会（IDF）管理，旨在为数字对象提供一个持久且唯一的网络地址。在传统的出版物中，书刊、磁带、光盘都有国际标准编号（分别为ISBN、ISSN、ISCN）及条形码作为出版物的唯一标识。这些标识使出版物得到有效的管理，便于查找和利用。而网上的文档一旦变更了网址便无从追索。DOI如同出版物的条形码，是一个永久和唯一的标识号。

根据DOI的编码方案规定，一个DOI由两部分组成：前缀和后缀，中间用"/"分割。对前缀与后缀的字符长度没有任何限制，因此理论上，DOI编码体系的容量是无限的。例如，一个典型的DOI可能看起来像这样："10.1000/xyz123"。

针对特定的检索项，系统会进行智能推荐和引导，主要包括主题词智能提示、作者引导、基金引导、文献来源引导。系统根据输入的检索词自动提示，可根据提示进行选择，更便捷地进行检索。如图3-3所示。使用推荐或引导功能后，不支持在检索框内进行修改，修改后可能得到错误的结果或得不到检索结果。

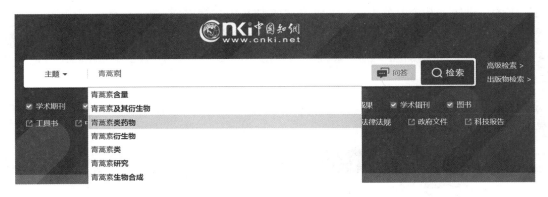

图3-3 中国知网主题词智能提示

系统支持运算符 *、+、-、() 进行同一检索项内多个检索词的组合运算。检索框内输入的内容不得超过120个字符。输入运算符 *（与）、+（或）、-（非）时，前后要空一个字节。英文半角括号作为优先算符可以将需要先运算的部分括起来进行优先运算。系统支持结果中检索，即在上一次检索结果的范围内按新输入的检索条件进行检索。

（二）高级检索 微课1

在中国知网首页点击"高级检索"，或在任意页面通过点击菜单栏的"检索"标签选择"高级检索"进入高级检索界面，如图3-4所示。

高级检索支持多字段逻辑组合，可通过选择精确或模糊的匹配方式、检索控制等方法完成较复杂的检索，得到符合需求的检索结果。多字段组合检索的运算优先级，按从上到下的顺序依次进行。

检索区分为检索条件输入区和检索控制区两部分。检索条件输入区默认显示主题、作者、文献来源三个检索框，可自由选择检索项、检索项间的逻辑关系、检索词匹配方式等。点击检索框后的"＋"或"－"按钮可添加或删除检索项，最多支持10个检索项的组合检索。检索控制区的控制条件包括出版模式、基金文献、时间范围、检索扩展。通过对不同条件的设置对检索结果进行范围控制。

高级检索的检索项设置、同字段组合运算以及结果中检索等功能与一框式检索基本相同。

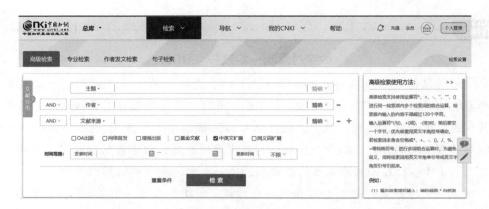

图3-4 中国知网高级检索界面

高级检索的匹配方式除主题只提供相关度匹配外，其他检索项均提供"精确"或"模糊"两种匹配方式。篇关摘（篇名和摘要部分）、篇名、摘要、全文、小标题、参考文献的精确匹配，是指检索词作为一个整体在该检索项进行匹配，完整包含检索词的结果。模糊匹配，则是检索词进行分词后在该检索项的匹配结果。篇关摘（关键词部分）、关键词、作者、机构、基金、分类号、文献来源、DOI的精确匹配，是指关键词、作者、机构、基金、分类号、文献来源或DOI与检索词完全一致。模糊匹配，是指关键词、作者、机构、基金、分类号、文献来源或DOI包含检索词。

当限定全文或摘要检索项进行检索时，可选择词频辅助优化检索结果。选择词频数后进行检索，检索结果为在全文或摘要范围内包含检索词，且检索词出现次数大于等于所选词频的文献。

（三）专业检索

在高级检索页面点击"专业检索"标签，或点击菜单栏"检索"标签选择"专业检索"，可进入专业检索界面，如图3-5所示。

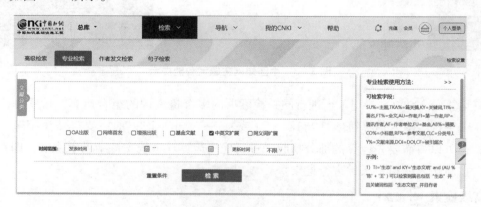

图3-5 中国知网专业检索界面

专业检索需要检索者根据系统的检索语法编制检索式进行检索，从而满足比较复杂的检索需求。多用于图书情报专业人员科技查新、信息分析等工作。

专业检索一般需要首先确定检索词及检索字段，并借助各种字段间逻辑关系运算符和检索值限定运算符等构建复杂的检索式进行检索。常用的运算符主要包括匹配运算符、比较运算符、逻辑运算符、复合运算符、位置描述符。点击专业检索框右侧的"专业检索使用方法"，可登录到专业检索表达式语法页面，此页面中详细介绍了常用字段代码、各种算符的定义和使用规则以及建立检索式时应注意的事项。

（四）作者发文检索

在高级检索页面点击"作者发文检索"标签，或点击菜单栏"检索"标签选择"作者发文检索"，可进入作者发文检索界面，如图3-6所示。

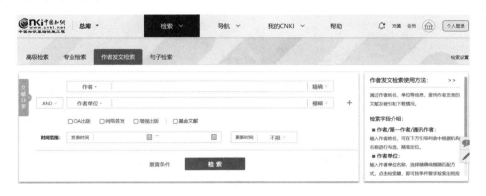

图3-6　中国知网作者发文检索界面

作者发文检索通过输入作者姓名及其单位信息，检索某作者发表的文献，功能及操作与高级检索基本相同。

（五）句子检索

在高级检索页面点击"句子检索"标签，或点击菜单栏"检索"标签选择"句子检索"，可进入句子检索界面，如图3-7所示。

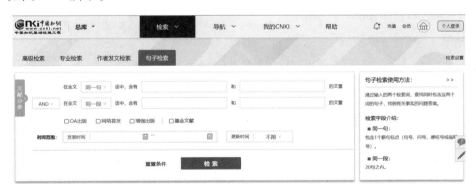

图3-7　中国知网句子检索界面

句子检索是通过输入两个检索词，在全文范围内查找同时包含这两个词的句子。句子检索可以看作位置检索的一种变体。当限定两个检索词出现在同一句话时，表示要求两个检索词出现在一个断句标点（句号、问号、感叹号或省略号）之内；当限定两个检索词出现在同一段话时，表示要求两个检索词出现在20句话之内。句子检索不支持空检，同句、同段检索时必须输入两个检索词。

（六）出版物检索

在中国知网首页点击"出版物检索"，可以进入出版物检索界面，或在菜单栏选择"导航"标签进入出版物检索界面，如图3-8所示。出版物检索界面既可以通过已有出版物线索检索相应出版物，也可以通过导航功能浏览筛选相应出版物。出版来源导航主要包括期刊、学位授予单位、会议、报纸、年鉴和工具书的导航系统。不同导航对应的文献来源数据库有所不同，针对不同导航下设不同的筛选条件和检索字段。页面左侧显示学科导航体系及其他筛选条件，不同导航设置的其他筛选条件也有所不同。

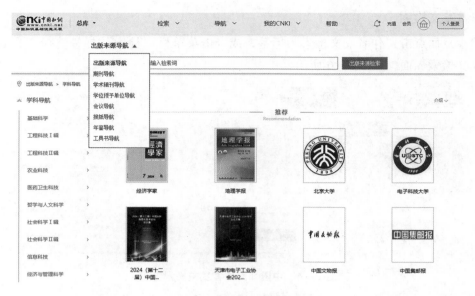

图 3 - 8　中国知网出版物检索界面

　　下面以期刊导航为例做一简单介绍。期刊导航支持按刊名（曾用刊名）、主办单位、ISSN、CN 检索期刊。左侧导航除学科导航外，另设有卓越期刊导航、数据库刊源导航、主办单位导航、出版周期导航、出版地导航和核心期刊导航。横向设有产品分类标签：全部期刊、学术期刊、网络首发期刊、世纪期刊、OA 期刊、增强出版期刊。例如，通过左侧导航与横向分类结合使用可以筛选出北大核心期刊药学分类下的 16 种学术期刊，如图 3 - 9 所示。

期刊导航 > 2023核心期刊导航 > 第五编 医药、卫生 > 药学

		学科导航	全部　学术期刊　网络首发期刊　世纪期刊　OA期刊　增强出版期刊

　　卓越期刊导航

　　社科基金资助期刊导航

共 16 条结果　◀ 1 / 1 ▶　　　　　　　　　　　□ 北大核心　按复合影响因子排序▼　∨

期刊名称		主办单位	复合影响因子	综合影响因子	被引次数
·中国药理学通报	网络首发 增强出版	中国药理学会	2.426	1.814	173831
·中国药房	网络首发	中国医院协会;重庆大学附属肿瘤医院	2.414	1.798	252741
·药学学报	网络首发 增强出版	中国药学会;中国医学科学院药物研究所	2.251	1.652	187238
·药物评价研究	网络首发	天津药物研究院;中国药学会	2.034	1.490	42655
·中国现代应用药学	网络首发 增强出版	中国药学会	1.914	1.495	80371
·中国新药杂志	网络首发	中国医药科技出版社有限公司;中国医药集团有限公司;中国药学会	1.908	1.553	132319
·中国临床药理学杂志	网络首发	中国药学会	1.851	1.443	110092
·中国医院药学杂志	网络首发 增强出版	中国药学会	1.809	1.489	164302
·中国药学杂志	网络首发 增强出版	中国药学会	1.746	1.367	174415
·华西药学杂志	网络首发	四川大学;四川省药学会	1.722	1.268	55460
·中国抗生素杂志	网络首发	中国医药集团总公司四川抗菌素工业研究所;中国医学科学院医药生物技术研究所	1.660	1.267	59380

左侧导航列表：
学科导航
卓越期刊导航
社科基金资助期刊导航
数据库刊源导航
主办单位导航
出版周期导航
出版地导航
2023核心期刊导航
　第一编 哲学、社会学、政治、法律类（280）
　第二编 经济（153）
　第三编 文化、教育、历史（299）
　第四编 自然科学（338）
　第五编 医药、卫生（255）

图 3 - 9　中国知网期刊导航结果示例

　　点击相应期刊即可进入期刊详情页面。详情页主要包括期刊详细信息介绍、刊期浏览、栏目浏览、统计与评价及刊内检索。通过刊期浏览可以快速切换至对应的卷期内容，也可以快速浏览了解期刊最新

发表的文章信息；栏目浏览将收录的近十年、近五年、近三年、近一年的期刊内容按照栏目分类揭示，便于快速获取有效信息；统计与评价功能从多个维度对期刊内容进行统计分析，主要包括期刊年度出版概况及学术热点动态，通过数据分析期刊关注热点领域，提供选题及投稿思路，如图 3 - 10 所示；刊内检索提供主题、作者、单位、基金等多个检索项，可以从不同角度快速获取感兴趣的文章。

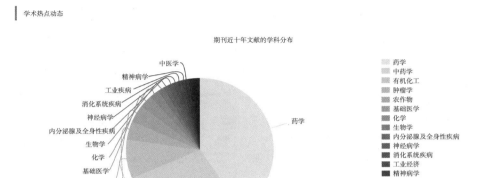

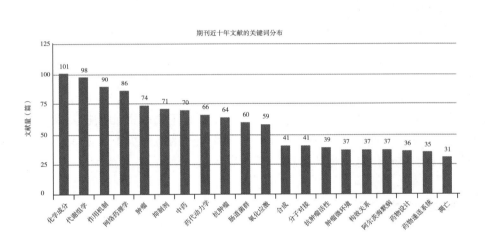

图 3 - 10　中国知网期刊导航学术热点动态示例

三、检索结果处理

(一) 检索结果的查看与筛选

在检索结果页面，系统会横向展示总库覆盖的所有资源类型，可查看任一资源类型下的文献。通过点击"中文"或"外文"，可以查看检索结果中的中文文献或外文文献。系统提供多种检索结果排序方式，分别为相关度、发表时间、被引、下载、综合，默认为按相关度排序，也可根据需要选择相应的排序方式。检索结果每页显示条目数以及显示模式（详情模式或列表模式），也可根据需要进行选择和调整。

检索结果区左侧为分组筛选区。提供多层面的筛选角度，并支持多个条件的组合筛选，以快速、精准地从检索结果中筛选出所需文献。同时各分组项提供可视化分析功能，直观反映检索结果某个分组类别的文献分布情况，如图 3 - 11 所示。

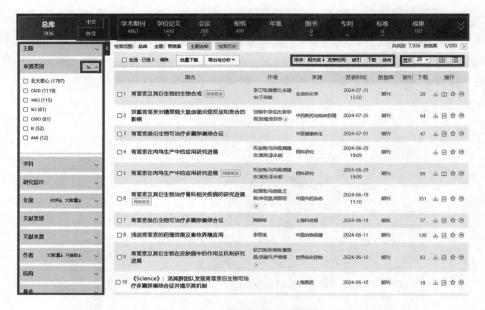

图 3-11　中国知网检索结果示例

（二）检索结果的导出与分析

对于整个检索结果集合或者选中的部分检索结果集合，系统提供题录信息导出功能，有多种导出格式可选。

对于全部检索结果系统提供总体趋势分析，可以对检索结果集合中文献发文的总体趋势、主题分布、来源类别、学科分布、研究层次、文献类型等进行分析（图 3-12）。对于已选检索结果（不超过200 篇）除了提供基本的总体趋势分析以外，还可以提供基于文献的元数据及参考引证关系进行的分析，如文献互引网络分析、关键词共现网络分析、作者合作网络分析等（图 3-13）。分析图表均可以进一步查看具体信息、节点信息、相关信息、下载保存等。

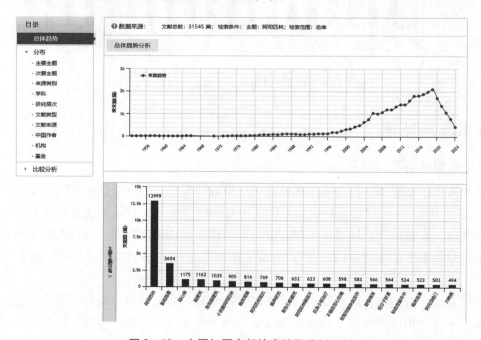

图 3-12　中国知网全部检索结果分析示例

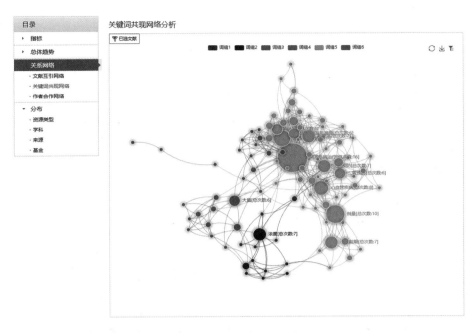

图 3 – 13　中国知网部分检索结果分析示例

（三）文献知网节与全文获取

在检索结果列表中点击文献题名，可进入此篇文献的知网节页面。文献知网节页面提供此篇文献的详细信息及相关信息，主要包括文献的目录、题名、作者、出处、摘要等详细信息，以及此篇文献的主题网络、引文网络、相似文献、关联作者等相关信息，如图 3 – 14（a）、图 3 – 14（b）所示。

系统提供了全文下载和阅读，包括手机阅读、HTML 阅读、CAJ 下载和 PDF 下载。手机阅读需要下载全球学术快报 APP；HTML 阅读可以在线阅读文章全文，个人用户登录后还提供了笔记、收藏、推荐等个性化服务；CAJ 下载的全文需要通过安装中国知网自有的全文浏览器 CAJ Viewer 阅读；PDF 下载的全文通过 PDF 阅读器阅读。

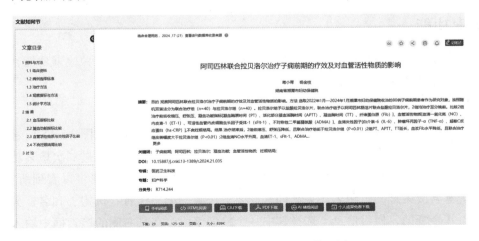

图 3 – 14（a）　中国知网文献知网节示例

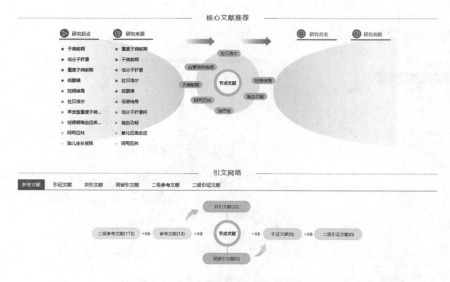

图 3-14（b） 中国知网文献知网节示例

第二节　维普资讯中文期刊服务平台

PPT

一、概述

维普资讯中文期刊服务平台是由重庆维普资讯有限公司开发的数字期刊数据库，诞生于 1989 年，是我国数字图书馆建设的核心资源之一，是高校图书馆文献保障系统的重要组成部分，也是科研工作者进行科技查证和科技查新的参考工具。数据库内容涵盖医药卫生、农业科学、机械工程、自动化与计算机技术、化学工程、经济管理、政治法律、哲学宗教、文学艺术等 35 个学科大类，457 个学科小类。累计收录期刊 15000 余种，现刊 9000 余种，文献总量 7000 余万篇。收录年限自 1989 年至今，部分期刊回溯至创刊年。中心网站更新周期为日更新。

二、检索功能

维普资讯中文期刊服务平台提供了基本检索、高级检索和检索式检索三种检索功能，以及期刊导航功能和其他一些特色功能供用户选择使用。

（一）基本检索

进入维普资讯中文期刊服务平台，平台默认的检索方式为基本检索，如图 3-15 所示。基本检索是简单快捷的中文期刊文献检索方式，一般适用于简单课题的检索，也可以通过二次检索功能对复杂课题进行检索。基本检索界面默认状态为在任意字段中检索。点击左侧下拉菜单可以看到所有可选择字段，包括任意字段、题名或关键词、题名、关键词、摘要、作者、第一作者、机构、刊名、分类号、参考文献、作者简介、基金资助、栏目信息。选择其中一个检索字段，在其右侧的检索框中输入检索词进行检索即可。

（二）高级检索

点击基本检索框右侧的"高级检索"，可进入高级检索界面。此界面又分为高级检索和检索式检索两种检索模式，默认为高级检索，如图 3-16 所示。

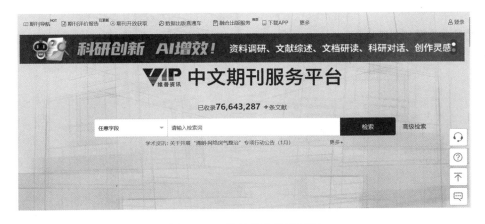

图 3 - 15　维普基本检索界面

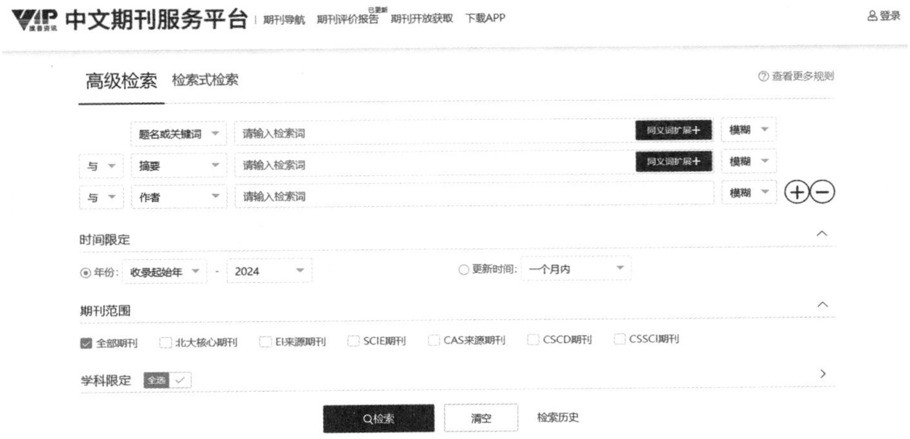

图 3 - 16　维普高级检索界面

系统在高级检索模式下默认三个检索框，点击最右侧的" ＋ "和" － "图标可以增加或减少检索框的数量。每个检索框中可以输入检索词，并在前方下拉菜单中选定检索字段，以及限定各检索框之间的逻辑关系，逻辑关系包括与、或、非。还可以选择"精确"或"模糊"两种检索词的匹配方式。输入检索词后可以点击检索框右侧的"同义词扩展 ＋ "，系统可以自动添加同义词至检索框，也可以手动添加同义词。还可以通过检索框下方的时间限定、期刊范围和学科限定进一步限定文献的出版时间、更新时间、来源期刊和所属学科，从而调整检索的数据范围，获得更准确的检索结果。

（三）检索式检索

由主页进入高级检索界面后，点击高级检索右侧的"检索式检索"，可进入检索式检索，如图 3 - 17 所示。检索式检索需要用户根据系统的检索语法自行编制检索式进行检索，一般适用于熟练掌握检索技术的专业检索人员使用。

用户可以在检索框中使用布尔逻辑运算符对多个检索词进行组配检索。逻辑运算符 AND、OR、NOT 必须大写，且前后必须空一格；逻辑运算符优先级为：NOT > AND > OR，且可通过英文半角（ ）进一步提高优先级。

执行检索前，还可以选择时间、期刊来源、学科等检索条件对检索范围进行限定。每次调整检索策略并执行检索后，均会在检索区下方生成一个新的检索结果列表，用户可以对多个检索策略的结果进行比对分析。

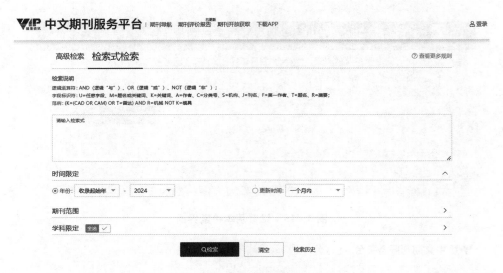

图 3 - 17　维普检索式检索界面

（四）期刊导航

点击页面顶部导航区的"期刊导航"链接，或页面上方检索框后的"期刊导航"按钮，均可进入期刊导航界面，如图 3 - 18 所示。

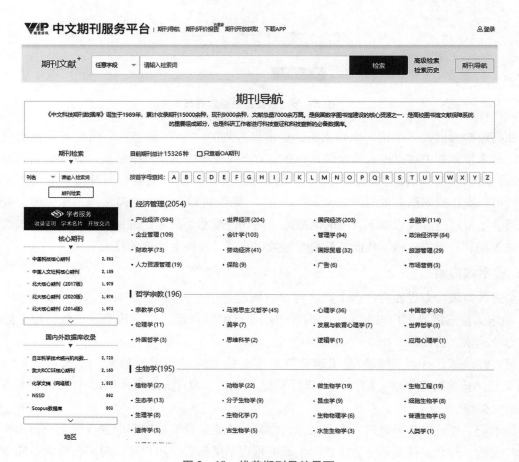

图 3 - 18　维普期刊导航界面

通过期刊导航可以快速查找所需要的期刊，了解期刊的出版信息，查看期刊引证报告等。还可以逐年、逐期浏览期刊的内容，并对刊内文献进行检索。在期刊检索页面可以通过期刊名、ISSN 号等进行检索。系统还提供了期刊名字顺导航、期刊学科分类导航、核心期刊导航、国内外数据库收录导航、期刊地区分布导航等。

（五）其他特色功能

系统还提供了一些其他特色功能，包括职称评审材料打包下载、个性化用户中心和期刊开放存取。

在单篇文献全记录页面，系统提供了"职称评审材料打包下载"功能，提供用于职称评定的相关资料下载，包括文献 PDF 全文、目录、封面、封底信息，如图 3 - 19 所示。

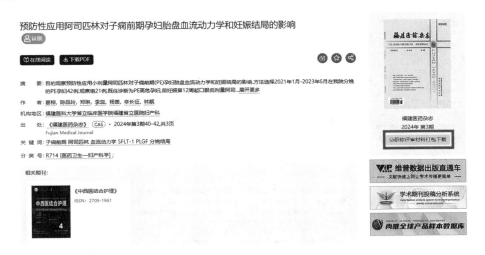

图 3 - 19　维普职称评审资料打包下载示例

使用个人账号登录平台，可以在个人中心查看自己的检索历史、浏览历史、下载历史等行为轨迹；对感兴趣或有价值的文献进行收藏；对感兴趣的期刊进行关注；对需要持续追踪的检索式进行邮件订阅；个人中心还提供用户昵称、邮箱、密码等个人信息的维护功能；个人用户还可以查询与机构用户的权限关联情况，并做出相关操作。

平台还收录了数百种开放获取期刊，只需注册登录即可免费获取。

三、检索结果处理

执行检索后，即可进入检索结果页面，如图 3 - 20 所示。在检索结果页面，可根据不同需求设置检索结果的排序方式、显示方式以及每页显示条目数。检索结果页面左侧可添加新的检索条件进行二次检索；也可以从不同维度设置条件筛选检索结果。对于全部检索结果或选中的检索结果，系统提供导出题录、引用分析和统计分析功能。单击每篇文献的作者名可筛选出检索结果集合中该作者的所有文献，单击刊物名称可输出该刊物的详细信息并列出其刊载的所有文献内容。

点击文献题名进入单篇文献全记录页面，可查看该篇文献的题录信息以及引文网络、参考文献、共引文献等其他相关文献，也可以点击相关作者、相关机构、相关主题标签获取到更多的相关信息。每篇文献题名下方根据阅读权限和文献格式提供了多种全文获取方式，主要包括在线阅读、下载 PDF 和 OA 链接。

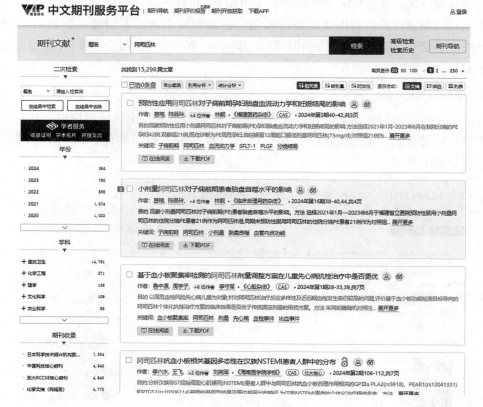

图 3 – 20　维普检索结果示例

PPT

第三节　万方数据知识服务平台

一、概述

万方数据知识服务平台是由北京万方数据股份有限公司开发的网络化信息服务系统。提供的信息资源包括期刊论文、学位论文、会议论文、专利文献、科技报告、成果、标准、法规、地方志、视频、OA 论文等多种类型。

期刊资源是万方数据的重要组成部分，包括中文期刊和外文期刊。其中国内期刊共 8500 余种，涵盖自然科学、工程技术、医药卫生、农业科学、哲学政法、社会科学、科教文艺等多个学科；国外期刊主要来源于 NSTL 外文文献数据库以及数十家著名学术出版机构及 DOAJ、PubMed 等知名开放获取平台，收录了世界各国出版的 40000 余种重要学术期刊。

二、检索功能

万方数据知识服务平台提供多种检索功能，包括基本检索、高级检索、专业检索和作者发文检索。

（一）基本检索

进入万方数据知识服务平台，主页默认的检索方式为基本检索，如图 3 – 21 所示。

在检索框前点击全部按钮，可以选择资源类型，主要包括学术期刊、学位论文、会议论文、专利、科技成果、法律法规、地方志、视频等。在检索框中可输入题名、关键词、摘要、作者、作者单位等进行检索，也可以点击数字图书馆下方的按钮进行资源类型的选择。

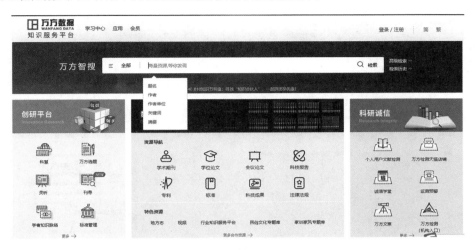

图 3-21 万方基本检索界面

基本检索支持布尔逻辑检索和精确检索。逻辑算符 AND、OR 和 NOT 不区分大小写，检索词和逻辑算符之间要有空格。可以使用""（双引号）进行精确匹配的限定，双引号中的词将作为整体进行检索。

（二）高级检索

点击基本检索框右侧的"高级检索"，可以进入高级检索界面。此页面又分为高级检索、专业检索和作者发文检索三种检索模式，默认为高级检索，如图 3-22 所示。

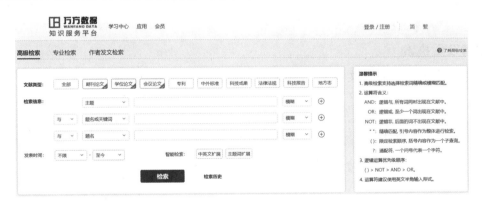

图 3-22 万方高级检索界面

系统在高级检索模式下默认三个检索框，默认字段分别为"主题""题名或关键词""题名"。点击最右侧的"＋"或"－"图标可以增加或减少检索框的数量。每个检索框中可以输入检索词，并在前方下拉菜单中调整检索字段，设置各检索框之间的逻辑关系，逻辑关系包括"与""或""非"。检索词的匹配方式有两种，即"精确"或"模糊"，可以根据检索需求进行选择。同时在检索框上方可以进行检索文献类型的限定，在检索框下方可以进行检索时间范围的限定。

因为不同类型的文献所具有的特征不同，所以不同文献类型所能检索的字段也不同。因此，检索字段下拉菜单中显示的字段会因用户所选文献类型的范围有所变化，所选文献类型越多，可选检索字段越多。其中，"主题"字段为包括标题、关键词和摘要三个字段的集合字段。

在高级检索界面，系统还提供了"智能检索"功能，实现检索词的中英文扩展和主题词扩展。

检索历史保存了本次登录系统后所有的检索策略、检索数据库和检索时间，并可以对检索历史进行删除和导出操作。

（三）专业检索

在高级检索页点击"专业检索"标签，可进入专业检索，如图3-23所示。

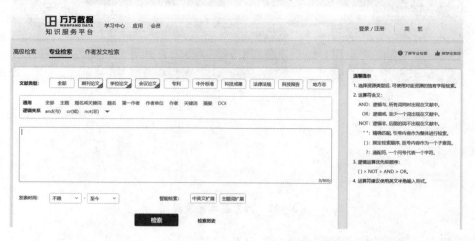

图3-23 万方专业检索界面

专业检索需要熟悉该系统的检索技术和检索语言。检索时，需要将能够表达检索课题需求并能够被系统识别的检索表达式输入检索框进行检索。用户可以使用逻辑运算符、双引号以及特定符号等各种运算符构建检索表达式实现检索需求，是更灵活、方便地构造检索式的检索方式。

在专业检索界面，系统还提供了"推荐检索词"功能。点击此按钮弹出推荐检索词对话框，可以将科学技术要点、立项报告正文等与检索课题相关的文本输入或粘入其中，系统会在下方推荐检索词以供参考。

（四）作者发文检索

在高级检索页点击"作者发文检索"标签，可进入作者发文检索，如图3-24所示。

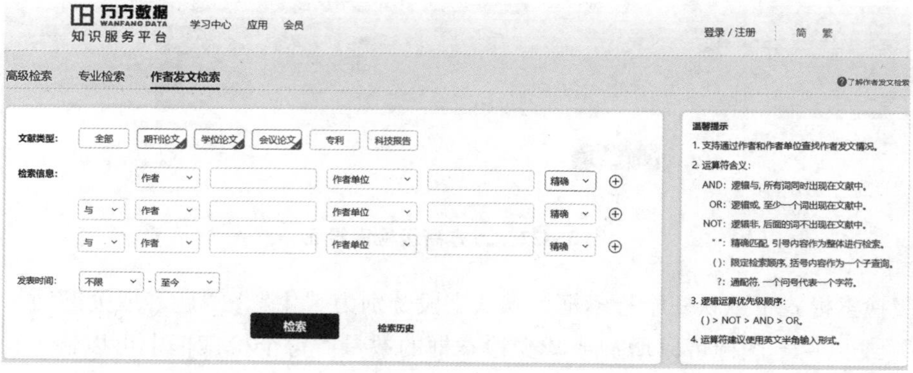

图3-24 万方作者发文检索界面

在该检索模式下可以通过输入作者名称和作者单位等字段来精确查找相关作者的学术成果，系统默认精确匹配，用户可自行选择精确还是模糊匹配。同时，可以通过点击输入框前的"＋"号来增加检索字段。

三、检索结果处理

(一) 检索结果的查看与筛选

对于不同的检索模式系统提供的检索结果页面略有不同，对于基本检索，系统在检索结果列表上方提供了"结果中检索"功能，可以对检索结果做进一步筛选；对于其他模式的检索结果不提供"结果中检索"选项。其他方面各检索方式检索结果页面基本相同。检索结果列表可根据个人习惯和需要选择不同的排序方式，包括相关度、出版时间和被引频次，系统默认按相关度排序。检索结果的显示方式包括"列表"和"详情"两种，可自由切换。每页显示的检索结果条目数也可自行设置。

检索结果区左侧为分组筛选区，提供多层面的筛选角度，可以快速、精准地从检索结果中筛选出所需文献，如图 3-25 所示。

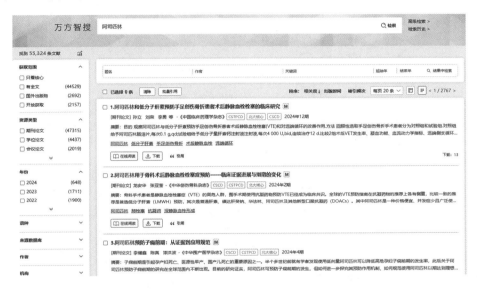

图 3-25　万方检索结果示例

(二) 检索结果的导出与分析

对于选中的检索结果点击结果页面"批量引用"按钮，即可进入检索结果导出页面，如图 3-26 所示，系统提供了多种导出格式，可以根据需要选择。

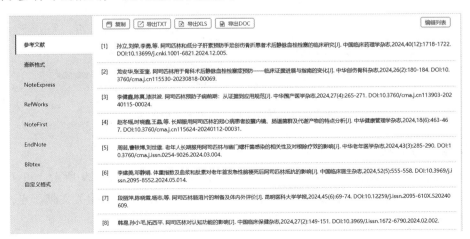

图 3-26　万方检索结果导出示例

对于全部检索结果系统提供了年份、关键词、作者、机构、学科等多角度的分析功能，点击结果页面左侧列表的"结果分析"图标即可进入结果分析页面，如图 3－27 所示。如果想进行更深层次的检索，可在检索结果页面右侧词表扩展中查看相关检索词，如图 3－28 所示。

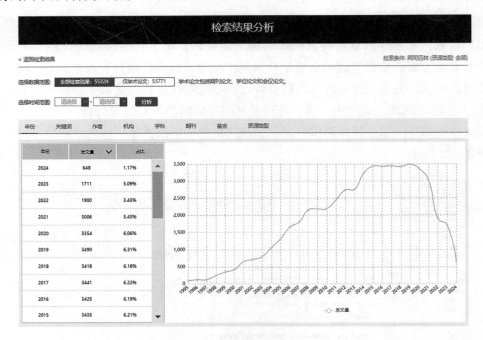

图 3－27　万方检索结果分析示例

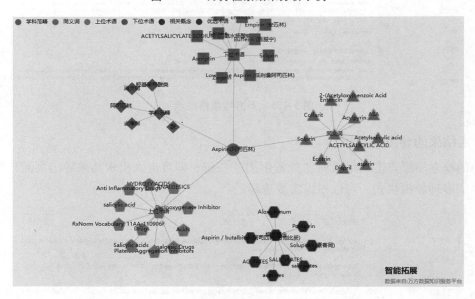

图 3－28　万方检索结果词表扩展示例

（三）全文显示与获取

在检索结果页面点击文献题名即可进入单篇文献全记录页面，如图 3－29 所示，可了解到这篇文献的更多信息。全记录页面右侧系统提供了"相关文献"列表，可获取其他相关文献。点击"在线阅读"或"下载"，可以查看或以 PDF 格式下载该文全文。

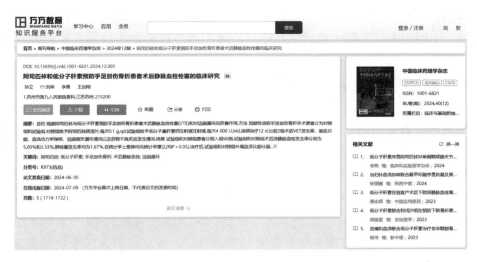

图 3-29 万方检索结果单篇文献全记录示例

第四节 中国生物医学文献服务系统

PPT

一、概述

中国生物医学文献服务系统（SinoMed）由中国医学科学院医学信息研究所/图书馆研制，是集文献检索、引文检索、开放获取、原文传递及个性化服务于一体的生物医学中外文整合文献服务系统。

（一）收录范围

SinoMed 涵盖资源丰富、学科范围广泛、年代跨度大、专业性强、更新及时，能全面、快速地反映国内外生物医学领域研究的新进展。现整合了以下 5 个数据库。

1. 中国生物医学文献数据库（CBM） 是目前收录国内生物医学期刊较全面的文摘型数据库。收录 1978 年至今国内出版的生物医学学术期刊 3100 余种。学科覆盖基础医学、临床医学、预防医学、药学、中医学、中药学以及医院管理等生物医学各个领域。

2. 西文生物医学文献数据库（WBM） 收录世界各国出版的重要生物医学期刊文献题录。该库年代跨度大，部分期刊可回溯至创刊年。

3. 中国医学科普文献数据库（CPM） 收录 1989 年以来近百种国内出版的医学科普期刊，重点凸显养生保健、心理健康、生殖健康、运动健身、医学美容、婚姻家庭、食品营养等与医学健康有关的内容。

4. 北京协和医学院博硕学位论文库（PUMCD） 收录 1981 年以来协和医学院培养的博士、硕士的学位论文全文，范围涉及医学、药学各专业领域及其他相关专业。

5. 中国生物医学引文数据库（CBMCI） 收录 1989 年以来中国生物医学学术期刊文献的原始引文，所有期刊文献引文与其原始文献题录关联，能支持多维度引文检索与引证分析。

（二）功能特色

系统支持文献检索、引文检索、期刊检索、原文索取及数据服务。其中文献检索可以进行跨库检索，也可以选择单个库检索。该系统的功能特色如下。

1. 数据深度加工、规范　SinoMed 注重数据的深度加工和规范化处理。根据美国国立医学图书馆 MeSH（中译本）、中国中医科学院中医药信息研究所《中国中医药学主题词表》以及《中国图书馆分类法·医学专业分类表》对收录文献进行主题标引和分类标引。同时，CBM 还对作者、作者机构、发表期刊、所涉基金等进行规范化处理，标识第一作者、通讯作者，提升了作者、机构、期刊、基金检索的准确性与全面性。

2. 检索功能强大、方便　该系统支持跨库检索、快速检索、高级检索、多内容限定检索、主题词表辅助检索、主题词与副主题词扩展检索等多种检索功能，并增加了作者/第一作者检索、作者单位/第一作者单位检索、基金检索等字段检索功能，还提供了检索词智能提示、通讯作者/通讯作者单位检索、检索表达式实时显示在编辑窗口、跨库检索表达式逻辑组配、拓宽二次检索途径等功能。

3. 全文服务方式多样　SinoMed 立足中国医学科学院医学信息研究所/图书馆的丰富馆藏，依托国家科技图书文献中心（NSTL）及与维普等数据服务商的合作，建立了强大的全文服务系统。用户能在线阅读协和医学院博、硕士学位论文，直接链接维普、万方医学网/万方数据知识服务平台、编辑部、出版社等文献原文。全面整合 DOI 链接信息，以更好地支持文献发现与全文在线获取。

二、检索功能

（一）跨库检索

进入 SinoMed，默认状态下是跨库检索，也可以从 SinoMed 各子文献数据库首页右上角的数据库下拉菜单里进入跨库检索。跨库检索能同时对 SinoMed 平台集成的多个数据库进行检索。如在"中国生物医学文献数据库""西文生物医学文献数据库""北京协和医学院博硕学位论文库""中国医学科普文献数据库"中查找标题包括"利福平"的文献，只需在跨库检索高级检索页面的"构建表达式"中选择"标题"，输入"利福平"，再执行"检索"操作，即可查找到所需文献。

SinoMed 支持通配符检索，即截词检索，系统支持单字通配符（？）和任意通配符（％）两种通配符检索方式，具体含义如下。

1. 单字通配符（？）　可替代一个字符。如输入"血？动力"，可检索出含有血液动力、血流动力等词的文献。

2. 任意通配符（％）　可替代任意一个字符。如输入"肝炎％疫苗"，可检索出含肝炎疫苗、肝炎病毒基因疫苗、肝炎减毒活疫苗、肝炎灭活疫苗等词的文献。

（二）快速检索

SinoMed 中所有数据库均支持快速检索。快速检索是在数据库的全部字段内执行智能检索。

智能检索是基于系统预先构建的自由词－主题词转换表，可将输入的检索词转换成表达同一概念的一组词进行检索的方式，即自动实现检索词及其同义词、检索词对应主题词及该主题词所含下位词的同步检索。快速检索支持词与词间的逻辑组配检索，且对检索词的数量没有限制，词间用空格分隔，默认为"AND"逻辑组配关系。以 CBM 为例，检索"异烟肼与利福平联合用药"有关文献，在快速检索状态下输入"异烟肼 利福平"，系统进行智能检索，检索式为"（"异烟肼"［常用字段］ OR "异烟酸肼"［常用字段］ OR "异烟肼"［主题词］）AND（"利福平"［常用字段］ OR "利福平"［主题词］）"（图 3－30）。

需要将多个英文单词作为一个检索词时，或者检索词含有特殊符号"－""（"时，需要用英文半角双引号括起检索词，如"hepatitis B virus""1,25-（OH）2D3"。

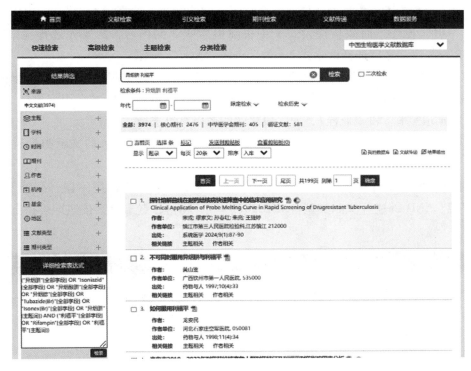

图 3 - 30　CBM 快速检索结果界面

（三）高级检索 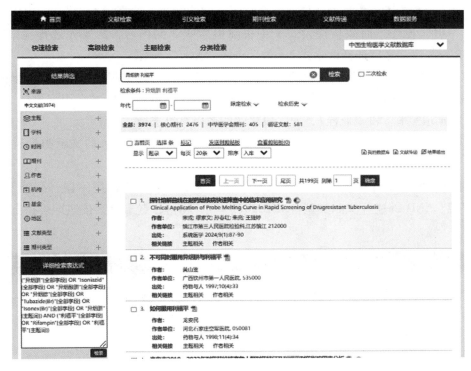 微课 2

高级检索提供了选择字段、智能检索、精确检索、限定检索和检索历史等功能。支持多个检索入口、多个检索词之间的逻辑组配检索，方便用户构建复杂检索表达式。

高级检索中可选字段包括常用字段、核心字段、标题、摘要、作者等 22 个选项。其中，常用字段包括中文标题、摘要、关键词、主题词四个字段。核心字段包括中文标题、关键词、主题词三个字段。

精确检索是指在关键词、主题词、分类号、作者等字段中进行的检索结果与检索词完全匹配的检索方式。与之对应的模糊检索亦称包含检索，即检索词包含在命中文献的检索字符串中。例：检索作者"张明"的文献，在不勾选"精确检索"的情况下即进行模糊检索，可检出作者名为"张明""刘张明""张明丽"等的文献。与精确检索相比，模糊检索能够扩大检索范围，提高查全率。如无特殊说明，系统默认进行的是模糊检索。

CBM 高级检索界面含有限定检索功能，可对检索结果的发表年代、文献类型、年龄组、性别、对象类型等进行限定。进行限定检索时，可以在检索前设置限定条件，也可以在检索后设置限定条件，还可以根据需要随时修改限定条件。如果是在检索后设置限定条件，或对限定条件进行了修改，需点击"检索"才能对当前检索条件执行新的限定检索。

检索历史最多保存 200 条检索表达式，并且可以从中选择一个或者多个检索表达式进行逻辑运算，或者指定部分或全部检索表达式构建检索策略并保存到"我的空间"。

该系统支持的逻辑运算符有三种，分别为"AND"（逻辑与）、"OR"（逻辑或）和"NOT"（逻辑非），三者间的优先级顺序为：NOT > AND > OR。可以通过两种方法进行逻辑组配构建表达式。

1. 直接输入法　如果在快速检索框中输入检索词或检索表达式，可在词间直接输入"AND""OR"或"NOT"（不区分大小写）；如果在下方的"构建表达式"的高级检索框中输入，则检索词或检索表达式之间直接输入的"AND""OR"或"NOT"只能采用大写形式。注意，检索词或检索表达式与逻辑组配符号之间需要有空格。

2. 按钮构建法　在检索历史界面，依次选中欲组配的检索式，选择"AND"或"OR"按钮即可实现"AND"和"OR"操作。而欲从检索式1中去除检索式2的内容，需要先选择检索式1，再点击"AND"或"OR"按钮，之后选择检索式2，最后点击"NOT"按钮。

例如，在CBM中查找2021年后发表的阿司匹林治疗血栓的综述文献，可以进行如下操作。

第一步：选择数据库CBM的高级检索，在"构建表达式"部分选择"常用字段"，在其后的检索框中分别输入"阿司匹林"和"血栓"，两字段之间的逻辑算符选择"AND"。

第二步：在"年代"部分选择开始时间"2021 -"。在限定检索部分的文献类型选项中选择"综述"。

第三步：此时，最上面的检索框中已形成检索式:"阿司匹林"〔常用字段：智能〕AND "血栓"〔常用字段：智能〕AND 综述〔文献类型〕AND 2021 -〔日期〕，点击检索按钮即可得到检索结果（图3 - 31）。

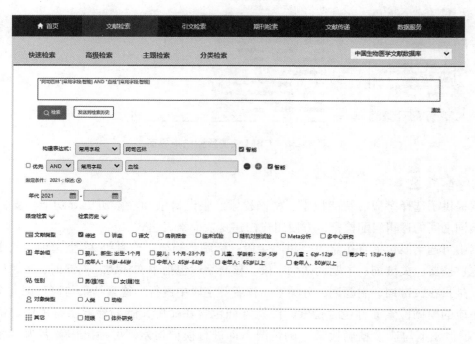

图3 - 31　CBM高级检索界面

（四）主题检索

主题检索是对系统标引的主题词字段进行检索的途径。输入检索词后，系统将在MeSH中译本及《中国中医药学主题词表》中查找对应的中文主题词。也可通过"主题导航"，浏览主题词树查找需要的主题词。

例如，在CBM的主题检索中查找阿司匹林治疗脑血栓方面的文献，可以进行如下操作。

第一步：进行课题分析，该课题的主要概念为阿司匹林、脑血栓，分别应组配副主题词治疗应用、药物疗法。两个概念分别检索，不分先后顺序，其逻辑关系为"AND"。

第二步：进入CBM的主题检索页面，在检索框中入口选择"中文主题词"，输入"阿司匹林"后，点击"查找"按钮。在出现的主题词列表中找到其主题词"阿司匹林"，点击该词。

第三步：选择副主题词"治疗应用"，此时主题检索选项可以根据需要选择"加权"或"不扩展"。点击"发送到检索框"。

使用该检索功能需要了解以下检索基本知识。①副主题词，是用于强调主题词概念的某些专指方面。主题词与副主题词的组配有严格的规定，系统中列出的是当前主题词可以组配的所有副主题词，在检索中可根据需要选择一个或多个副主题词。②主题词，注释包括主题词的中英文名称、款目词、树形结构号、相关参见、标引注释、标引回溯注释、检索注释、历史注释、主题词详细解释等内容。有助于用户了解和正确使用主题词，并可为中英文数据库检索选择更合适的主题词提供线索。树形结构是主题词的上下位类列表，供逐级查看上位词和下位词。③加权检索，是一种缩小检索范围、提高查准率的有效方法。加权是反映主题词对文献重要内容表征作用的一种手段。加权主题词与文献核心内容的关联性相较于非加权主题词而言要更为紧密。④扩展检索，是对该主题词及其下位词进行检索，不扩展检索则仅限于对当前主题词的检索，默认状态为扩展检索。

第四步：在检索框中输入"脑血栓"，点击查找。在主题词列表中选择"颅内血栓形成"，点击该主题词。

第五步：选择副主题词"药物疗法"，逻辑算符选择"AND"，点击"发送到检索框"（图3-32）。

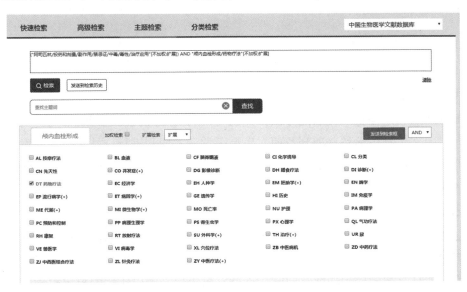

图3-32 CBM主题检索界面

第六步：点击"检索"按钮，得到检索结果。

（五）分类检索

分类检索依据《中国图书馆分类法·医学专业分类表》进行标引和检索，从文献所属的学科角度查找文献，能提高族性检索效果。可用类名查找或分类导航定位具体类目，通过选择是否扩展、是否复分，使检索结果更符合需求。支持多个类目的同时检索，可使用逻辑算符"AND""OR"和"NOT"进行组配。

例如，在CBM的"分类检索"中查找"肺肿瘤的药物疗法"方面的文献，可以进行如下操作。

第一步：在CBM的分类检索页面的检索框中输入"肺肿瘤"，点击"查找"，在列出的分类名中找到"肺肿瘤"，点击该分类名。

第二步：在分类词注释详细页面，显示了该分类可组配的复分号、详细解释。可以根据检索需要，选择是否"扩展检索"。"肺肿瘤的药物疗法"应选择复分号"053 药物疗法、化学疗法"。选中后点击"发送到检索框"，再点击"检索"按钮，即可检索出"肺肿瘤的药物疗法"的相关文献（图3-33）。

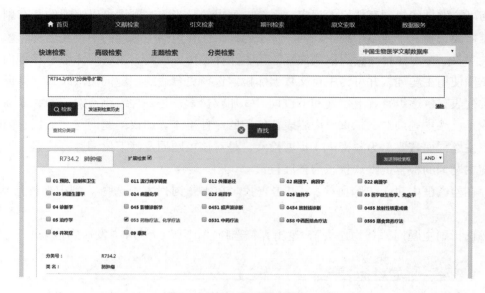

图 3 – 33　CBM 分类检索界面

（六）期刊检索

期刊检索提供从期刊途径获取文献的方法，并能对期刊的发文情况进行统计与分析。支持对中文生物医学学术期刊、中文生物医学科普期刊及西文生物医学学术期刊进行一站式整合检索。可以从"检索入口"处选择刊名、出版地、出版单位、期刊主题词或者 ISSN 直接查找期刊，也可以通过"首字母导航"逐级查找浏览期刊。检索到某种期刊后，可以直接查看该刊某年、卷、期发表的文献。

（七）引文检索

引文检索支持从被引文献题名、主题、作者/第一作者、出处、机构/第一机构、资助基金等途径查找引文，帮助用户了解感兴趣的科研成果在生物医学领域的引用情况。针对被引文献作者、机构、出处、资助基金检索项具有智能提示功能。同时，支持发表年代、施引年代的限定检索，也支持对检索结果从发表时间、期刊、作者、机构、期刊类型等维度做进一步聚类筛选。此外，引文检索还可以一键式生成格式规范的查引分析报告，供用户使用。

三、检索结果处理

（一）检索结果显示

检索结果页面可以设置显示的格式（题录、文摘）、每页显示的条数（20 条、50 条、100 条）、排序的规则（入库、年代、作者、期刊、相关度、被引频次），并且可以进行翻页操作和指定页数跳转操作。

CBM 对检索结果从核心期刊、中华医学会期刊、循证文献三方面进行了聚类（图 3 – 34）。

（二）检索结果输出

在检索结果页面，用户可根据需要选择输出检索结果，包括输出方式、输出范围、保存格式。输出方式有 SinoMed、NoteExpress、EndNote、RefWorls、NoteFirst。

（三）检索结果筛选

检索结果页面左侧，可从来源、主题、学科、时间、期刊、作者、机构等维度对检索结果进行聚类筛选，点击统计结果数量可以在检索结果页面中展示所需内容。

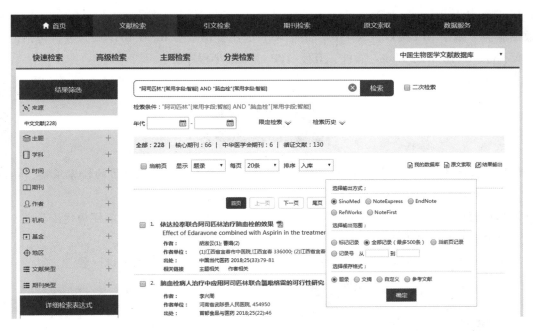

图 3-34 CBM 检索结果显示

通过点击检索结果概览页的文献标题，即可进入文献细览页，显示文献的详细信息。此外，中文文献细览页还显示其施引文献、共引相关文献、主题相关文献、作者相关文献等。

（四）获取免费全文

在 SinoMed 中可以通过两种方式进行原文索取：①在检索结果页面直接索取；②在 SinoMed 首页点击进入"原文索取"。

SinoMed 对网络生物医学免费期刊及其文献进行了整理。进入 CBM 检索结果页面，点击"原文链接"中展示的图标，用户可以查找免费期刊文献线索并获取全文。如果读者所在单位拥有电子馆藏，可以从中选择读者单位拥有的电子馆藏直接获取该篇文献原文；也可以通过填写"全文申请表""文件导入"等方式申请所需要的文献。SinoMed 将在发出原文请求后 24 小时内，以电子邮件、传真或特快专递方式为用户提供所需原文。

四、个性化服务

在线注册后便能拥有 SinoMed 的"我的空间"，享有检索策略定制、检索结果保存和订阅、检索内容主动推送及邮件提醒、引文跟踪等个性化服务。

1. 我的检索策略 登录"我的空间"后，从检索历史页面，勾选一个或者多个记录执行过的检索式，保存为一个检索策略。可以在"我的空间"里对检索策略进行重新检索、导出和删除操作。

2. 我的订阅 登录"我的空间"后，从检索历史页面，可以对历史检索表达式进行邮箱订阅，将有更新的检索结果定期推送到用户指定邮箱。

3. 我的数据库 登录"我的空间"后，从检索结果页面可以把感兴趣的检索结果添加到"我的数据库"。在"我的数据库"中，可以按照标题、作者和标签查找文献，并且可以对每条记录添加标签和备注信息。

4. 引文追踪器 用于对关注的论文被引情况进行追踪。当有新的论文引用此论文时，用户将收到登录提示和邮件提示。

5. 我的反馈 登录"我的空间"后，用户可以在"我的反馈"中提交 SinoMed 使用过程中的相关疑问和需求。

6. 数据服务　基于 API 接口，SinoMed 面向 Web 应用提供基于 REST 协议的服务，包括但不限于搭建集成检索平台、构建 Web Widge 插件、开发 APP 或微信小程序等。

答案解析

思考题

当有检索需求的时候，需要根据检索课题选择恰当的检索工具，制定合适的检索策略，构建有效的检索式。下图为检索工具中国知网高级检索页面，请结合该图回答下列问题。

1. 如果想检索你所在学校近十年发表的文献，利用图中的检索方式可以怎样构建检索式？
2. 怎样获取其中你所在学科发表的文献数量？
3. 在中国知网中还可以通过哪些检索方式达到这个检索目的？请尝试列出一种。

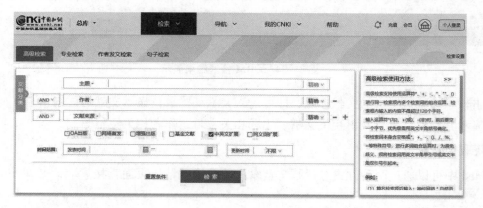

（勾　丹　李修杰）

书网融合……

本章小结

微课 1

微课 2

题库

第四章　外文药学信息检索系统

第一节　SciFinder^n

PPT

一、概述

SciFinder^{n}是由美国化学学会（ACS）的化学文摘服务社 CAS（Chemical Abstract Service）开发的检索系统。CAS 于 1997 年首次推出《化学文摘》（Chemical Abstracts，CA）的网络版。它整合了 MEDLINE 数据库和欧洲、美国等 109 家专利机构的专利资料，以及 1907 年至今美国化学文摘的所有内容。涵盖应用化学、化学工程、普通化学、物理、生物学、生命科学、医学、聚合体学、材料学、地质学、食品科学和农学等诸多领域。可以查阅 1907 年以来的"化学文摘"收录的所有期刊文献和专利摘要，SciFinder^{n}是化学和生命科学研究领域中不可或缺的研究工具，也是世界上信息量最大、最具权威性的检索化学化工及其相关信息的系统之一。

SciFinder^{n}的内容包括以下几部分。

1. CAS Reference　收录了 1907 年以来全世界 109 家专利发行机构的专利（含专利族）文献、5 万多种期刊、会议录、技术报告、图书、学位论文、评论、会议摘要、电子期刊、网络预印本。内容涵盖了化学研究的各个方面内容，包括生物化学、有机化学、大分子化学、应用化学与化学工程以及物理化学、无机化学和分析化学等。

2. MEDLINE　是由美国国立医学图书馆出版的世界上最具权威性的生物医学文献数据库，收录了1946 年以来全世界 80 多个国家和地区的 5200 余种期刊数据。

3. CAS REGISTRY　是比较全面的物质数据库，收录了 1957 年至今的全部化学物质数据，其中部分物质回溯至 1800 年，既包括有机及无机化合物（合金、配位化合物、矿物质、混合物、聚合物、盐类），也有基因序列。通过该数据库可检索到物质的同义词、分子式、环分析数据、立体结构等信息。

4. CAS Reactions　收录了 1840 年至今来源于期刊论文及专利文献中的单步及多步反应，包括有机反应、有机金属反应、无机反应、生化反应等。通过该数据库可检索到反应物及产物的立体结构信息，产物、反应物、试剂等的化学物质登记号，化学反应的产率及催化剂等信息。

5. CAS Commercial Sources　收录了世界范围内的化学品目录，内容包括目录名称、订购号、化学名称和商品名、化学物质登记号、结构式、质量等级等，可检索到化学物质的最新商业来源信息，包括供货商的联系信息、价格情况及运送方式。

6. CAS PatentPak　是一个强大的、全新的专利工作流程解决方案，美国化学文摘社科学家对专利全文进行深度标引，为用户提炼出重要技术信息，尤其在定位和分析大量专利中的化学结构方面，可以为研究人员节省一半以上的时间，是加速化学专利分析可靠的工具之一。

7. CAS Markush　收录了可检索的马库什结构，这些结构来自 1988 年至今 CAS 收录的专利及 1987 年至今选择性收录的日本专利。部分收录 1984—1987 年的英语专利和 1986—1987 年的法语、德语专利。1961—1987 年的数据来自 INPI（法国工业产权局）。2000 年 1 月 10 日之后的俄罗斯专利和 2008 年至今的韩国专利也收录在内。可显示含有马库什结构的专利引文信息。

8. Synthetic Methods　是美国化学文摘社开发的实验方法信息数据库，该数据库是迄今为止全球涵盖实验方法内容较多的数据库，该数据库的主要特色：全面而及时地覆盖已公开的实验方法；有详细的实验过程和步骤概述；提供包括实验用原料、仪器、实验条件等详细信息；实验方法可重复、可靠；极大地节省了在期刊、专利全文查找、总结方法信息所花费的时间；有清晰易读的实验步骤说明；无须查看原文，即可获得实验所需的全部关键信息。

二、检索功能

（一）检索途径

SciFinder" 的主要检索途径有一站式检索、文献检索、物质检索、反应检索。此外，还可以进行供应商检索、生物序列检索以及逆合成路线设计。

1. 一站式检索　在一站式检索中，可以同时查找符合检索要求的物质、反应、文献和供应商。

（1）检索方法　包括基本检索和结构检索，如图 4-1 所示。

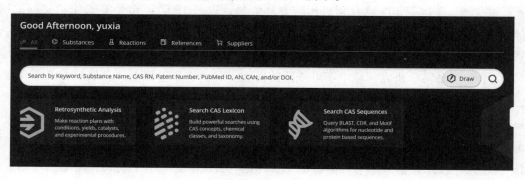

图 4-1　SciFinder" 一站式检索界面

1）基本检索　在基本检索框中，可以输入以下几类信息进行检索。①文本词：可以是一个关键词（Keyword）或者概念词（Concept）。②物质标识符：既可以是物质的名称（Substance Name），也可以是化学物质登记号（CAS Registry Number），输入登记号时需带连字符一起输入。③文献标识符：可以是 Caplus 收录号（Accession Number）、PubMed ID 号（PubMed ID Number）、数字对象唯一标识符（Digital Object Identifier，DOI）。

在基本检索中，一次可输入多个 CAS 登记号，不同 CAS 登记号之间用空格隔开。基本检索每次最多可输入 2000 个字符。输入检索词后，单击放大镜图标提交即可进行检索。

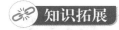 知识拓展

化学物质登记号

化学物质登记号（CAS 登记号）来源于美国化学会的化学文摘社，主要是针对化学物质一物多名的问题，建立了庞大的 CAS 登记号系统。只有结构一定、价键清楚、立体化学结构明确的物质才会被分配登记号，以实现一物一号，避免了化学物质有多种名称的麻烦。CAS 登记号的编码格式：一个 CAS 登记号以连字符"－"分为三部分，第一部分有 2~7 位数字，第二部分有 2 位数字，第三部分有 1 位数字作为校验码。目前大部分化学数据库都可以用 CAS 登记号进行检索。

2）结构检索　点击"Draw"打开结构编辑器，在打开的结构编辑器中绘制结构式。可以选择 CAS Draw 或 ChemDoodle 两种编辑器来绘制结构。从左上角的菜单中选择首选编辑器，绘制结构，然后点击"OK"。

如果需要，可以点击"Edit Drawing"返回结构编辑器重新对结构进行编辑，或点击"Remove"删除结构式。点击放大镜按钮提交检索。

除单独选择基本检索或结构检索外，也可同时选择这两种检索方式，如同时输入文本和结构式，物质和文献结果则同时对文本和结构式进行匹配，而反应和供应商结果将仅匹配结构式，文本会被忽略。

（2）结果筛选　通过一站式检索可以获得符合检索要求的物质、反应、文献和供应商，如图 4-2 所示。要查看某一检索类型的所有结果，点击上边选项栏中的检索结果类型（"Substances""Reactions""References""Suppliers"）即可完成。

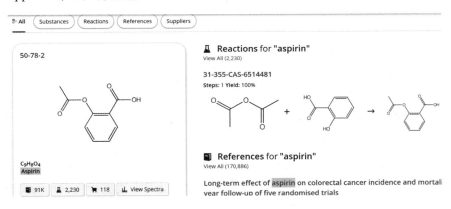

图 4-2　SciFinderⁿ一站式检索结果界面

1）筛选物质点击"Substances"　可显示检索结果中的物质，对于物质检索结果，点击 CAS 登记号查看该物质的详细信息，点击"More Substances for……"可查看 Substances 页面上的所有物质。

2）筛选反应点击"Reactions"　可显示检索结果中的反应，对于反应检索结果，点击反应编号可浏览该反应信息，点击反应结果下面的"View All"可查看 Reactions 页面上的所有反应。

3）筛选文献点击"References"　可筛选检索结果中的文献，对于文献检索结果，点击文献标题可浏览该篇文献详细信息，点击"Full Text"可链接全文，点击"View All"可查看所有文献。

4）筛选供应商点击"Suppliers"　可筛选检索结果中的供应商。对于供应商检索结果，点击供应商名称可浏览供应商详细信息，点击化学物质登记号，可打开供应商网站上的物质信息页面，点击"Order From Supplier"打开供应商网站上的订购页面。

2. 文献检索

（1）检索方法　在 SciFinderⁿ中，可通过基本检索、高级检索、结构检索以及 CAS 词典检索等方法

检索文献，如图 4 - 3 所示。

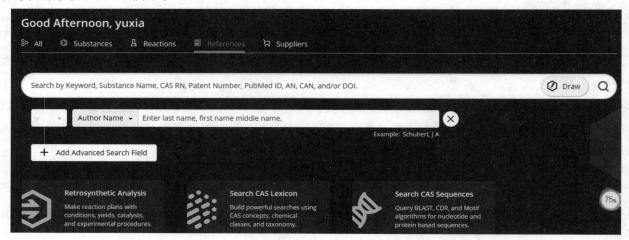

图 4 - 3　SciFinder^n 文献检索界面

1）基本检索　在基本检索框中，可以输入以下几类信息进行文献检索。①文本词：可以是某一研究主题（Research Topic）、一个关键词（Keyword）或者概念词（Concept）。②物质标识符：既可以是物质的名称（Substance Name），也可以是物质登记号（CAS Registry Number），输入登记号时需带连字符一起输入。③文献标识符：可以是 Caplus 收录号（Accession Number）、PubMed ID 号（PubMed ID Number）、数字对象唯一标识符（DOI）以及专利标识符（Patent Identifier），专利申请号和专利号均可以。

2）高级检索　在高级检索中，可以对不同的字段进行限定，并运用布尔算符（AND/OR/NOT）对两个及以上的字段进行逻辑组配，多个字段之间的逻辑运算按 OR、AND、NOT 的顺序执行。

高级检索中可检字段如下。①作者（Authors）：通过文章作者进行检索。②作者识别码（ORCID iD）：为 16 位数字，带或不带连字符输入均可。③出版物名称（Publication Name）：可同时限定卷（可选）、期以及起始页码。④组织/机构名称（Organization Name）：可按组织/机构的名称进行检索。⑤标题（Title）：按文献题名进行检索；⑥摘要/关键词（Abstract/Keywords）：在文献的摘要和关键词中检索。⑦概念词（Concept）：检索 CAplus 索引词、MEDLINE 医学主题词（MEDLINE MeSH）和 MEDLINE 补充概念词（Medline Supplementary Concepts）。⑧物质（Substances）：可通过物质的 CAS 登记号和化学名称进行检索。⑨出版年份（Publication Year）：按出版物的出版年代进行检索。⑩文献识别符（Document Identifier）：包括 CODEN, ISBN, ISSN, CAN 和 AN 等。⑪专利标识符（Patent Identifier）：包括专利号或专利申请号。⑫出版者（Publisher）：一般为出版社的名称。

如欲检索沈阳药科大学学报上发表的且标题中含阿司匹林（aspirin）的文献，可选择 "Publication Name" 字段，输入 "Shenyang Yaoke Daxue Xuebao"（中文刊名要用对应的汉语拼音）。选择 "Title" 字段，输入 "aspirin"，布尔逻辑关系选择 "AND"，如图 4 - 4 所示。

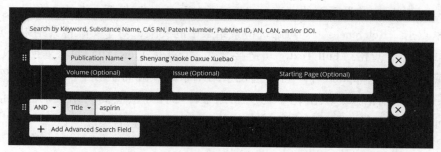

图 4 - 4　SciFinder^n 文献检索的高级检索界面

3）结构检索 点击"Draw"打开结构编辑器。SciFinderⁿ的结构编辑器有两种（CAS Draw 和 Chem-Doodle），可以从左上角的菜单中选择自己喜好的结构编辑器，可以绘制新结构（Draw A New Structure）或导入现有文件（Import An Existing File），绘制完查询结构后，点击"OK"，如果需要，可以点击"Edit Drawing"返回结构编辑器，或点击"Remove"删除查询结构。点击放大镜按钮即可查找包括该结构或亚结构的文献。

除了单独选择上述三种检索方式的一种进行文献检索外，也可以选择其中的两种或者三种方式同时进行限定，使检索结果更为精确。

4）CAS 词典检索 通过选择 CA 概念词（Concepts）、物质种类以及分类词，以实现精准文献检索。CAS 词典中的词是文献中标引的 CA 概念词或物质名称（只有在没有与检索词相同的概念词时，才会对物质进行匹配）。

输入检索词后，会出现自动提示词条，词条按照与检索词/词组相近的程度进行排列，此外，还会显示检索词的上位词（Broader Terms）、下位词（Narrower Terms）以及相关词（Related Terms），对这些词勾选之后，点击"Add Term（s）"按钮将对其进行文献检索，可同时检索多个概念词（最多可添加 1000 个概念词），并限定不同概念词的布尔逻辑关系，如图 4-5 所示。

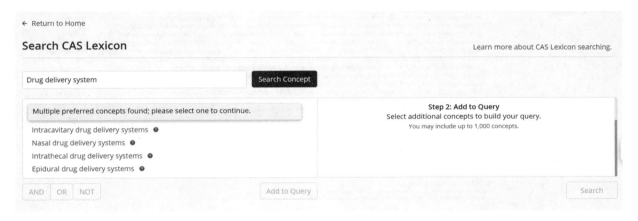

图 4-5 SciFinderⁿ文献检索的 CAS 词典检索界面

（2）结果筛选 SciFinderⁿ与很多检索系统的设计理念不同，SciFinderⁿ提倡检索者从广域的概念开始检索，获得大量相关的信息，然后利用其提供的筛选功能（Filter Behavior）来保证检索结果的准确与精炼。

如图 4-6 所示，其中 Filter by 是显示与筛选选项匹配的结果；Exclude 是排除与筛选选项匹配的结果。

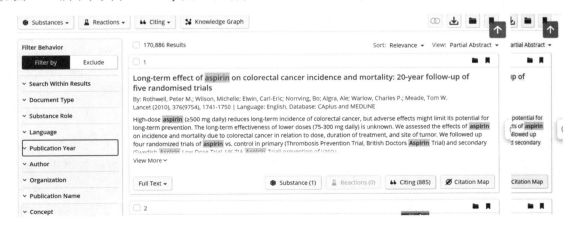

图 4-6 SciFinderⁿ文献检索结果筛选界面

可以按照文献类型（Document Type）、物质角色（Substance Role）、语言（Language）、出版年（Publication Year）、作者（Author）、机构（Organization）、出版物名称（Publication Name）、概念词（Concept）、CA 小类号（CA Section）、制剂或配方用途（Formulation Purpose）以及来源数据库（Database）等对文献检索结果进行筛选。

另外，可通过选择"Search Within Results"，输入不超过三个检索词对检索结果进行二次检索。

在文献检索结果界面，点击任意一篇文献的标题，可进入文献详细信息界面，如图 4-7 所示，包括文献的标题、作者、摘要和关键词等基本信息，点击左侧"Concepts"会显示文献中标引的概念词，"Substances"显示文献中提到的化学物质，"Cited Documents"显示这篇文章的参考文献。此外，在标题的下边会有物质、反应以及施引文献的数量，点击图标会链接到相应内容，点击"Citation Map"会显示文献引证关系图，如图 4-8 所示。

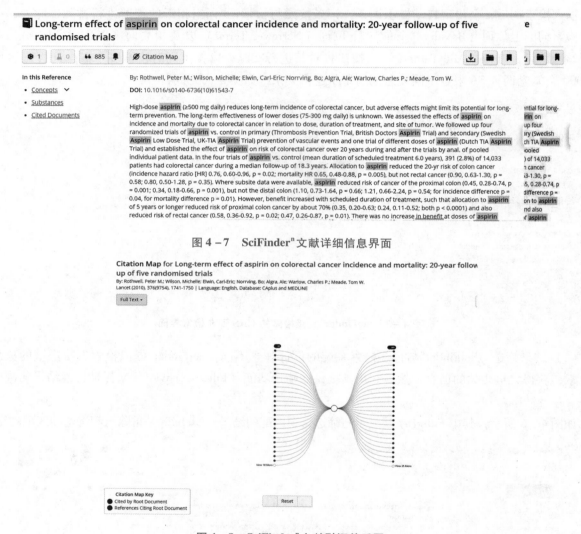

图 4-7　SciFinder^{n}文献详细信息界面

图 4-8　SciFinder^{n}文献引证关系图

3. 物质检索

（1）检索方法　在 SciFinder^n 中，可通过基本检索、高级检索以及结构检索检索物质，如图 4-9 所示。

1）基本检索　在基本检索框中，可以输入物质标识符和文献标识符两类信息进行物质检索。①物质标识符：既可以是物质的名称（Substance Name），也可以是物质登记号（CAS Registry Number），输

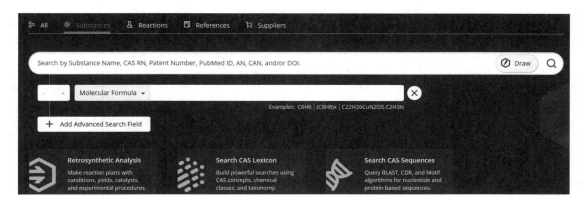

图 4 - 9　SciFinderⁿ物质检索界面

入登记号时需带连字符一起输入。②文献标识符：可以是 Caplus 收录号（Accession Number）、PubMed ID 号（PubMed ID Number）、数字对象唯一标识符（DOI）以及专利号。

2）高级检索　在高级检索中，可以对不同的字段进行限定，并运用布尔算符（AND/OR/NOT）对两个及以上的字段进行逻辑组配，多个字段之间的逻辑运算顺序按 OR/AND/NOT 执行。

如图 4 - 10 所示，物质检索的高级检索中可检字段主要有以下几种。①分子式（Molecular Formula）：分子式输入规则为：单字母元素不区分大小写，双字母元素首字母大写，第二字母小写，数字不用下标；含碳化合物，C 排第一位，H 排第二位，其他元素符号按照首字母顺序进行排列，不含碳化合物，按照元素符号的首字母顺序进行排列；多组分物质，各组分以"·"相连，如 C4 H11 N O3·C2 H4 O；输入盐类，可分为酸碱组分以"·"相连；聚合物则输入单体组成以括号加 X，如（C8H8·C4H6）X。②CAS 登记号（CAS Registry Number）：既可以限定物质的登记号，也可以限定组分的登记号。③化学标识符（Chemical Identifier）：可以是物质的化学名称或国际化合物标识。④文献识别符（Document Identifier）：包括 CODEN，ISBN，ISSN，CAN，和 AN 等。⑤专利标识符（Patent Identifier）：包括专利号或专利申请号。⑥实验谱图（Experimental Spectra）：包括 Proton NMR、Carbon - 13 NMR、Nitrogen - 15 NMR、Fluorine - 19 NMR 和 Phosphorous - 31 NMR，检索结果包括 ±0.2ppm 偏差。⑦其他：包括生物学性质、化学性质、密度、结构相关特性等。

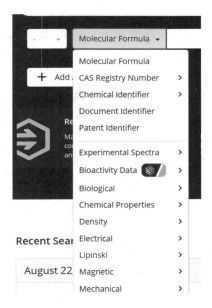

图 4 - 10　SciFinderⁿ物质检索的高级检索的可检字段

3）结构检索　如图 4 - 11 所示，点击"Draw"打开结构编辑器。SciFinderⁿ的结构编辑器有两种（CAS Draw 和 ChemDoodle），可以从左上角的菜单中选择自己喜好的结构编辑器，可以绘制新结构（Draw A New Structure）或导入现有文件（Import An Existing File），绘制完查询结构后，点击"OK"，如果需要，可以点击"Edit Drawing"返回至结构编辑器，或点击"Remove"删除查询结构。点击放大镜按钮即可查找包括该结构或亚结构的物质。

除了单独选择上述三种检索方式的一种进行物质检索外，也可以选择两种或者三种方式同时进行限定，使检索结果更为精确。

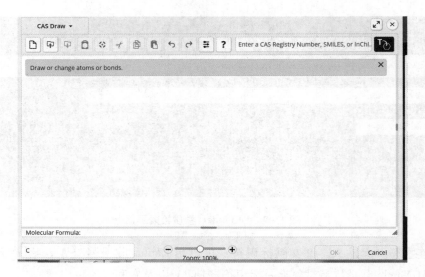

图 4 – 11　SciFinderⁿ物质检索的结构检索界面

（2）结果筛选　图 4 – 12 为物质检索结果界面，可通过结构匹配精确度和过滤两种方式对物质进行筛选。

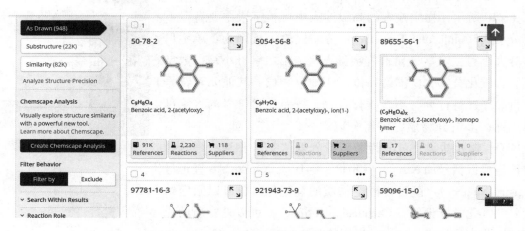

图 4 – 12　SciFinderⁿ 物质检索结果界面

1）通过结构匹配精确度（Structure Match）来筛选物质　用结构检索检索物质时，会自动同时获得 As Drawn、Substructure 和 Similarity 三种不同结构匹配精准度的结果。①As Drawn：与被检索结构完全匹配，且包括以下种类的物质：立体异构体、互变异构体、两性离子、带电化合物、混合物和盐、自由基或自由基离子、同位素、配位化合物、均聚物等。②Substructure：被检索结构为其结构的一部分，即亚结构检索。除非特别定义（如原子锁定），否则亚结构上所有开放的原子位点都允许出现取代。可以应用亚结构检索功能来缩小或扩大亚结构的检索范围。③Similarity：获取与被检索结构相似的物质。根据查询结构计算相似度分值。具有较高相似度分值的物质与被检索结构更相似。可以通过 Similarity 筛选选项中的相似分值范围来筛选物质结果。

2）通过过滤功能（Filter Behavior）筛选物质结果　对于物质检索结果，也可以通过 Filter by（显示与筛选选项匹配的结果）和 Exclude（排除与筛选选项匹配的结果）进行筛选。

可以按照相似度（Similarity）、物质在反应中的角色（Reaction Role）、文献中研究角色（Reference Roles）、商业来源可得性（Commercial Availability）、组合物数量（Number of Components）、分子量（Molecular Weight）、物质种类（Substance Class）、实验谱图（Experimental Spectrum）等对物质进行

筛选。

　　另外，可通过选择"Search Within Results"，绘制不超过三个结构对检索结果进行二次检索。

　　在物质检索结果界面，点击任意物质的登记号，可进入物质详细信息界面，如图4-13所示，可显示化学物质的登记号、物质的结构、分子式、物质的性质、药理作用、毒性等信息。在登记号下边会有文献、反应以及供应商的链接。即可链接到关于该物质的文献、物质参与的化学反应以及该物质的供应商信息。

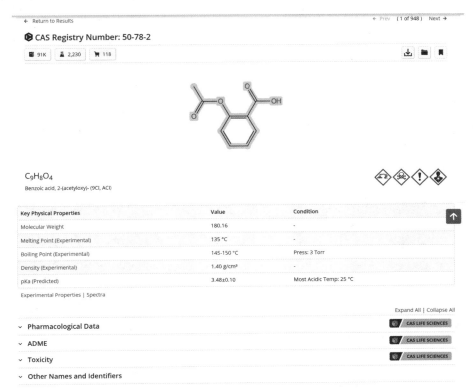

图4-13　SciFinder"物质详细信息界面

4. 反应检索

（1）检索方法　在SciFinder"中，可通过基本检索和结构检索检索反应，如图4-14所示。

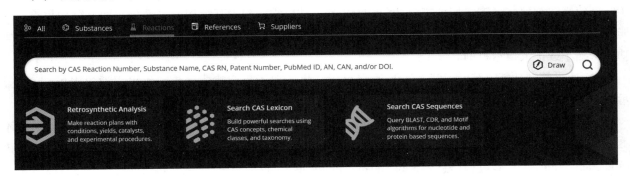

图4-14　SciFinder"反应检索界面

　　1）基本检索　在基本检索框中，可以输入物质标识符、文献标识符以及反应编号进行反应检索。①物质标识符：既可以是物质的名称（Substance Name），也可以是物质登记号（CAS Registry Number），输入登记号时需带连字符一起输入。②文献标识符：可以是Caplus收录号（Accession Number）、

PubMed ID 号（PubMed ID Number）、数字对象唯一标识符（DOI）以及专利号。③反应编号：可按反应编号检索到该反应。

2）结构检索　点击"Draw"打开结构编辑器。SciFinder"的结构编辑器有两种（CAS Draw 和 Chem-Doodle），可以从左上角的菜单中选择自己喜好的结构编辑器，可以绘制新结构（Draw A New Structure）或导入现有文件（Import An Existing File），绘制完查询结构后，点击"OK"，检索得到的反应中的底物、试剂或产物与绘制的查询结构一致或是其亚结构。如果需要，可以点击"Edit Drawing"返回至结构编辑器，或点击"Remove"删除查询结构。

除了单独选择上述两种检索方式的一种进行反应检索外，也可以对两种检索方式同时进行限定，使检索结果更为精确。

（2）结果筛选　图 4 – 15 为反应检索结果界面，可通过结构匹配精确度和过滤两种方式对反应进行筛选。

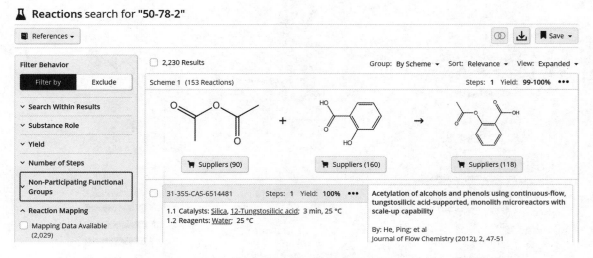

图 4 – 15　SciFinder" 反应检索结果界面

1）通过结构匹配精确度（Structure Match）筛选反应　用结构检索反应时，会自动同时获得 As Drawn 和 Substructure 两种不同结构匹配精准度的结果。①As Drawn：与被检索结构完全匹配，且包括以下种类的物质：立体异构体、互变异构体、两性离子、带电化合物、混合物和盐、自由基或自由基离子、同位素、配位化合物、均聚物。②Substructure：被检索结构为其结构的一部分，即亚结构检索。除非特别定义（如原子锁定），否则亚结构上所有开放的原子位点都允许出现取代。可以应用亚结构检索功能来缩小或扩大检索范围。

2）通过筛选功能（Filter Behavior）筛选反应结果　对于反应检索结果，也可以通过 Filter by（显示与筛选选项匹配的结果）和 Exclude（排除与筛选选项匹配的结果）进行筛选。

可以按照物质在反应中的角色（Substance Role）、产率（Yield）、Number of Steps（反应步数）、不参加反应的官能团（Non – Participating Functional Groups）、反应匹配度（Reaction Mapping）、反应规模（Reaction Scale）、实验过程信息（Experimental Protocols）、反应类型（Reaction Type）、立体化学（Stereochemistry）、试剂（Reagent）、催化剂（Catalyst）、溶剂（Solvent）、商业来源可得性（Commercial Availability）和反应注释（Reaction Notes）对反应进行筛选。

另外，可通过选择"Search Within Results"，绘制不超过三个结构对检索结果进行二次检索。

在反应检索结果界面，点击反应编号，可进入反应详细信息界面，如图 4 – 16 所示。包括反应的过程、反应的步骤、产率以及报道该反应的文献的信息。

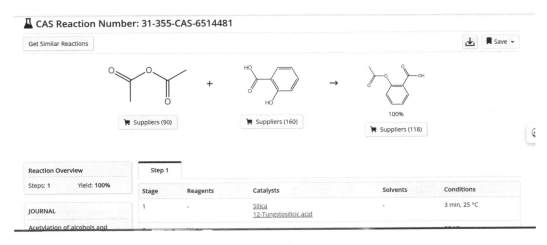

图 4 - 16　SciFinder^n 反应详细信息界面

5. 供应商检索

（1）检索方法　图 4 - 17 为供应商检索界面，可按物质标识符和（或）物质结构查找该物质的供应商信息。

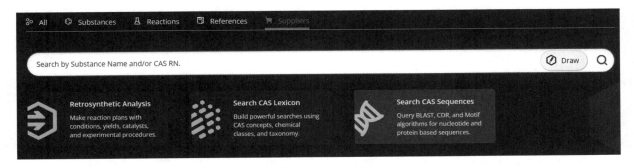

图 4 - 17　SciFinder^n 供应商检索界面

1）物质标识符检索　物质标识符可以是物质名称和（或）CAS 登记号。输入的信息必须与物质识别符完全匹配。CAS SciFinder^n 不支持匹配部分名称或 CAS 登记号。可以同时输入多个 CAS 登记号，登记号间用空格隔开。输入物质名称时，会出现自动提示，可以从提示词列表中选择，也可以直接输入。点击放大镜按钮提交即可进行检索。

2）结构检索　按物质化学结构查找供应商，首先需绘制或上传要检索的结构。点击"Draw"按钮，打开结构编辑器。从左上角的菜单中选择结构编辑器 CAS Draw 或 ChemDoodle 导入结构或绘制结构均可，输入化学结构后，单击"OK"按钮，开始检索符合该结构的物质供应商。如需要修改查询结构，则可以点击"Edit Drawing"返回结构编辑器，或点击"Remove"删除该查询结构。点击放大镜按钮以提交检索。

（2）结果筛选　图 4 - 18 为供应商检索结果界面，利用系统提供的"Filter Behavior"，可对供应商检索结果进行筛选。

其中，Filter by 是显示与筛选选项匹配的结果；Exclude 是排除与筛选选项匹配的结果。

可按照优选的供应商（Preferred Suppliers）、供应商名称（Supplier）、物质纯度（Purity）、数量（Quantity）、船运时间（Ships Within）、存储状态（Stock Status）、可订购的供应商（Order From Supplier）、国家/地区（Country/Region）对供应商结果进行筛选。

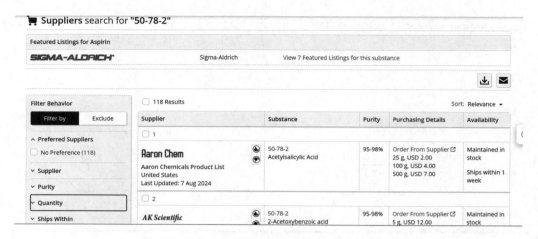

图 4 - 18　SciFinder"供应商检索结果界面

点击目录名称，进入供应详细信息界面，如图 4 - 19 所示。包括供应商信息（网址、电话、Email）、物质信息（CAS 标准名称以及登记号）、供应信息（供应物质名称、纯度、价格、存储状态等）。点击下边的"Order From Supplier"按提示即可完成物质的订购。

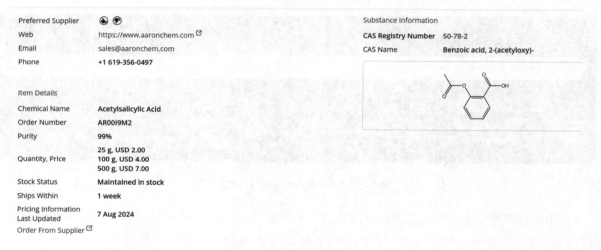

图 4 - 19　SciFinder"物质供应详细信息界面

6. 生物序列检索

（1）检索方法　点击主界面的"Search CAS Sequences"图标，进入生物序列检索界面，如图 4 - 20 所示，可按 BLAST（Basic Local Alignment Search Tool）、CDR（Complementarity - Determining Region）和 Motif 三种方法检索生物序列。

1）BLAST　使用一组局部比对算法（BLASTn、MegaBlast、BLASTp、tBLASTn、BLASTx）检索蛋白质和核苷酸序列。

2）CDR　检索抗体和 t - 细胞受体。

3）Motif　检索含有可变氨基酸或核苷酸的 DNA、RNA 或蛋白质中的短序列。

首先直接输入或复制粘贴蛋白质/核苷酸序列，或上传序列文件，单一序列文件为 .txt 格式，多条序列文件为 fasta 格式，最多可以导入 100 条序列；之后选择序列类型"Sequence Type"，并可勾选"Include NCBI Sequences"复选框，设定检索结果中包含 NCBI 数据库中的序列；同时可通过"Total Sequence Result Limit"限定检索结果数量，结果数量的选择范围为 10～20000，默认数量为 100；点击

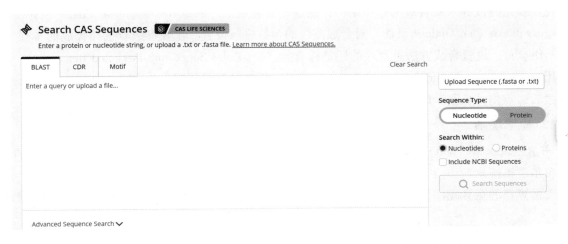

图 4－20　SciFinderⁿ 生物序列检索界面

"Advanced Sequence Search"，可对参数进行设置，最后点击 "Start Biosequence Search" 开始序列检索。

（2）结果筛选　可通过以下任意参数组合对生物序列检索结果进行筛选。

1）期望值（E-值）　随机情况下，期望的匹配数。E-值降低，匹配分值升高，因此选择较低的 E-值范围会显示匹配更严格的结果。

2）查询序列与目标序列匹配百分比（Query Coverage %）　查询序列与目标序列匹配的最小百分比。如果目标序列中必须包含整段查询序列，那么选择 Query Coverage 100%。

3）目标序列与查询序列匹配百分比（Subject Coverage %）　目标序列与查询序列匹配的最小百分比。如果整段目标序列必须被包含在查询序列中，那么选择 Subject Coverage 100%。

4）匹配度（Alignment Identity %）　查询序列和目标序列之间的匹配百分比。

5）有机体（Organisms）　NCBI 序列结果的相关生物有机体名称。

6）序列长度（Sequence Length）　目标序列长度范围。

7）CDR 数量（CDR Segments）　目标序列中包含的查询 CDR 数量（仅用于 CDR 检索）。

7. 逆合成路线设计　在主界面，点击下方的 "Retrosynthetic Analysis" 创建逆合成反应设计路线，如图 4-21 所示。

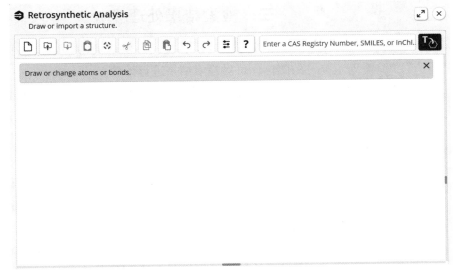

图 4－21　SciFinderⁿ逆合成路线设计检索界面

首先需要绘制或导入要合成的物质结构，绘制完成后点击"Start Retrosynthesis Plan"按钮。之后在左侧 Retrosynthesis Plan Options 页面，对合成路线的参数进行设置。主要参数有选择合成的步骤（Select Synthetic Depth）、设置合成方法是常规的还是稀有的（Set Rules Supporting Predicted Reactions）、设置物质的费用（Set Starting Materials Cost Limit）、设置对化学键的保护情况（Break and Protect Bonds）。参数设置好之后，点击"Create Retrosynthesis Plan"即可完成逆合成路线的设计。

（二）检索规则

1. 布尔逻辑检索　SciFinder[n]支持布尔逻辑与、或、非检索，检索者可根据需求选择不同的逻辑关系进行布尔逻辑检索。

逻辑运算符的运算顺序为 OR > AND > NOT，如果想改变顺序可以加括号（），括号内的算符优先运算。

2. 截词检索　可以使用 * 和? 作为通配符，其中 * 代表 0 或多个字符，? 代表 0 或 1 个字符。

通配符使用注意事项如下。

（1）通配符可以用于检索词的词中或词尾，但不能用于词首。用于词首的通配符在检索中会被忽略。

（2）引号中的通配符会被忽略。

（3）1 个检索词中只能使用 1 个通配符（ * 或?）。具有两个或多个非连续通配符或不同类型的连续通配符的检索词，通配符不起作用。在一个检索词中，相同类型（ * 或?）的连续通配符被视为一个。

（4）检索词中必须至少有 3 个非通配符的字符，如果一个词中的非通配符字符少于 3 个，则将按字面检索出带有通配符的 1 个或 2 个字符的结果。

（5）一个检索式中不可使用超过 5 个应用通配符的词。

3. 词组（短语）检索　将检索词置于双引号（""）中可进行精确短语检索，在检索结果中，检索词以其在引号中词序呈现，且检索词之间不可插入其他词（不区分大小写）。

检索结果可匹配检索词的复数拼写，但不包括英美不同拼写及其同义词。

当检索两个连续的带有引号的检索词或短语时，默认两个引号中的检索词或短语的逻辑运算关系为 AND。

4. 特殊字符的检索　如检索式中有希腊字母，直接输入字母或其等同表达形式均可。如希腊字母 α，即可以直接输入 α，也可以输入 alpha 或 .alpha.。

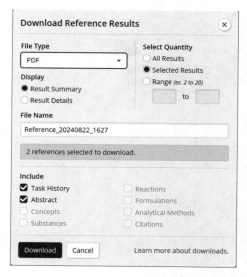

图 4-22　SciFinder[n] 下载检索结果界面

三、检索结果处理

在文献、物质、反应、供应商等检索结果页面，选择相应的图标，可对检索结果进行处理。

（1）下载检索结果　在检索结果页面，点击"下载"图标可以下载所有或者选中的检索结果，同时可对下载文件的类型（PDF，RTF，Excel，xlsx 等）和下载记录的数量（All Results，Selected Results，Range）进行选择，如图 4-22 所示。

（2）邮件分享检索结果　点击检索结果的保存选项"Save Options"图标，并选择"Share Results"，即可通过电子邮件与同事分享检索结果。如果未明确选择任何结果，则默认分享整个结果集。收到电子邮件的同事需要登录 CAS SciFinder 才能查看分享的结果集。如图 4-23 所示。

（3）保存检索结果　点击检索结果的保存选项"Save

Options"图标，选择"Save and Alert"，可保存检索结果，保存的同时可以对检索结果加标签，可新建标签亦可使用已有标签。如图 4 – 24 所示。另外，在保存检索结果时，点击"Alerts"切换按钮，可设置检索提醒，可对提醒的频率以及接收提醒的邮箱进行设置。使用保存命令，保存的结果将显示在"Your Saved Items"页面上，包含设定的提醒和标签。

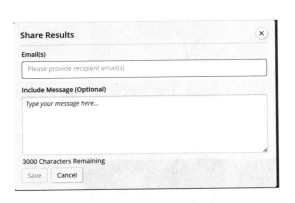

图 4 – 23　SciFinderⁿ 邮件分享检索结果界面　　　　图 4 – 24　SciFinderⁿ 保存检索结果界面

第二节　PubMed 📱 微课1

PPT

一、概述

PubMed 是美国国立医学图书馆（NLM）下属的国家生物技术信息中心（NCBI）开发的、基于 WWW 的生物医学文献检索系统。从 1997 年 6 月起，PubMed 在网上免费向全世界的用户开放。它具有界面友好、检索途径多、功能齐全、链接点多、更新周期短、部分文章可在网上直接获得全文等特点，并且由于 NCBI 与多家出版商达成协议，出版商在期刊出版之前或在期刊出版的同时，将期刊论文题录提供给 PubMed，通过部分文献的链接可到达出版商的网站，从而获取相应期刊的全文，因而深受用户欢迎，是世界上使用最广泛的免费生物医学文献检索系统。

PubMed 收录的文献包括生物医学及健康领域的多个学科，通过网络途径免费提供包括 80 多个国家和地区的 5200 余种生物医学期刊及部分在线图书的摘要信息，并提供部分免费和付费的全文链接服务。

PubMed 收录的期刊论文主要来源于以下三个部分：MEDLINE、In Process Citations 和 Publisher – Supplied Citations。

1. MEDLINE　是 NLM 最早的数据库，内容涉及医学、护理学、牙科学、兽医学、卫生保健和基础医学等。目前，收录 1940 年以来世界上 80 多个国家和地区的 5200 余种生物医学期刊。累计收录的文献 3700 多万余条，每条记录均按照医学主题词表（MeSH）进行了 MeSH 主题词（MeSH Terms）的标引加工处理，记录均带有［PubMed – indexed for MEDLINE］标记，而且每条记录均有唯一的 PMID（PubMed Unique Identifier）号，内容每周更新一次。

2. In Process Citations　是临时性医学文献数据库，该数据库从 1998 年 6 月起新增，每天收录由 MEDLINE 期刊出版商提供的尚未经过规范化处理的数据，这些数据经过标引（增加 MeSH 词、出版类型等）后进入 MEDLINE，同时从 In Process Citations 中删去。这些记录带有［PubMed – in process］标记。

3. Publisher – Supplied Citations 是由出版商提供的文献信息，标有［PubMed – as supplied by publisher］。这些记录每天都在不停地向 In Process Citations 中传送，加入 In Process Citations 后，原有的标记将改为［PubMed – in process］，之后经过 MeSH 标引之后进入 MEDLINE，标记为［PubMed – indexed for MEDLINE］。此外，由于被 PubMed 收录的期刊所涉及学科范围较广，有些文献已超出 MEDLINE 的收录范围（如地壳运动、火山爆发等），从而不能进入 MEDLINE，但仍然存在于 PubMed 中，其标记为［PubMed］。另外，出版商也会将在编的期刊提供给 PubMed，这部分记录记有［Epub ahead of print］。

二、检索功能

（一）检索途径

PubMed 的检索途径包括基本检索、MeSH 检索以及高级检索等。

1. 基本检索 如图 4 – 25 所示，为基本检索窗口，在检索式输入框中输入检索词，单击［search］按钮或按回车键，PubMed 将会自动开始检索，在基本检索中可以进行主题检索、作者检索、期刊检索、短语检索、布尔逻辑检索及截词检索。

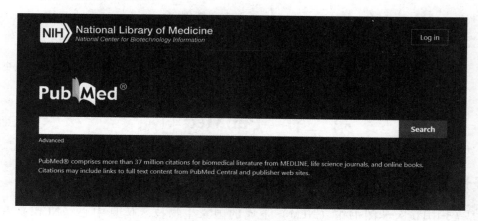

图 4 – 25　PubMed 基本检索界面

（1）基本检索的自动词语匹配　在基本检索框中，输入一个或多个检索词，PubMed 对于输入检索框中的任何检索词，将按照 MeSH 转换表（MeSH Translation Table）、刊名转换表（Journal Translation Table）、作者全称转换表（Full Author translation table）、项目调研者或合作者全称表［Full Investigator（Collaborator）translation table］、作者索引表（Author Index）以及项目调研者或合作者索引表［Investigator（Collaborator）Index］的顺序进行自动转换，然后进行检索。

1）MeSH 转换表　包括 MeSH 词、副主题词等。如果系统在该表中发现了与检索词相匹配的词，就会自动将其转换为相应的 MeSH 词和 Text Word 词进行检索。

例如：键入 "vitamin c"，系统将其转换成"ascorbic acid"［MeSH Terms］OR（"ascorbic"［All Fields］AND "acid"［All Fields］）OR "ascorbic acid"［All Fields］OR "vitamin c"［All Fields］后进行检索。

2）刊名转换表　包括刊名全称、MEDLINE 中的缩写和 ISSN 号，该转换表能把键入的刊名全称转换为 MEDLINE 中的缩写之后进行检索。

例如：在检索提问框中键入："American Journal of Pharmaceutical Education"，PubMed 将其转换为 "Am J Pharm Educ"［Journal］OR "american journal of pharmaceutical education"［All Fields］后进行检索。

3）作者全称转换表　收录 2002 年以前作者的全称，可以是作者全称的自然顺序或者是倒置的顺序。

4）项目调研者或合作者全称表　如果键入的词语未在上述各表中找到相匹配的词，而且键入的词不是单个词，将查询项目调研者或合作者全称表，可以按名称的正常顺序或者是倒置的顺序转换。

5）作者索引表　如果在上述的表中均未找到匹配词，又不是作者或调研者名称的全称，也不是单个词，系统就查找作者索引表。

6）项目调研者或合作者索引表　如果在以上各表中均未找到匹配词，系统将查找项目调研者或合作者索引表。

如果按照以上 6 个转换表仍然找不到匹配词，PubMed 就会把该词组断开后再重复上述自动词汇转换过程，直到找到与键入的词语相匹配词语为止。若仍然没有匹配词，单个词会被连在一起（用 AND）在全部字段中检索。

（2）主题检索　在检索式输入框中输入表达课题主题内容的单词或词组，即可进行主题检索。

如欲检索"阿司匹林药理学方面的文献"，可输入"aspirin pharmacology"，点击［Search］即可。

（3）作者检索　在检索框内输入作者姓名，格式为：姓 + 空格 + 名缩写（不用标点），系统会自动在作者字段内进行检索。

如欲检索 smith ab 发表的文献，在检索式输入框直接输入 smith ab，点击［Search］即可。

（4）期刊检索　在基本检索中可进行期刊检索，其输入形式有三种：期刊的全称、MEDLINE 中的期刊标准缩写或键入期刊的 ISSN（国际标准出版物代码）。

如欲检索"American Journal of Pharmaceutical Education"上的文献，可直接输入"American Journal of Pharmaceutical Education"或"Am J Pharm Educ"或"0002 - 9459"均可完成检索。

2. MeSH 检索

（1）MeSH Database　MeSH 是 Medical Subject Headings 的缩略词，即医学主题词，是用规范化的医学术语来描述生物医学概念，MeSH Database 是 NLM 用于标引、编目和检索生物医学文献的英文受控词表系统。美国国立卫生研究院（National Institutes of Health，NIH）的工作人员按 MeSH 词表规定，浏览生物医学期刊全文后标引出每篇文献中的 MeSH 主题词，用 MeSH 检索可以提高查全率和查准率。

MeSH Database 主要收录了主题词、副主题词、补充概念和款目词四种类型。

1）主题词　是用于描述事物或内容的规范化词汇，包括生物医学文献中能表达与医学科学相关的概念并具有检索意义的常用词汇。主题词具有单一性，原则上一个语词只表达一个概念，一个概念只用一个语词表达。如关于癌症肿瘤比较常用的词有 neoplasms、cancer、carcinoma 等，但 MeSH 只选择了 neoplasms 作为主题词。因此，关于癌症方面的文献，无论文章中使用的是哪个词，标引和检索时使用的主题词只能是 neoplasms，有利于提高文献的查全率。

2）副主题词　是对主题词进行限定的词汇，本身无独立的检索意义，通常用"/"与主题词一起使用，在不增加主题词数量的前提下使表达的文献内容更为确切，提高了查准率。目前使用的副主题词共有 76 个，不是每个主题词均能和所有的副主题词进行组配。

3）补充概念　又称补充化学物质名称，用于标引 MEDLINE 中出现的化学物质和毒品等，并在 PubMed 中可用化学物质名称字段［NM］进行检索的概念。

4）款目词　是主题词的同义词或相关词。可将自由词引见至主题词。款目词是丰富和增强词表功能的一种方式。

（2）MeSH 检索方法　在 PubMed 的主页点击［MeSH Database］链接，如图 4 - 26 所示，即可进入 MeSH 检索界面，在检索式输入框输入检索词，点击［Search］即可进行 MeSH 检索。

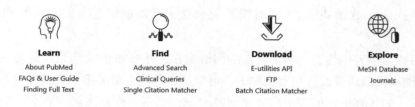

图 4-26 PubMed MeSH 检索入口

如欲检索肺炎的药物治疗可按如下顺序操作。

1）在输入框中输入 pneumonia，点击〔Search〕，出现如图 4-27 所示界面，共有 41 个与 pneumonia 相关的主题词，选择第一个，即 pneumonia 主题词，点击单词的链接。

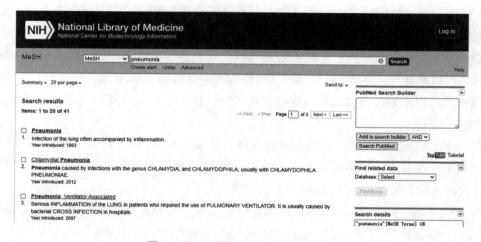

图 4-27 PubMed MeSH 检索界面

2）点击单词的链接后，出现如图 4-28 所示的窗口。在主题词 pneumonia 下面出现可以与该主题词组配的副主题词，本例中欲检索关于肺炎的药物治疗，因此副主题词选择 "drug therapy"，另外，在副主题词下方有两个复选框：① "Restrict to MeSH Major Topic."，意为限定为主要主题词，如勾选将提高检索结果的查准率；② "Do not include MeSH terms found below this term in the MeSH hierarchy."，意为不进行下位词的扩展，即不检索该词的下位概念词，检索者可根据需要进行选择。此外，在下面还会显示检索词的同义词及相关词，但这些均为非 MeSH 词，在界面的最下方为该检索词的树状结构图。

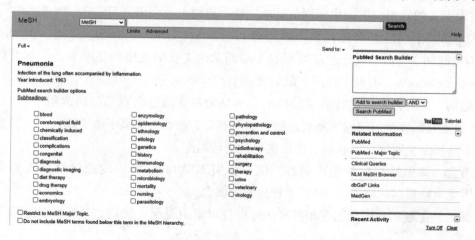

图 4-28 PubMed 副主题词选择界面

3）点击［Add to Search Builder］按钮，可将检索式填加到检索框中，之后点击"Search PubMed"执行检索。

3. 高级检索　从 2009 年开始，PubMed 增加了高级检索（Advanced Search），点击基本检索框下面的［Advanced］按钮，即进入高级检索界面，如图 4 - 29 所示。

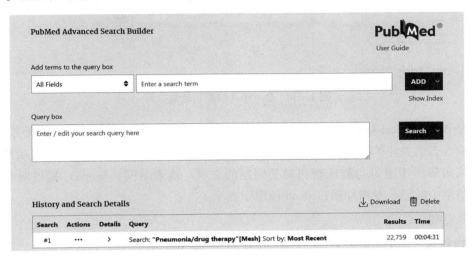

图 4 - 29　PubMed 高级检索界面

PubMed 高级检索将检索式构建器（Add terms to the query box）、输入显示框（Query box）和检索历史（History and Search Details）整合到一个界面，方便检索者一站式完成复杂课题的检索。

（1）检索式构建器　检索者可先在左侧的下拉列表中对主题词、标题、作者、刊名等 42 个字段进行选择（默认为全字段 All Fields），并且对于每个字段 PubMed 均提供了索引表进行浏览（Show Index）。用户需要逐个检索条件选择检索字段后输入检索词，然后再根据需要选择逻辑运算符 AND、OR、NOT 对多个检索条件进行组配。

（2）输入显示框　对于熟悉 PubMed 检索方法和技巧的专业用户，为了提高检索效率，可直接在输入显示框中进行人工编辑检索式。之后点击下方的［Search］按钮即可进行检索。

（3）检索历史　对检索记录进行保存形成检索历史，检索历史主要用于查看检索序号（Search）、检索结果操作（Action）、检索词转换（Detail）、检索式（Query）、检索结果数量（Results）以及检索时间（Time）等。

4. 其他检索方法

（1）期刊检索（Journals in NCBI Databases）　点击主页的［Journals］，进入期刊检索界面，如图 4 - 30 所示。在检索框中输入期刊所属学科、全称、刊名缩写或 ISSN，甚至刊名中的一部分，便可查找到特定期刊的全称及出版情况。并可以浏览这些期刊，还可了解录入这些期刊的电子出版商网址等信息。

（2）单篇引文匹配器（Single Citation Matcher）　是用于查找某一篇文献的准确信息。在 PubMed 主页点击［Single Citation Matcher］即可进入检索界面，可通过文献的出处（刊名、出版日期、卷、期、页）、作者姓名、篇名中的信息等进行检索。

（3）多篇引文匹配器（Batch Citation Matcher）　点击 PubMed 主页的［Batch Citation Matcher］，即进入多篇引文匹配器的检索界面，允许一次输入多个检索条件，获得多篇匹配文献，但是输入内容必须遵循规定的格式，其中刊名和著作必须是 MEDLINE 标准缩写形式，点击［Search］，检索结果便会在几分钟后发送至邮箱。

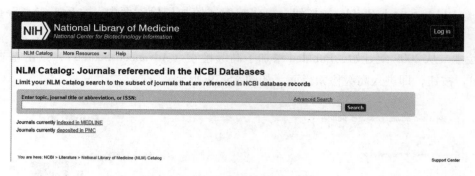

图 4 – 30 PubMed 的期刊检索界面

（4）临床查询（Clinical Queries） 这是专为临床医生设计的循证医学文献检索服务，用户可以直接在检索框中输入自己关注的临床问题或疾病名称。过滤器（Filter）用于查找某一疾病的诊断、治疗、病因、预后和临床预测指南等与临床密切相关问题的文献。检索范围（Scope）提供两个选择：narrow 侧重于查准，结果中的记录专指性强；broad 侧重于查全。

（二）检索规则

1. 布尔逻辑检索 在 PubMed 中，分别用 AND、OR 和 NOT 来代表布尔逻辑的与、或以及非关系。如可输入"aspirin AND pharmacology"进行检索。布尔逻辑运算符一定要大写，运算顺序是从左至右，如想改变顺序，需加括号。

2. 截词检索 PubMed 用星号（*）代表无限截词，它可代表多个字符，将"*"加在检索词后表示对所有以该词开头的词进行检索，如输入"pharm*"，可以检出含有 pharmacology，pharmacy，pharmaceutical 等词的文献。使用截词功能时，自动词语匹配功能也将自动关闭。

3. 字段限定检索 PubMed 共有 80 多个字段，大部分为可检字段，少数为非可检字段，常见字段见表 4 – 1。检索格式：检索词［字段标识符］。

表 4 –1 PubMed 的主要字段

字段标识符	全称	注释
AD	Affiliation	首作者机构名称及地址
TI	Title	文章标题
TIAB	Title/Abstract	文章标题/摘要
AU	Author	作者
1AU	First Author Name	第一作者
LASTAU	Last Author Name	最后作者
TA	Journal	期刊刊名
VI	Volume	期刊卷号
IP	Issue	期刊期号
IS	ISSN	国际标准连续出版物号
MH	MeSH Terms	主题词
MAJR	MeSH Major Topic	主要主题词
SH	MeSH Subheading	副主题词
PA	Pharmacological Action	药理作用
TW	Text Words	文本词，来自标题、摘要、主题词等中的词
LA	Language	语言

续表

字段标识符	全称	注释
PT	Publication Type	出版类型
PMID	PubMed Unique Identifier	PubMed 文献唯一标识码
RN	EC/RN Number	酶命名号或化学物质登记号

4. 短语检索　在 PubMed 中，如欲检索某个短语的文献，不希望进行自动词语转换，有三种形式：第一种是在检索词后使用字段限定符［　］，如 metal organic framework［ti］，常用的 PubMed 字段标识符及含义见表 4-1；第二种是使用半角的双引号，如"stem cell"；第三种是使用连字符连接检索词，如输入 heart-attack。PubMed 系统均会将其作为一个不可分割的短语在数据库的全部字段中进行检索。进行强制短语检索时，PubMed 将不执行自动词语匹配。

三、检索结果处理

PubMed 检索结果显示界面，如图 4-31 所示，共分三个区域。

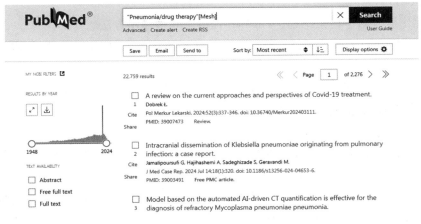

图 4-31　PubMed 检索结果界面

1. 限定区　显示界面的最左侧为检索结果的限定区，可进行以下各方面的限定。

（1）文本可得性（Text availability）　有三个选项，即可获得摘要、全文以及免费全文，检索者可根据实际情况进行选择。

（2）文献类型（Article types）　可限定临床试验、综述、会议、Meta 分析、随机对照试验、系统评价等文献类型。

（3）出版日期（Publication date）　可选择 1 年内、5 年内、10 年内或某一时间段内的文献。

（4）研究对象（Species）　可限定为人类、动物。

（5）语言（Languages）　可对文献的语种进行选择。

（6）性别（Sex）　对研究对象的性别进行选择，可限定为男性（雄性）或女性（雌性）。

（7）年龄组（Age）　年龄组限定，可对研究对象的年龄进行限定。

（8）其他（Other）　包括排除预印本和 MEDLINE 两个选项。

2. 记录显示区　右上角区域为记录显示区，检索者可通过检索结果界面右上方的"Display opptions"设置记录的格式、每一页显示的数量，通过"Sort by"设置排序规则。

（1）显示格式（Format）

1）Summary 格式　该格式包括文献的篇名、著者、刊名、出版年、卷期页码、PMID 号、记录状态、相关文献的链接等，如为免费全文，则提供 Free Article 链接。

2）Abstract 格式　除包括 Summary 格式的内容外，还包括作者机构和地址、摘要、关键词、主题词、人名主题、物质名称等。

3）PubMed 格式　采用 MEDLINE 光盘数据库的著录格式，以英文字母为字段标识符显示整条记录，主要用于导入如 EndNote、Reference Manager 和 Note Express 等参考文献管理软件。

4）PMID 格式　仅显示每条记录的 PMID 号。

（2）每页显示的数量（Per page）　可设置为 10、20、50、100、200，检索者可根据实际情况进行选择。

（3）排序规则（Sort by）

1）Best Match　按相关度排序。

2）Most Recent　按入库时间排序。

3）Publication Date　按出版时间排序。

4）First Author　按首作者排序。

5）Journal　按期刊名称排序。

3. 检索结果输出区　对于检索结果，PubMed 提供了 6 种输出方法．

（1）Save　可选择 Summary（text）、Abstract（text）、PubMed、PMID、CSV 等格式，以文件形式保存到本地计算机。

（2）E-mail　根据设定的发送和接收的邮箱，以及选定的显示格式，便可将检出或选中文献发送至指定的电子邮箱，每次最多发送 200 条记录。

在 Send to 选项下包括 4 种输出方式。

（3）Clipboard　将选中的文献临时保存到 PubMed 的剪贴板中，最多可保存 500 条记录，保存时间为 8 小时。

（4）My Bibliography　也是 NLM 的个性化服务的一部分，可以帮助用户保存、管理和共享自己书目文献的一种参考工具，最多存储 500 条文献记录。

（5）Collections　将文献保存到 PubMed 的个性化管理空间 My NCBI 中，用户只有注册了个人账号后才可查看调用。

（6）Citation manager　将文献保存在参考文献管理软件中。导出的 txt 文件可以方便地导入 Note Express等文献管理工具。

第三节　Web of Science

PPT

一、概述

Web of Science 是世界著名的、多学科的、综合性网络引文检索平台，其前身是美国情报信息研究所（ISI）于 1958 年创刊的印刷型引文检索工具《科学引文索引》（*Science Citation Index*，SCI）。Web of Science 内容涵盖科技、社会科学和人文科学等各个学科领域，收录期刊、会议、专利、图书等多种文献以及数据信息。Web of Science 的检索功能强大，用户可实现跨库检索、单库检索、引文检索、引文跟踪、创建引文报告以及信息分析和管理等功能，能够实现信息检索、获取、分析与评价的一体化。

Web of Science 平台整合的数据库有 Web of Science 核心合集、KCI - Korean Journal Database、MEDLINE、Russian Science Citation Index、SciELO Citation Index 等。另外，还有 Journal Citation Reports（期

刊引用报告，JCR）和 Essential Science Indicators（基本科学指标，ESI）等信息分析工具。JCR 是国际公认的多学科期刊评价工具，在 Web of Science 主页上方有其检索入口。JCR 分为 Science Edition（自然科学版）和 Social Sciences Edition（社会科学版）两版，一般每年的 6 月会发布上一年的 JCR 引文报告。JCR 报告中可查看 Web of Science 收录期刊的影响因子、5 年影响因子、即年指数、引文量和发文量等统计数据，供用户评价期刊的质量，了解期刊在本学科中的排名等信息。ESI 是衡量科学研究绩效、跟踪科学发展趋势的基本分析评价工具。ESI 是基于 SCIE 和 SSCI 所收录的文献记录而建立的引文分析数据库，对生物学和生物化学、临床医学、农学等 22 个学科领域的科学家、期刊、学术机构、国家/地区等的发文量及被引次数等指标进行统计分析并排序，以帮助用户了解在一定排名范围内的科学家、学术期刊、学术机构等在某一学科领域的发展和影响力。ESI 已成为当今世界范围内用以评价学术机构、国家/地区国际学术水平及影响力的重要评价指标工具之一。

该检索平台中最常用、最重要的核心数据库集合是 Web of Science 核心合集，其中汇集了 6 个引文索引数据库和 2 个化学信息事实型数据库。收录来自各个研究领域的数千种学术期刊及会议录上的文献信息。

Web of Science 核心合集中的数据库如下。

1. Science Citation Index Expanded（SCI – Expanded，SCIE，科学引文索引扩展版）　收录 1900 年至今的 9200 多种权威的科技期刊，涵盖的学科有农业、生物学、环境科学、工程技术与应用科学、医学、物理学、化学、行为科学等 178 个自然科学学科。

2. Social Sciences Citation Index（SSCI，社会科学引文索引）　收录 3400 多种社会科学期刊，最早可回溯至 1900 年。涵盖的学科有人类学、历史、地理、经济、法律、情报学和图书馆学、语言学、哲学、心理学等 58 个社会科学研究领域。

3. Arts & Humanities Citation Index（A&HCI，艺术与人文引文索引）　收录世界 1800 多种权威艺术与人文科学期刊，最早可回溯至 1975 年。涵盖的学科有考古学、建筑学、艺术、古典作品、历史、语言学、文学、音乐、哲学、广播影视、宗教和戏剧等。

4. Conference Proceedings Citation Index – Science（CPCI – S，科学会议录引文索引）　原名为 ISTP（科学技术会议录索引），收录 1990 年至今以专著、丛书、预印本、期刊、报告等形式出版的自然科学方面的会议文摘和索引信息。Conference Proceedings Citation Index – Social Sciences & Humanities（CPCI – SSH，社会科学会议录引文索引），涵盖了社会科学、艺术及人文科学的所有领域的会议录文献。

5. Emerging Sources Citation Index（ESCI，新兴资源引文索引）　回溯文档可追溯到 2005 年，ESCI 中包括的期刊涵盖所有学科，范围从国际知名的出版物到提供更深入区域或专业领域报道的出版物。

6. Book Citation Index（图书引文索引）　收录 2005 年至今的涉及科学、社会科学以及人文科学等多学科的 10 万多种科技图书及引文信息，包括自然科学（BkCI – S）、社会科学及人文（BkCI – SSH）两个版本。

7. Current Chemical Reactions（CCR – EXPANDED，最新化学反应）　包含摘自知名期刊和数十家专利授予机构的单步骤或多步骤新合成方法。所有方法均带有总体反应流程，每个反应步骤均配有图形表示。最早的数据可回溯至 1840 年。

8. Index Chemicus（IC，化合物索引）　收录 1993 年以来国际一流期刊上报道的新的有机化合物的化学结构与关键数据，其中可以找到很多有关生物活性化合物和天然产物的新信息。

二、检索功能

Web of Science 平台整合了多个数据库，由于各数据库的结构和功能的差异，因此在跨库检索"所有数据库"界面的检索功能会比较少。基于此，本节以重点讨论其最核心的数据库集合 Web of Science 核心合集的检索功能。

（一）检索途径

Web of Science 核心合集提供基本检索（Documents）、被引参考文献检索（Cited References）、高级检索（Advanced Search）、作者检索（Researchers）和化学结构检索（Structure）五种检索途径。

1. 基本检索 是 Web of Science 核心合集的默认检索页面，如图 4 – 32 所示。该检索途径是用户最常使用的，用于检索该库收录的来源文献的信息。

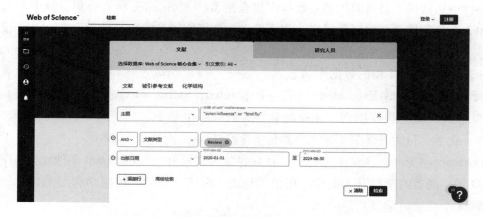

图 4 –32　Web of Science 核心合集基本检索界面

检索框前的"主题"是对检索词出现的字段进行的限定。可通过下拉菜单限定其他的检索字段，如标题、作者、团体作者、编者、出版物名称、出版年、地址、文献类型、语种等。

同其他数据库的基本检索一样，此功能可以进行多个检索条件的组合检索。点击检索框下方的"＋添加行"，可以增加一个或多个检索条件（选择限定字段并输入检索词），并可以在检索框的左侧选择各个检索条件之间的逻辑关系（AND、OR、NOT）。界面下方还可以对文献出版的时间"添加日期范围"进行选择限定。

例如，欲检索近 5 年的有关禽流感的综述文献，如图 4 – 32 所示。检索步骤如下。①在第一个检索框中选择"主题"字段，输入"avian influenza""bird flu"（词组用半角双引号括起，进行精确检索，可提高查准率）等禽流感的英文不同表达形式，之间用逻辑 OR 连接；②点击添加另一字段，选择"文献类型"字段，然后在检索框中出现的选项中选"Review"；③设置两条件间的逻辑关系。因 AND 是系统默认的逻辑算符，而此次检索，亦是逻辑 AND 的关系，故不用修改。之后在"添加日期范围"中分别选择起止时间（2020 – 01 – 01 至 2024 – 04 – 30）。最后点击"检索"按钮，执行检索操作。随即可看到检索结果界面。

2. 被引参考文献检索 是通过被引用文献查找引用文献的检索途径。被引用文献（cited paper）是指列于文献末尾或脚注的参考文献（reference），又称引文。而列有参考文献的文献称为施引文献或引用文献（citing paper）。

引用文献与被引用文献是相对的，某文献相对于它的参考文献来说是引用文献，而当该文献被其他文献引用后就成了那篇文献的被引用文献。这就形成了一种引用与被引用的关系链。具有引文检索的数据库能够提供上述引用与被引用文献的检索，为文献和科研的追根溯源提供帮助。

被引参考文献检索的检索字段有被引作者、被引著作（被引文献所在的书名或刊名）、被引 DOI、被引年份、被引卷、被引期、被引页、被引标题。可对单个字段进行检索，也可以添加检索字段进行多字段检索。多字段检索时，字段之间的逻辑关系只能是 AND。

在对某一作者进行被引检索时，要注意同名同姓现象造成的误检。可通过文献主题、期刊名称和作者机构等其他信息加以鉴别。

如图 4 - 33 所示，进入"被引参考文献"检索界面。当需要检索某一作者、某一著作（包括文章、专利、图书、会议论文等）被引用的情况时，可以使用该检索功能。

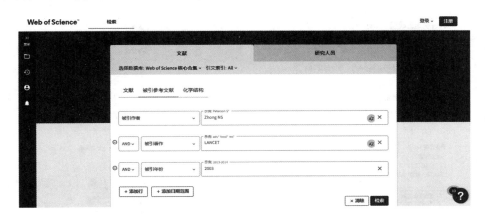

图 4 - 33　Web of Science 核心合集被引参考文献检索界面（第一步）

例如，欲了解钟南山院士于 2003 年在 LANCET 杂志上发表的文章被引用的情况。可以进行如下操作。①点击进入被引参考文献检索界面，在被引作者框中输入 Zhong NS；在被引著作框中输入 LAN-CET；在被引年份框中输入 2003。然后点击"检索"按钮（图 4 - 33）；②在随后出现的界面中选择复选框，以确定被引参考文献（图 4 - 34）。这是由于参考文献的格式不同造成的，因此通过这一步骤可以人工提高检索的准确性。本例中，出现的 3 条均应选中，然后点击完成检索按钮，继而获得引用了该论文的文献信息。

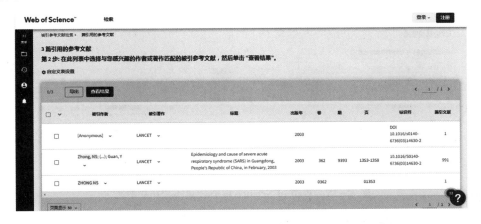

图 4 - 34　Web of Science 核心合集被引参考文献检索界面（第二步）

如图 4 - 34 所示，第二条索引条目的标题为可选链接，点击可查看该被引文献的全记录信息，只有是 Web of Science 的来源文献，才有此链接。而另外两条条目，显然是该文献在被引用时，由于某种原因造成的错误书写形式。如果点击"标识符"列的 DOI 号码，可看到该文献原文。

以上为利用被引参考文献检索界面来检索某篇文献被引用情况的示例，利用 Web of Science 的基本检索同样也可查看文献的被引用情况，因为在该库的检索结果记录中，含有被引频次信息，点击被引频次即可查看该文的被引用情况。

3. 高级检索和检索历史 高级检索是为用户提供的运用系统支持的各种检索技术编制复杂的检索策略式的界面，如图4-35所示。只限于来源文献（被该检索系统收录的文献）检索，不能进行引文检索。

高级检索界面上半部分提供一个检索式编辑区，可以根据检索条件逐个选择字段并输入检索词，也可以在检索式预览中直接构建检索式。用户可以依据右侧的字段和运算符提示编制能够反映检索需求的检索式执行检索。还可在下方选择日期范围对检索结果进行限制。

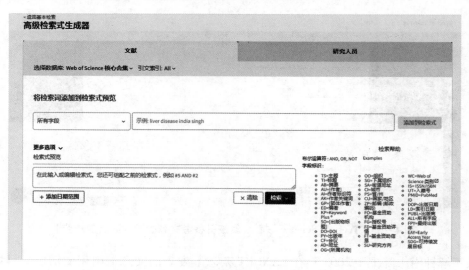

图4-35 Web of Science核心合集高级检索界面

在高级检索界面的下部可查看检索历史，即"会话检索式"，并可以对检索结果进行逻辑组配检索（如#1 AND #2），将检索结果"添加到检索式"、复制检索式链接、编辑检索式、创建跟踪等服务，如图4-36所示。另外，用户通过"组配检索式"功能，可实现利用检索序号进行布尔逻辑运算，以提高查全率或查准率。

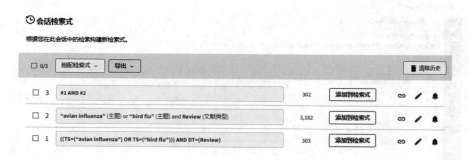

图4-36 Web of Science核心合集检索历史界面

4. 作者检索 使用"研究人员"检索，可在Web of Science核心合集中检索作者记录和研究人员个人资料。"研究人员"检索有助于识别可能由同一作者撰写的文献，以及查看包含指标和其他学术活动（例如同行评审）的作者个人资料。作者姓名的形式：姓氏在先，名字首字母（最多四个字母）在后。姓氏可以包含连字号、空格或撇号。"添加姓名的不同拼写形式"允许用户添加另一行的"姓氏"和"姓名和中间名首字母"字段，以便检索作者姓名的多个不同拼写形式，支持输入最多5种作者姓名的不同拼写形式。单击"检索"按钮直接转至"检索结果"页面。

例如，欲检索钟南山院士发表的论文被该库收录的情况。

此类检索课题比较常见，检索前需要了解作者的基本情况，才能更好地提高检索效率。具体检索方法如下。

进入作者检索界面，输入作者姓名，姓用全称，名为缩写，如图4-37所示，在"姓氏"检索框中输入Zhong，在"名字和中间首字母"检索框中输入NS。点击"检索"按钮，进入下一步；②检索结果页面列出符合检索条件的作者记录。如果只有一条作者记录与检索的作者相关联，则该作者记录将自动打开并跳过检索结果页面。作者已主张并属于Web of Science研究人员个人资料的作者，其记录在检索结果中以绿色勾号标识。对于每个作者，检索结果中会显示：该作者的机构信息、Web of Science Researcher ID、作者的署名变体、主要期刊，并可查看最近出版的论文，如图4-38所示。最后，在检索结果界面的左侧还可进行精炼检索结果，可进一步选择限定条件，如通过作者姓名、组织和学科类别、国家/地区等。

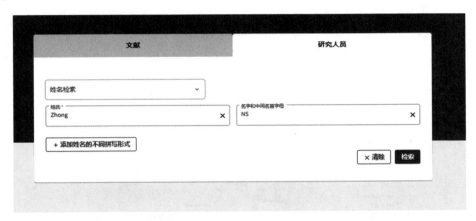

图4-37　Web of Science核心合集作者检索界面——输入作者姓名

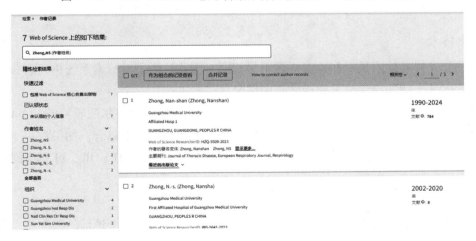

图4-38　Web of Science核心合集的作者检索结果界面

5. 化学结构检索　是专门为满足化学与药学研究人员的需求而设计的数据库检索入口。收集了世界核心化学期刊和发明专利的所有最新发现或改进的有机合成方法，提供化学反应综述和实验细节以及化合物的化学结构和相关性质，包括制备与合成方法。

在Index Chemicus和Current Chemical Reactions两个数据库中可以通过化学结构图或文本词来检索化合物的信息和化学反应的信息。化学结构检索界面，如图4-39所示，分三个检索区域，分别为化学结构绘图（通过绘制化学物质的化学结构图检索）、化合物数据（通过化合物的名称、分子量等检索）

和化学反应数据（通过化学反应关键词、化学反应条件等检索）。

检索前需安装免费的化学结构软件。

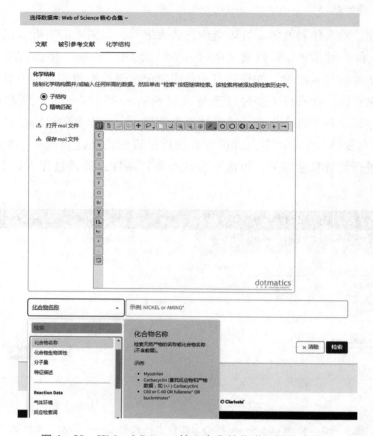

图 4-39 Web of Science 核心合集的化学结构检索界面

（二）检索技术

每个检索系统支持的检索技术和检索规则不尽相同，因此，为了对检索系统进行有效检索，需要在检索前了解和掌握其支持的检索技术和检索规则情况。

1. 布尔逻辑检索与邻近检索 该系统支持 NOT、AND 和 OR 三种布尔逻辑算符和 SAME、NEAR 两种位置算符，各算符不区分大小写。它们可用于组配检索词和检索结果集合。如果在一个检索式中使用了不同的运算符，则运算符的优先顺序为 NEAR/x > SAME > NOT > AND > OR，可利用圆括号来提前运算优先级。

NOT、AND 和 OR 的功能与其他检索系统一致，此不赘述。

位置算符 SAME 用于地址字段，它所连接的检索词必须出现在同一个地址的语句中，并非仅出现在同一字段，因此，当检索词相同时，用 SAME 比用 AND 检索的结果更加准确。如检索式为 AD =（Beijing university SAME hospital），则能够检索出在一个作者的地址中有北京大学、医院的文献，但一个作者的地址中有北京大学，另一个作者的地址中有医院的文献不是命中文献。当 SAME 在其他字段使用时，其作用同 AND。另外，如果要检索包含 AND、OR、NOT、NEAR 和 SAME 的地址，需要将使用的逻辑运算符用引号括起，如 Oregon OR "OR" AND Portland。

位置算符 NEAR 可以在许多字段中使用，但不能用于出版年字段。NEAR/X（X 为数字）表示该运算符连接的两个检索词之间最多可相隔 X 个单词。例如，acute NEAR/3 pneumonia，要求两词之间最多可有 3 个单词，该检索式可检索出含有 acute interstitial pneumonia、acute haemophilus pneumonia、acute E coli pneumonia，acute fibrinous and organizing pneumonia 等词的文献，从而避免检出"acute and chronic exogenous lipoid pneumonia"的文献。如果只使用 NEAR 连接两个词，则两词之间最多可相隔 15 个单词。NEAR/0 则表示两词之间紧邻。

2. 大小写形式　检索词和运算符均不区分大小写，即可以使用大写、小写、混合大小写，检索结果相同。

3. 截词检索　该系统提供"*""$"和"?"三种通配符。

*为无限截词符，可替代 0 到多个字符，一般跟在单词后面，表示检索相同词根不同后缀的检索词，如 gene * 可检索 gene，genes，general，generation。

$ 可替代 0 或 1 个字符，如 Cell $，可检索 cell，cells，cello。

? 可替代 1 个字符，一般出现在单词中间，如输入 wom? n，可检出 woman 和 women。

4. 精确检索　要精确检索短语时，可使用" "（半角双引号），表示检出文献中含有与引号内完全相同的特定短语，而不对其进行拆分检索。例如，"Heart Diseases"，可以精简检索结果，要求命中文献中 Heart Diseases 作为一个词组出现。如果不使用引号，系统会按照 Heart AND Diseases 的方式进行检索，即默认空格为逻辑与检索。

精确短语检索仅适用于"主题"和"标题"字段。精确检索时，不能在引号内使用 $ 符号。

5. 字段限定检索　该系统的字段限定符号为"＝"，用于将检索词限定在某一特定的字段中。常用的字段如下。

TS＝主题，检索论文的标题、作者关键词、摘要和 Keywords Plus 四个字段。Keywords Plus 是该系统为论文扩增的检索词，来自该论文引文的标题之中。

TI＝标题，标题是指期刊论文、会议文献、图书、图书章节等的完整标题。

AU＝作者，在 2006 年以后的论文中，虽然系统出现了两种形式的作者姓名写法（增加了作者全名的形式），但检索者最好首选传统的姓氏在先，一个或多个名字首字母在后的形式来检索作者，才能保证较好的查全率。当然，还需用其他检索方式作为补充。

AD＝地址，包括来源文献提供的所有作者的完整地址。

三、检索结果处理

1. 检索结果显示　如图 4-40 所示，检索结果的默认显示格式为题录格式，题录右侧为该文被引频次。每页默认显示 10 条记录（可在该页下方修改每页显示）。在每条记录的下方设有获取全文的链接。

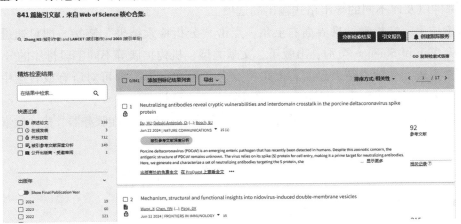

图 4-40　Web of Science 核心合集被引参考文献检索结果界面

如点击每篇标题链接即可看到全记录格式，查看其详细信息，如图 4-41 所示。在该界面可查看该文的引文网络，包括被引频次、其引用的参考文献、相关记录、最近最常施引的文献等，并可创建引文跟踪。点击被引频次上方的数字，可查看该文献的施引文献，即该文发表后引用了此文献的文献；点击引用的参考文献上方的数字，可查看该文献所引用的其他文献；创建引文跟踪则是系统通过电子邮件通知该文的最新被引情况的功能，跟踪服务有效期一年，可续订。

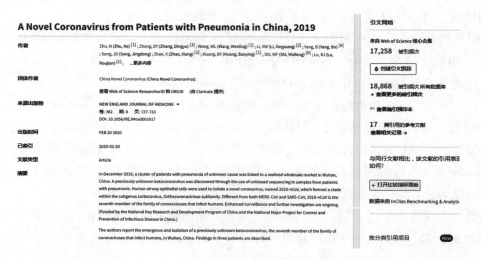

图 4-41　Web of Science 核心合集检索结果的全记录格式

2. 检索结果排序　检索结果的排序方式，系统默认为按出版日期降序排列。可以点击后面的其他排序方式来改变检索结果的排序，如按被引频次、使用次数、第一作者、出版物标题等的升序或降序排列。

3. 精炼检索结果　检索结果页面左侧为检索结果的精练区，如图 4-40 所示，可以对检索结果进行不同角度的分类和统计，并可进行选择限定，以此对检索范围进行缩小和精炼，提高查准率。包括快速过滤、出版年、文献类型、研究人员个人信息、Web of Science 类别、Citation Topics Meso、Citation Topics Micro、Web of Science 索引、所属机构、带部门的所属机构、出版物标题、语种、国家/地区、出版商、研究方向、开放获取、按标记结果列表过滤、基金资助机构、会议名称、团体作者、丛书名称、编者、社论声明、可持续发展目标等。另外，在该区上方还设有二次检索框，可输入检索词或检索式进行逻辑与检索，进一步缩小检索范围。

4. 检索结果输出　检索结果的上方有"导出"按钮，点击可选择一系列可对检索结果进行的操作，如打印、电子邮件以及以不同的导出格式输出的选项。

5. 分析检索结果　在检索结果界面右上角，点击"分析检索结果"链接，即可通过结果分析工具对获得的结果从 Web of Science 类别、出版年、文献类型、机构扩展等不同字段排序的分析结果。

6. 创建引文报告　在检索结果界面右上角，点击"引文报告"即可对所有或者选中的检索结果创建引文报告，统计其出版物总数、h-index、被引频次总计等数据。

另外，该系统还有一系列其他的个性化服务功能，如保存检索结果在服务器、建立检索跟踪服务等。

第四节　Embase 📱微课 2

PPT

一、概述

Embase（Excerpta Medica Database）是由荷兰爱思唯尔（Elsevier）公司编辑出版的生物医学和药理

学文摘数据库，是印刷型检索工具 Excerpta Medica（荷兰《医学文摘》）的电子版。收录90多个国家和地区的8500多种期刊和全球范围的医学会议文献（包含了 MEDLINE 未收录的3000多种期刊），涵盖了大量欧洲和亚洲医学刊物。Embase 的内容涉及药理学和毒理学、临床医学、基础医学、预防医学、生物医学工程、生物技术、基础生物学、精神病学及人类医学等学科领域，尤以药物研究和医疗器械见长。

Embase 有独立且较成熟的主题词表 Emtree。Emtree 是一个由15个分支组成的等级排列的受控词表，包括优先词（preferred term）和副主题词（subheading）。

Embase 数据库可通过不同的平台访问，目前国内各单位常用的平台包括 Embase.com、Ovid 和 Web of Science，不同检索平台使用方法各有不同，本节以 Ovid 平台为例介绍 Embase 的使用方法，检索首页如图4-42所示。

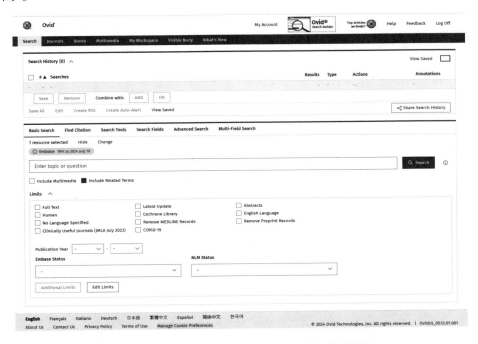

图4-42　Ovid 平台 Embase 数据库检索首页界面

二、检索功能

（一）检索途径

Embase 提供基本检索（Basic Search）、引文检索（Find Citation）、工具检索（Search Tools）、字段检索（Search Fields）、高级检索（Advanced Search）和多字段检索（Multi-Field Search）6种检索途径。

1.基本检索　检索首页默认为基本检索界面，适用于快速初步查找某个研究主题的文献。直接用自然语言在输入框中输入一个完整的检索主题，点击搜索即可。基本检索不支持布尔逻辑运算符。默认勾选检索框下方的"Include Related Terms"，系统将自动扩展所输入的检索词，包括同义词、复数、缩写及不同拼写形式。当使用引号、圆括号或连字符连接两个检索词时，无法扩展检索词。

如欲检索华法林治疗男性心力衰竭的文献，在检索式输入框中直接输入"warfarin treatment for heart failure in men"，默认勾选"Include Related Terms"，点击［Search］按钮，如图4-43所示。

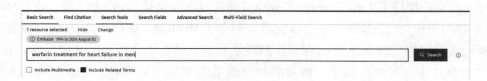

图 4 - 43　Embase 基本检索界面

下方"Limits"版块可对检索结果的文献类型、文本可获得性、语种、出版年、性别、人类、动物、年龄范围，以及特定主题（如副作用、妊娠）等进行限定，点击［Additional Limits］可查看更多限定，如图 4 - 44 所示。

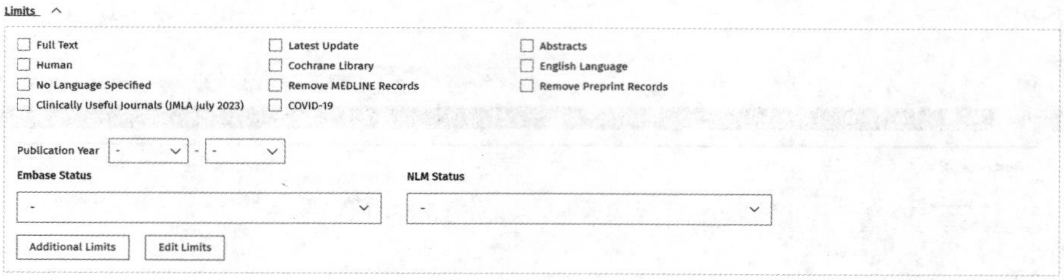

图 4 - 44　Embase 限定检索界面

2. 引文检索　适用于已知线索的文献记录检索。检索字段包括文章题名，期刊名称，作者姓，出版年、卷、期、页码，出版商，DOI 号等，如图 4 - 45 所示。

图 4 - 45　Embase 引文检索界面

3. 工具检索　是利用主题词表（叙词表）进行检索，系统提供主题匹配（Map Term）、主题词表（Thesaurus）、轮排索引（Permuted Index）、主题词说明（Scope Note）、扩展检索（Explode）和副主题词（Subheadings）6 个检索选项，如图 4 - 46 所示。

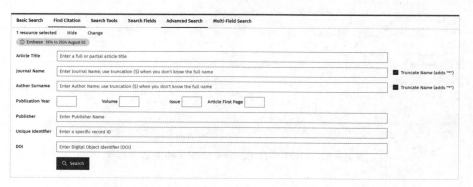

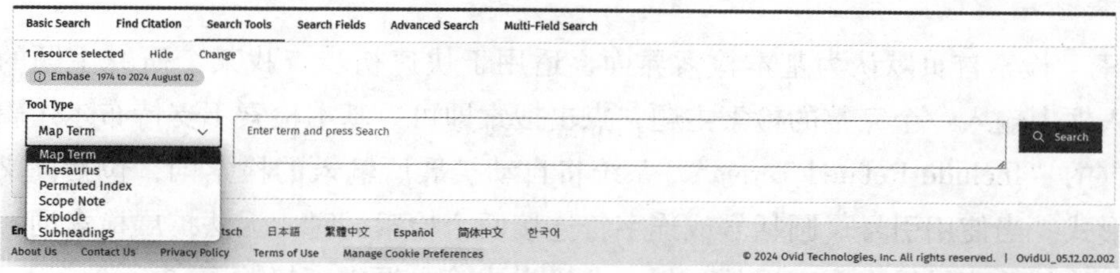

图 4 - 46　Embase 工具检索界面

（1）主题匹配　输入单词或词组（不能输入句子），系统直接匹配检索词对应的主题词。可以查看主题词说明信息、选择一个或多个主题词，进行扩展检索（Explode）、精确检索（Focus），或者直接进行关键词检索。关键词检索详见后文高级检索中的介绍。

扩展检索：同时检索对应的 Emtree 主题词及其下位词。

精确检索：将以检索词作为主要或者重点论述内容的文章检索出来。

如欲检索高血压的药物治疗可按以下顺序操作。

1）在输入框中输入"hypertension"，点击［Search］，共有 38 个与 hypertension 相关的主题词，默认勾选 hypertension，可根据检索需要勾选扩展检索或精确检索，如图 4 - 47 所示。

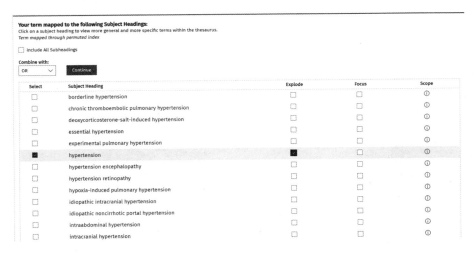

图 4 - 47　Embase 主题匹配界面

2）点击［Continue］，在主题词 hypertension 下方出现可以与该主题词组配的副主题词，本例中欲检索高血压的药物治疗，因此副主题词勾选"/dt - Drug Therapy"，点击［Continue］执行检索，如图 4 -48 所示。

（2）主题词表　输入单词或词组，系统将显示检索词对应的主题词，并揭示该主题词的树状结构（同义词、上位词、下位词）和相关词等，同时按字母顺序列出该主题词相邻的主题词信息。

（3）轮排索引　输入单词，不进行主题词匹配，仅检索主题词表中包含所输入检索词的主题词。

（4）主题词说明　查询检索词所对应主题词的定义、注释、历史变更、适用范围等。

（5）扩展检索　对输入的主题词及其下位词进行检索。

（6）副主题词　是对主题词的限定或修饰。输入检索词，选择"Subheadings"，系统显示与该主题词匹配的副主题词条目。

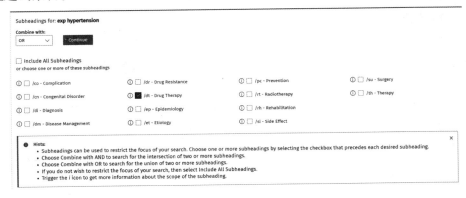

图 4 - 48　"hypertension" 对应的副主题词组配界面

4. 字段检索 可浏览和检索任何数据库字段，并可进行单独或组合检索。输入检索词，选择一个或多个检索字段，可限定检索词出现在所选字段，点击检索。检索表达式显示为检索词 + 英文状态下的句号（.）+ 字段标识符。

如欲检索题名和摘要中含有肺炎的文献，在检索框中输入"pneumonia"，同时勾选"Title"和"Abstract"字段，点击［Search］执行检索，如图 4 - 49 所示。

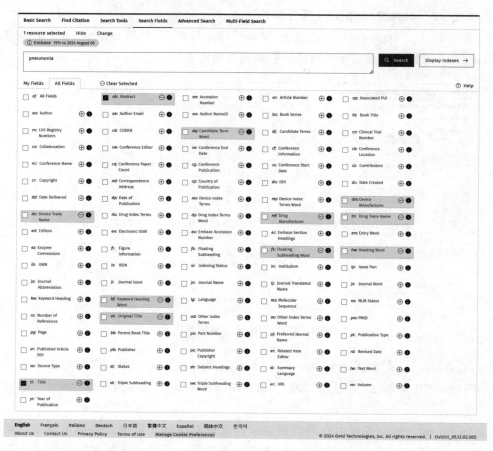

图 4 - 49　Embase 字段检索界面

5. 高级检索 提供关键词（Keyword）、作者（Author）、题名（Title）和刊名（Journal）4 种检索途径。

（1）关键词检索 默认在题名、摘要、主题词、药品名称、器械制造商等字段进行检索。支持布尔逻辑运算符、通配符、截词符和精确检索。输入单个词或词组，勾选检索框下方的主题词自动匹配，系统会自动进行检索词的主题词匹配。

如欲检索 2018—2024 年间华法林治疗男性心力衰竭的文献，可按以下顺序操作。

1）在关键词检索界面输入"warfarin"，默认勾选"Map Term to Subject Heading"，如图 4 - 50 所示。

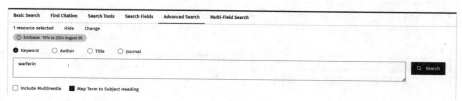

图 4 - 50　"warfarin" 的关键词检索界面1

2）点击［Search］后，勾选"warfarin. mp. *search as Keyword*"，同时作为关键词检索，提高查全率，如图4-51所示。点击［Continue］，执行对概念词华法林的主题词检索和关键词检索。

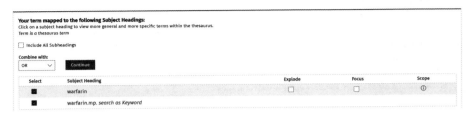

图4-51 "warfarin"的关键词检索界面2

3）在新的关键词检索界面，输入"heart failure"，点击［Search］，根据检索需要，执行对"heart failure"的副主题词组配，故不勾选"heart failure. mp. *search as Keyword*"，如图4-52所示。

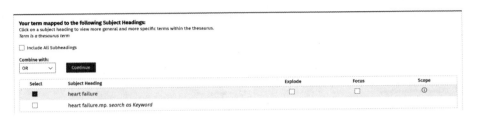

图4-52 "heart failure"的关键词检索界面

4）点击［Continue］，进入副主题词组配界面，勾选"/dt - Drug Therapy"，如图4-53。点击［Continue］，执行对心力衰竭概念词的主题词与副主题词组配的检索。

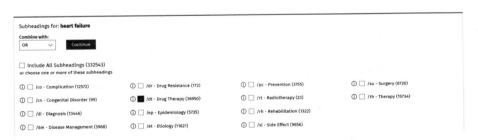

图4-53 "heart failure"对应的副主题词主配界面

5）在最上方检索历史页面，勾选序号1和序号2，点击［AND］，执行华法林和心力衰竭药物治疗的逻辑"与"运算，如图4-54所示。

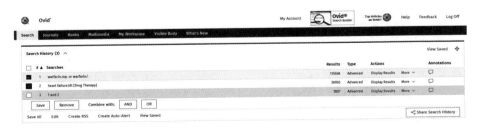

图4-54 Embase检索结果逻辑组合检索界面

6）在"Limits"版块，点击"Additional Limits"，选择出版年范围（Publication Year）为2018-2024，勾选男性（male），点击［Limit a Search］执行对年代和性别的限定检索，如图4-55所示。

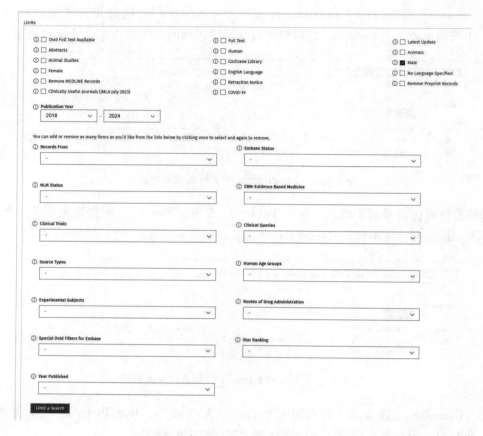

图 4 – 55　Embase 限定检索界面

（2）作者检索　输入作者姓名时，姓在前，名在后，姓用全称，名用一个或多个首字母，如 Smith JC 或 Smith j。如果不能确定作者名，可以输入前半部分，点击［Search］，系统会显示作者的轮排索引及检索结果数，选中目标作者后点击"Search for Selected Terms"显示该作者的文献。

（3）题名检索　仅检索检索词出现在文献题名中的文献，检索结果与字段检索中的题名（Title）字段相同。

（4）刊名检索　可直接输入期刊全称，或刊名前部分，点击［Search］，系统显示刊名的轮排索引及检索结果数，选中目标刊名后点击"Search for Selected Terms"显示该刊收录的文献。

6. 多字段检索　可限定检索词出现在多个字段，使用布尔逻辑运算符进行组合检索，建立复杂的检索策略，如图 4 – 56 所示。

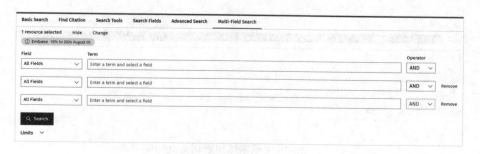

图 4 – 56　Embase 多字段检索界面

（二）检索规则

1. 布尔逻辑运算　用"AND""OR"和"NOT"分别表示布尔逻辑运算"与""或"和"非"。

2. 截词检索　包括"＄""＊""？"和"#"。截词符"＄"或"＊"代表0个、1个或多个字符，如 sul＊ur，可检索出含 sulfur、sulphur 等词的文献记录。通配符"？"代表0～1个字符，例如 cathe-ter？，可检索出含有 catheter 和 catheters 的文献记录。通配符"#"代表1个字符。例如，m#n 可检索到含有 man 和 men 的记录。

3. 位置算符　ADJn 表示两检索词间距离在（$n-1$）个词之内，且两词不分先后顺序。例如，symptom ADJ5 headache 可检索出含有 symptom 和 headache 两检索词且词间最多有4个词、两词不分先后顺序的文献记录。

4. 字段限定检索　在检索词后输入英文状态下的句号加字段标识符（即检索词.字段标识符，字段标识符2，字段标识符3，…），可以限定在指定字段中进行检索。例如 hypertension.ti, ab 表示检索题名和摘要字段中含有 hypertension 的文献记录。

5. 序号检索　每执行一次检索，系统将自动为该检索式赋予一个序号，可通过"Search History"查看。对于已执行的检索式间的逻辑运算时，检索式可直接以其序号代替，如#1 AND #2、#3 OR #4 等。

三、检索结果处理

（一）检索历史

在检索界面的最上方显示检索历史（Search History），包括检索表达式、检出记录数、检索方式，如图4-57所示。勾选两条或两条以上检索式前的复选框，点击［AND］或［OR］按钮执行选中检索式之间的逻辑组合检索。逻辑组合运算不适用于基本检索（检索类型显示为"Basic"）。

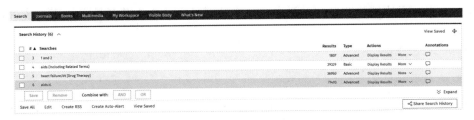

图4-57　Embase 检索历史界面

（二）检出文献记录

检索结果默认显示最近一次的检索操作，如想显示之前的检索结果，点击对应检索式后的"Display Results"。检索结果界面如图4-58所示。检索结果区左上角的检索信息显示当前检索的具体操作和内容、所使用的词汇和返回结果以及排序依据，可以手动设定检索结果显示选项。

1. 显示　检索结果记录页面默认显示为简短记录格式，包括题名、作者、文献来源和出版商等，可切换为题名格式和文摘格式。系统默认每页显示10条记录，通过下拉选项可更改每页显示记录数。点击每条记录的题名或者右侧的"Complete Reference"，可查看该条记录的全部字段信息。

2. 链接　在简短记录格式下，点击"Abstract Reference"查阅摘要信息。如有全文，点击"Full Text"或"Ovid Full Text"，可直接链接全文进行下载或打印。点击"Find Similar"查找相关文献，点击"Find Citing Article"链接到引用该文的文献。

3. 筛选　点击检索结果页面左侧的"Filter By"，可按出版年（Year）、主题（Subject）、作者（Author）、期刊（Journal）、出版类型（Publication Type）等进行筛选。

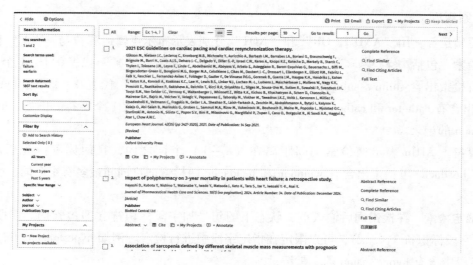

图 4 - 58　Embase 检索结果界面

4. 输出　可通过检索结果区右上方的打印（Print）、输出（Export）和发送电子邮件（E - mail）等按钮对选中记录进行输出操作；注册用户点击添加到我的工作区（Add to My Projects）可添加到个人用户的个性化界面。

第五节　外文全文型药学信息检索系统

外文全文电子资源能够及时反映世界科技最新动态与成果，已经成为高校教学和科研中重要的参考资源，是科研人员获取国外科技信息的重要来源。本节对外文全文型药学信息检索系统进行阐述。

一、ScienceDirect

（一）概述

Elsevier 公司出版世界公认的高质量学术期刊，内容涉及数学、物理、化学、生命科学、计算机、医学、环境科学、材料科学、航空航天、工程技术与能源科学、地球科学、天文学、商业及经济管理和社会科学等学科。其中的大部分期刊是 SCI、EI 等国际公认的权威大型检索数据库收录的各个学科的核心学术期刊。期刊回溯时间长，收录最早的期刊 LANCET 回溯年限为 1823 年。

ScienceDirect 是 Elsevier 公司的核心产品，自 1999 年开始向用户提供电子出版物全文服务。该数据库收录 4000 多种期刊和 30000 多种丛书、手册和参考工具书等。

（二）检索功能

1. 检索途径　ScienceDirect 提供三种检索途径：浏览检索（Browse）、快速检索（Quick search）和高级检索（Advanced search）。

（1）浏览检索　进入 ScienceDirect 主页，该页面提供了三种浏览检索途径。

1）按主题浏览检索　该数据库可按主题浏览期刊或者图书。共有 4 个主题：物理科学与工程（Physical Sciences and Engineering）、生命科学（Life Sciences）、医药卫生（Health Sciences）和社会科学与人文科学（Social Sciences and Humanities）。4 个主题共包括 24 个学科分类：化学工程、化学、计算机科学、地球与行星科学、能源、工程、材料科学、数学、物理学和天文学、农业和生物科学、生物化学、遗传学和分子生物学、环境科学、免疫学和微生物学、神经科学、医学和牙科、护理和保健职业、药理学，毒理学和制药科学、兽医科学和兽医、艺术与人文、商业，管理和会计、决策科学、经济学，计量经济学和金融学、心理学、社会科学。单击感兴趣的主题类目，即可链接到这个主题类目中的出版物名称列表。在任意类目中，出版物名称也是按字母排列。例如：在 "Physical Sciences and Engineering" 主题类目下的 "Chemistry" 次主题类目列表中，选择刊名 "Analytical Biochemistry" 即可链接到该刊。点击某卷某期，可以直接浏览该期发表论文的题目、作者、出处和摘要，选择感兴趣的论文并点击 PDF 可直接下载全文，如图 4 - 59 和图 4 - 60 所示。

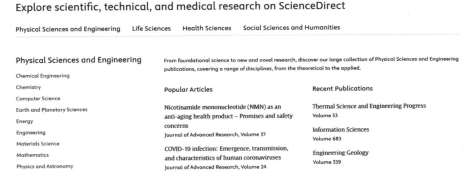

图 4 - 59　Science Direct 按主题类目浏览检索

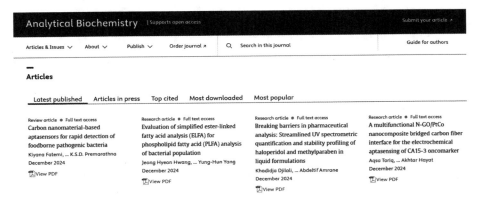

图 4 - 60　Science Direct 按主题类目浏览期刊

2）按出版物字顺浏览检索　该数据库可按出版物名称字母顺序浏览期刊或者图书，如图 4 - 61 所示。单击任意字母，显示以该字母开头的相关期刊、图书、丛书、手册、参考工具书列表。例如浏览期刊 "Pathophysiology"，点击字母 P 开头的出版物，即可从中查找到该刊。

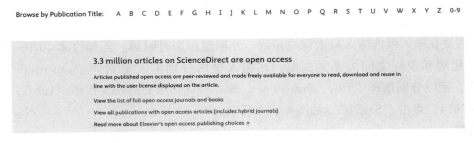

图 4 - 61　ScienceDirect 按出版物字顺浏览检索

3）按热点论文和最新出版物浏览检索　该数据库将各个学科的热点论文和最新出版物分别进行统计，用户可根据学科重点阅读系统推荐的论文。如浏览学科 "Life Sciences" 的热点论文点击 "Popular

Articles"，浏览最新出版物点击"Recent Publications"即可获取推荐论文，结果如图4-62所示。

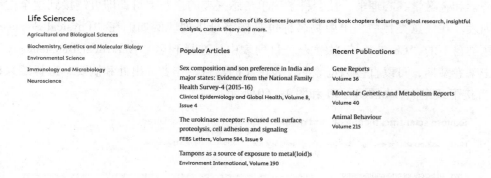

图4-62　ScienceDirect 按热点论文和最新出版物浏览检索

（2）快速检索　可检索的字段有主题、出版物（期刊/书）名称和作者。在主题输入区域输入多个检索词时，系统自动在各个检索词之间进行 AND 运算，需要精确匹配的短语，可用双引号括起来。以作者姓名作为检索点时，应使用作者的姓氏加上名字全称或名字首字母缩写进行检索。如检索2024年发表的关于聚糖酐的文献，可在检索框中输入"dextranomer"，再通过"Refine by"进行过滤检索，选择出版年2024年，如图4-63所示。

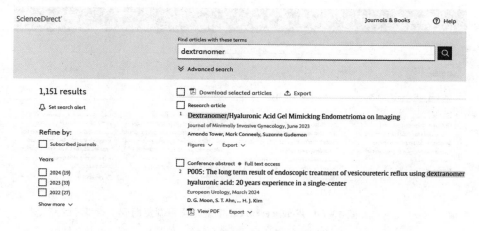

图4-63　ScienceDirect 快速检索界面

（3）高级检索　可检索的字段有刊名或书名（journal or book title）、出版年（Years）、作者（Authors）、作者所属机构（Author affiliation）、卷、期、页、题名-文摘-关键词整合字段（Title, abstract or author-specified keywords）、题名（Title）、参考文献（References）、国际标准期刊号（ISSN）、国际标准书号（ISBN）。

高级检索需要在输入框内输入检索词或短语，并限定出版时间等。例如检索2020—2024年以来关于超氧化物歧化酶和炎症之间关系的文献，在输入框内分别输入检索词"superoxide dismutase"和"inflammation"，字段分别选择"Title, abstract or author-specified keywords"和"Title"，同时选择出版时间为2020-2024，点击"Search"，如图4-64所示。

2. 检索规则

（1）布尔逻辑运算符规则　应用布尔逻辑运算符连接检索词，可以进行 NOT、AND、OR 逻辑组配，优先运算顺序为 NOT > AND > OR，可利用圆括号提前运算优先级。布尔逻辑运算符必须全部用大写字母输入。

1）逻辑非"NOT"　指排除某个检索条件，如"tetracycline NOT toxicology"，指检索四环素非毒性

Find articles with these terms

In this journal or book title　　　　　　　　**Year(s)**

2020-2024

e.g., 1995 or 1995-2017

Author(s)　　　　　　　　**Author affiliation**

Volume(s)　　　**Issue(s)**　　　**Page(s)**

Title, abstract or author-specified keywords

superoxide dismutase

Title

inflammation

图 4 − 64　**ScienceDirect 高级检索界面**

方面的文献。连字符也表示"NOT"运算符，如 black − hole 将返回包含"black"的文献，但不包括出现"hole"的文献。

2）逻辑与"AND"　为默认算符，即如果要求多个检索词同时出现在文章中，可使用"AND"连接，也可用空格连接检索词，如"aspirin AND pharmacology"，也可写成"aspirin pharmacology"。

3）逻辑或"OR"　指检索词中的任意一个或多个出现在文章中，如"aspirin OR acetylsalicylic acid"，阿司匹林与乙酰水杨酸是同义词，因此用"OR"能扩大检索范围。

（2）字符输入规则

1）希腊字母和对等字符　搜索希腊字母 Ω，输入 omega。包含单词 omega、符号 Ω（大写 omega）和 ω（小写 omega）的文档均会显示在匹配结果中。

2）下标和上标　需输入在与其他字符相同的行内。搜索化学符号"H_2O"，输入 H2O。

3）重音字符　搜索名称 Fürst，输入 Fürst 或 Furst。

4）非字母数字字符　项目符号、箭头、剑标和加号等字符会被忽略。

5）支持英式英语和美式英语的字母变化　搜索 colour 会检索含有 colour 或 color 的文献。

（三）检索结果处理

1. 检索结果输出　检索结果以列表形式出现，包括每篇文献的题目、出处、作者、摘要、图表概要和 PDF 全文等，如图 4 − 65 所示。

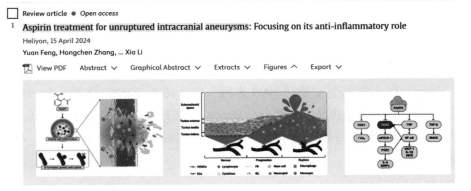

图 4 − 65　**ScienceDirect 结果输出样式**

Export ✕

25 citations selected

> Save to RefWorks
> Export citation to RIS
> Export citation to BibTeX
> Export citation to text

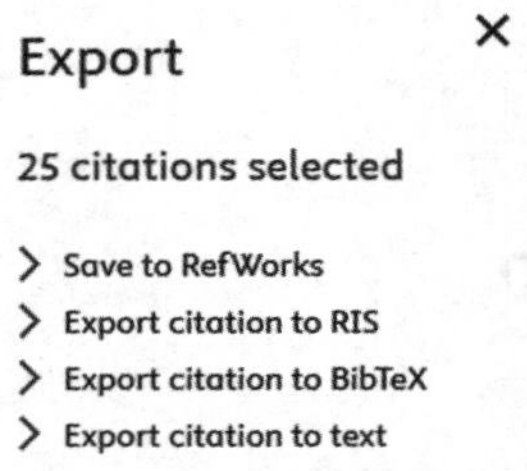

图 4-66 ScienceDirect
文献输出格式

文献集合可按出版时间和相关度排序。点击文献题目可以阅读网络版全文，页面左边为摘要、关键词、背景、方法、结果、结论的导航链接。

检索结果可以通过 Export 直接输出四种格式：Refworks、RIS（for EndNote，Reference Manager，ProCite）、BibTeX 和 Text，便于进一步通过计量分析软件对文献进行分析，如图 4-66 所示。

2. 个性化服务 ScienceDirect 提供很多个性化服务功能。用户必须通过注册才能获取个性化服务。用户通过登录个人账户，可以进行个性化设置、保存、查看检索表达式，定期查看感兴趣的文献及检索史。提醒功能（Alerts）可为用户提供检索提示和期刊提示，即为用户及时追踪某学科领域最新进度提供定题服务，如图 4-67 所示。

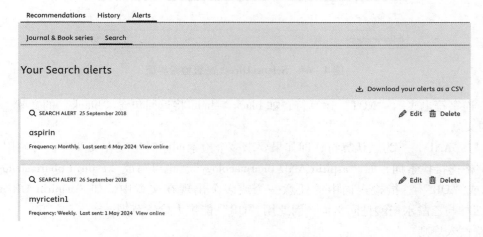

图 4-67 Science Direct 个性化服务界面

二、SpringerLink

（一）概述

SpringerLink 是由世界著名的科技出版集团德国的 Springer 出版社研制开发的检索系统，提供有关科学、技术、医学、人文和社会科学的期刊、图书、丛书、会议论文集、参考工具书和实验室指南等文献资源。

SpringerLink 将收录的文献分为 12 个学科，包括生物科学（Biological Sciences）、商业与管理（Business and Management）、化学（Chemistry）、计算机科学（Computer Science）、地球与环境科学（Earth and Environmental Sciences）、健康科学（Health Sciences）、人文与社会科学（Humanities and Social Sciences）、材料科学（Materials Science）、数学（Mathematics）、物理与天文学（Physics and Astronomy）、统计学（Statistics）和技术与工程（Technology and Engineering）。

SpringerLink 将期刊、丛书、图书和参考工具书等多种出版物形式整合于同一平台，满足了不同用户的检索需求。SpringerLink 收录全文期刊 2900 多种、电子图书 300000 多种、21 个电子书学科合集。SpringerLink 收录的期刊学术价值较高，大部分是被 SCI、SSCI 和 EI 收录的核心期刊，而且大部分期刊优先以电子方式出版，这些期刊一般先于印刷版出版，大大提高了出版效率，缩短了科学研究成果发表过程所需的时间。

（二）检索功能

1. 检索途径

（1）浏览检索　Springer 提供两种浏览检索途径：按学科分类浏览检索和按出版物字顺浏览检索。

1）按学科分类浏览检索　是指按生物医学、商业和管理、化学、计算机科学、地球与环境科学、健康科学、人文社会科学、材料科学、数学、物理学和天文学、统计数据、技术与工程共 12 个学科领域检索文献的检索方式。以检索生物科学文献为例：点击该学科名称，再按照文献类型（Content type）、出版日期（Date published）、学科（Discipline）、子学科（Subdiscipline）和语种（Language）进行筛选，如图 4 – 68 和图 4 – 69 所示。

文献类型主要包括研究论文、章节、综述论文、图书、实验室指南、参考工具书等。其中，实验室指南是 SpringerLink 数据库的特色，它详细、精确的实验操作记录是一种标准化的、可在实验室再现的"配方"或"方法"，包括操作步骤、试验必需的原材料清单、注释和提醒，提醒使用者在试验过程中需要注意的问题以及如何解决问题。实验室指南的内容经过同行评议，内容广泛而有深度，能帮助科研人员正确选择，从而节约时间并增加实验成功的可能性。实验室指南会根据科技的发展及时地更新内容，有大量经过实际应用的补充资料，因此能帮助研究者重现实验。另外，该指南还针对实验设备不够先进的实验室有选择性地选择实验室指南。

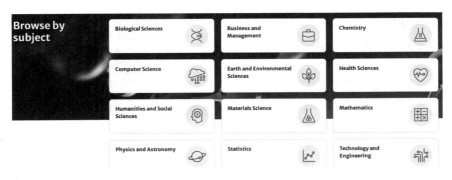

图 4 – 68　SpringerLink 学科分类浏览检索界面

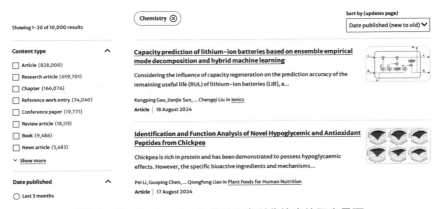

图 4 – 69　SpringerLink 学科分类浏览检索的限定界面

2）按出版物字顺浏览检索　该数据库可按出版物字母顺序浏览期刊或者图书。单击任意字母，则显示以该字母开头的相关期刊、图书、丛书、手册、参考工具书列表。例如浏览期刊"Acta Physiologiae Plantarum"，则点击字母 A 开头的出版物，即可从中查找到该刊，如图 4 – 70 所示。

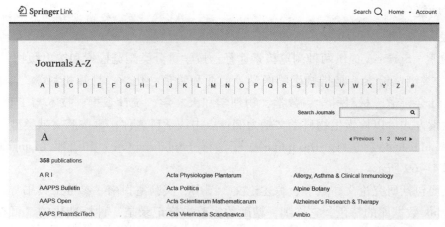

图 4 - 70　SpringerLink 按出版物字顺浏览

（2）基本检索　适用于初级检索用户。例如，检索有关阿司匹林的药理学主题内容的文献，可以在首页的基本检索输入框中输入"aspirin pharmacology"，因文献量较多，可以按照文献类型、出版时间、语种、学科和子学科进行限定，用于对当前检索文献集合再次筛选，缩小检索范围，如限定 Content Type 为"Article"，Discipline 为"Biomedicine"，如图 4 - 71 所示。

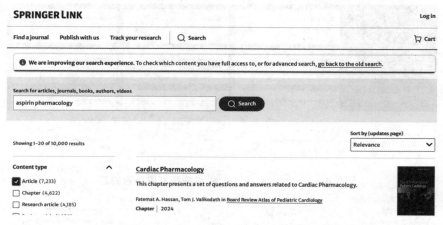

图 4 - 71　SpringerLink 基本检索界面

（3）高级检索　在基本检索界面，选择"go back to the old search"，进入高级检索方式。可在一个或多个检索词输入框中键入检索词，对检索范围进行限定，以达到精确检索的目的。高级检索限制条件包括："with all of the words"指输入的检索词之间进行逻辑与运算，"with the exact phrase"指输入检索词为精确短语，"with at least one of the words"指输入的检索词之间进行逻辑或运算，"without the words"指检索文献不含有输入的检索词，为逻辑非运算，"where the title contains"指只有题目中含有该检索词的文献才会被检索到，"where the author/editor is"指定作者或编者发表的论文，"Show documents published"指文献出版时间检索，可限定特定时间范围内发表的论文。例如：检索论文篇名中含有阿司匹林但非药理学方面的文献，可以在"where the title contains"后面输入框中键入"aspirin"，"without the words"后面输入框中键入"pharmacology"，点击 Search 得出检索结果，如图 4 - 72 所示。

（4）开放获取、发表研究和跟踪研究检索　近期，网站进行了改版升级，新增了发现开放获取文献、出版用户研究成果和跟踪用户出版进程、投稿征集、主趋势研究检索五个模块，如图 4 - 73 和图 4 - 74 所示。

2. 检索规则　灵活地应用检索技术可以使检索结果更精确，检索技术如下。

（1）布尔逻辑运算检索　SpringerLink 的布尔逻辑运算符不区分大小写，运算符"OR"或"｜"指包括其中任一检索词的文献即可被找到。如"aspirin or acetylsalicylic acid"可找到含有阿司匹林或乙酰水杨酸的文献，阿司匹林或乙酰水杨酸是同义词，因而扩大了检索范围，保证了查全率。

运算符"NOT"指检索不含某检索词的文献。运算符"AND"或"&"指同时含有所有检索词的文献，缩小了检索范围，提高查准率。

在检索中包含多个运算符时，它们将按以下优先顺序进行运算：NOT、OR、AND。

（2）词组检索　可精确检索范围，系统中使用英文双引号""作为词组检索运算符，在检索时将英文双引号内的几个词当作一个词组来看待。例如：检索超氧化物歧化酶的文献，在输入框中输入"Superoxide dismutase"，只检索到含有"Superoxide dismutase"这个词组的文献，如图 4-75 所示。

Advanced Search

Find Resources

with **all** of the words

with the **exact phrase**

with at least **one** of the words

without the words
pharmacology

where the **title** contains
aspirin
e.g. "Cassini at Saturn" or Saturn

where the **author / editor** is

e.g. "H.G.Kennedy" or Elvis Morrison

Show documents published
Start year　　End year

between ▾ 　　and

图 4-72　**SpringerLink** 高级检索界面

（3）截词检索　可扩大检索范围，系统中以通配符"＊"作为截词符，代表零个或 n 个字符。例如，检索制备方面的文献，在输入框中输入 prep＊，可检索到包含"preparative""preparation"和"prepared"等词的文献，同时也可对检索结果进行二次限定。

如果检索短语中包含标点符号或连词符等特殊符号，系统会将此特殊符号识别为空格，即检索出包含标点符号、连词符和不包含标点符号、连词符的文献。例如：检索"cell - fusion"，既可以检索出包含"cell fusion"的文献，也可以检索出包含"cell - fusion"的文献。

（4）NEAR 运算　可以限定检索词之间的位置关系。A NEAR/n B 表示 A 检索词与 B 检索词之间最远不超过 n 个词（其中 n 小于等于10），A 检索词与 B 检索词位置关系不做限定。A NEAR/n B 表示 A 检索词与 B 检索词之间最远不超过 n 个词。如在输入框中输入"aspirin near/5 pharmacology"，能检索到"aspirin"和"pharmacology"距离最远不超过 5 个词且两检索词词顺没有要求的文献。

该系统还有检索单词自动纠错功能，检索词的拼写错误可以自动被纠正。在基本检索和高级检索对话框中输入拼写错误的单词，检索结果会自动纠错显示。例如，在基本检索对话框中输入错误单词"hyprtension"，系统自动提示：Did you mean 'hypertension' rather than 'hyprtension'？检索结果中自动将该单词纠正为"hypertension"。

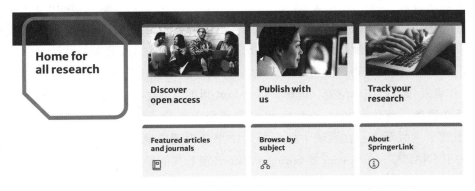

图 4-73　**SpringerLink** 开放获取、发表研究和跟踪研究检索界面

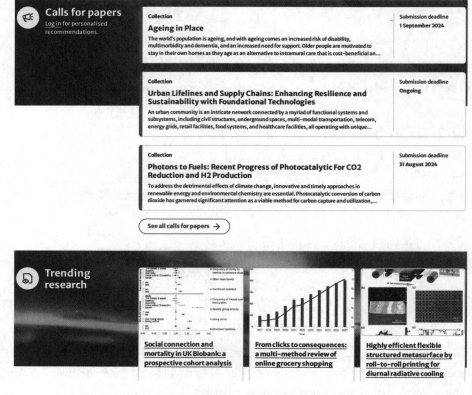

图 4 – 74　**SpringerLink** 投稿征集、主趋势研究检索界面

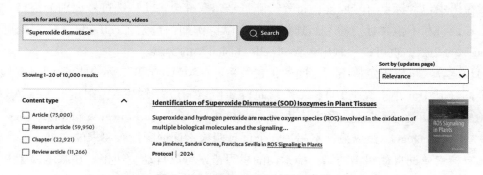

图 4 – 75　**SpringerLink** 词组检索

（三）检索结果处理

1. 检索结果显示方式　检索结果可选择按照 Relevance（相关度）、Date published（new to old）（最新出版论文优先）、Date published（old to new）（最早出版论文优先）排序。在检索结果列表中，用户可以在检索结果列表页中，通过文献题目下面的摘要选择感兴趣的记录。打开题目链接可以看到该文献的题目、发表期刊完整出处、注册该刊、投稿链接、DOI、印刷版及网络版发行 ISSN、引用的参考文献、主题、关键词、分类、作者及作者所在单位等。选择"Download PDF"可直接下载该文献的 PDF 全文。

2. 个性化服务设置　首先在 SpringerLink 平台注册个人账户，注册账户成功后，可以登录后在 My SpringerLink 中设置个人收藏夹，在系统中保存检索结果和设置定题服务等。未注册的用户可用邮件注册（账户也可用于 SNAPP，nature. com 等 Springer Nature 旗下其他平台），或使用谷歌/ORCiD 账号登录，如图 4 – 76 所示。

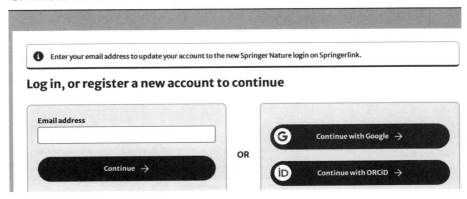

图 4 – 76　SpringerLink 个性化服务设置和注册界面

三、Thieme

（一）概述

Thieme 数据库由具有百年历史的国际性科学和医学出版社 Thieme 出版。内容集中于医学、生物化学和有机合成化学领域。

（二）检索功能

Thieme 有英文和德文两个语种界面可供选择。Thieme 有期刊检索、全文检索、作者检索、题目检索、DOI 检索和元数据检索 6 种检索途径。

1. 期刊检索　Thieme 期刊数据库可以按期刊名称的字顺检索文献。以检索期刊论文为例：如欲检索期刊"Synthesis"中的某一篇论文，点击该刊名称，依据已知的出版年和页码即可检索到该论文，如图 4 – 77 所示。还可通过链接检索相关期刊和相关电子图书。

2. 全文检索　检索范围包括期刊和图书。输入检索词，可选择"AND""OR"检索，或者直接在左边一栏文献类型、主要学科、语言、作者、出版年限等进行选择，再点击排序箭头，根据相关性、全文、作者姓名或标题名等进行排序。

如检索有关杨梅素抗炎主题内容的文献，可在全文检索状态下输入"myricetin anti – inflammatory"如图 4 – 78 所示。

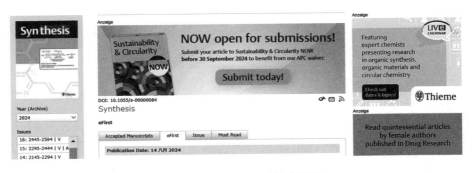

图 4 – 77　Thieme 期刊检索界面

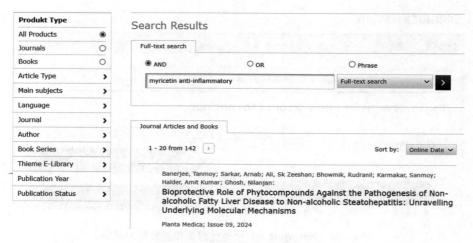

图 4 - 78 Thieme 全文检索界面

3. 作者检索 在"Authors"下输入作者姓名即可检索该作者发表的文献。以检索作者"Chroho,Mounia"所发表的文献为例,在输入框中输入"Chroho,Mounia",检索结果如图 4 - 79 所示。

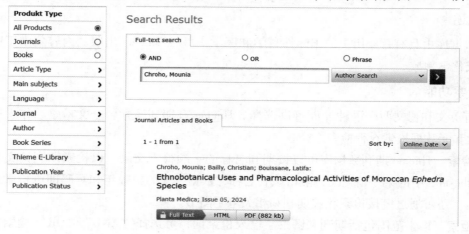

图 4 - 79 Thieme 作者检索界面

4. 题目检索 各检索词之间可以进行布尔逻辑运算(逻辑"与""或"),也可以进行短语检索。例如,检索类风湿关节炎治疗方面的文献,可在输入框中输入"rheumatoid arthritis therapy",选择"AND"运算,即可得出检索结果,如图 4 - 80 所示。

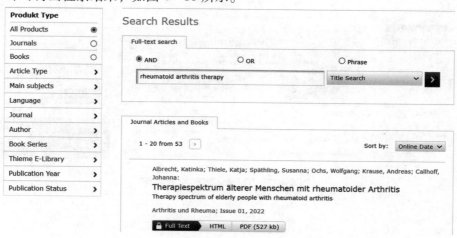

图 4 - 80 Thieme 题目检索界面

5. DOI 检索　以检索 DOI 为"10. 1055/s – 0044 – 1782143"的文献为例，选择 DOI 字段有并输入 DOI 字段的值，结果如图 4 – 81 所示。

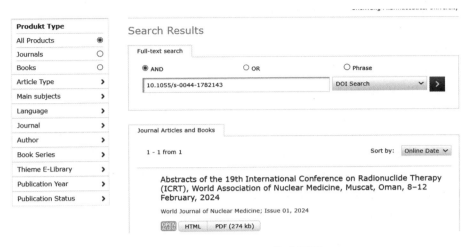

图 4 – 81　Thieme DOI 检索界面

6. 元数据检索　元数据（Metadata）用于对数据单元进行详细、全面的著录描述，数据元素包括内容、载体、位置与获取方式、制作与利用方法等，数据元素数量往往较多，MARC、GILS 和 FGDC/CS-DGM 是这类 Metadata 的典型代表。Thieme 中的元数据检索仅限于题目、副标题、作者、摘要字段。

（三）检索结果处理

1. 检索结果显示方式　检索结果可选择按照 Tilte（题目）、Relevance（相关度）和 Author（作者）排序。检索到的期刊文献有两种格式，网页版格式或 PDF 格式。

2. 个性化服务设置　个性化定制功能必须在注册以后才能应用。如"Planta Medica"是用户感兴趣的期刊，可以通过"My Journal Alerts"进行期刊提醒功能定制，即当有新文献发表时第一时间以 Email 提醒用户。"My Search Profiles & Alerts"可以将成功保存的检索表达式执行再次检索，一旦有满足用户检索条件的文献发表，系统会自动提醒用户。点击"New Search Profile"即可创建新的检索表达式提醒。Thieme 收录的期刊、图书范围广、检索方法灵活多样，为加强临床研究与基础研究的结合提供了理论依据。

第六节　CDDI

PPT

一、概述

CDDI（Cortellis Drug Discovery Intelligence）是专门为制药行业开发的可靠、翔实的事实型数据库，能为制药企业、研究机构和大学研发人员提供可靠、翔实、连续、深层次的科研信息。同时，将行业专门知识与创新技术结合，为重要决策者们提供金融与风险、法律、税务、财会、知识产权与科技等领域的智能信息及解决方案。

该数据库能帮助研发人员在研发工作早期做出正确决策，缩短药物研发的周期，加速"药物发现"向"临床应用"的转化过程。通过对药物研发的动态监测，避免医药研发机构和企业研发经费与时间的重复浪费，最大限度地降低科研风险。数据库内容每天更新。

CDDI 收集了生物医药文献、专利文献、会议、行业新闻、研发进程、公司报告等信息，数据深度索引、高度关联，以报告、动画、靶标作用通路图等生动的形式表现发展动态。数据库整合了 13 个知识领域的综合性药物研发信息，为药物研发市场调研、寻求研究合作伙伴等提供全面、高质量的信息支持，为新药研发人员提供独特的知识解决方案。CDDI 可检索到的主要内容如下。

1. 药物和生物制品（Drugs & Biologics）　收录约 70 万种药物和生物制品。可检索这些上市或在研药物最新的试验数据及其相似化合物。

2. 基因与靶标（Genes & Targets）　收录约 5 万个基因与靶标。通过动画演示各靶标参与信号通路的过程及各靶标在通路中的相互作用。

3. 生物标记物（Biomarkers）　收录约 4 万种生物标记物信息，从分子水平探讨发病机制，为临床医生提供早期诊断依据。

4. 生物标记物的应用（Biomarkers Uses）　收录约 260 万生物标记物的应用信息。

5. 药理学数据（Pharmacology Data Points）　收录约 370 万药理学数据。

6. 实验模型（Experimental Models）　收录约 25 万种实验药理学常用的实验模型。

7. 专利（Patents）　收录约 65 万条药物相关专利。

8. 疾病（Disease Covered）　收录约 6000 份重大疾病信息，包括流行病学调查、病因学、诊断、治疗、预防、发病机制、最新公开的重要文献概览等。

二、检索功能

登录 CDDI 数据库，输入用户名和密码，点击"Sign in"进入数据库检索主界面（图 4 - 82）。值得注意的是，为保证下次正常登录该数据库，请点击 Exit 正常退出。

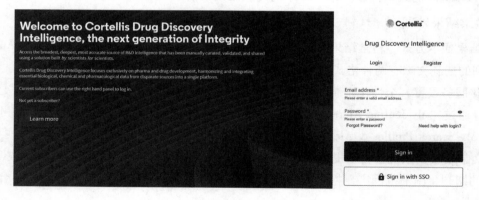

图 4 - 82　CDDI 数据库登录界面

CDDI 有五种检索功能，分别为浏览检索、快速检索、高级检索、结构检索和药物序列检索（图 4 - 83）。在首页面还可以快速检索最新新型药物靶标、拓展新适应证的靶标、潜在靶标和特定类型靶标，并可设置新型药物靶标的检索提醒。

（一）浏览检索

CDDI 数据库检索主界面可快速浏览最新新闻、最新视点、今日重要专利和会议等信息。

1. 最新新闻（Latest News From BioWorld Science）　包含 CDDI 的姊妹产品 BioWorld Science™ 的精选文献，可查看全球药物早期研发资讯。点击这些文献可跳转到相应的药物、基因或生物标记物记录，并链接到 BioWorld Science。

2. 最新视点（Latest Insights）　包括以下三个方面的信息。

（1）最新管线（The Starting Line）　可检索近 4 个月内加入数据库的新分子实体（New Molecular Entities，NME），NME 的最新结果显示在表格最上方。关于 NME 的后续进展和设置提醒功能，可通过"Drugs & Biologics"中的相同结果列表进行操作。

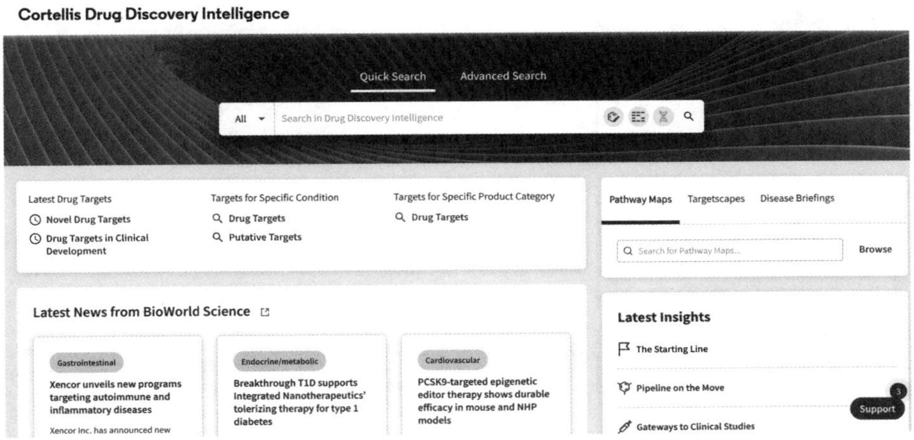

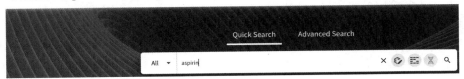

图 4 - 83　CDDI 数据库检索主界面

（2）管线进展（Pipeline on the Move）　新增里程碑事件的药物管线，最新结果显示在表格最上方。使用"筛选项"（Apply Filters）可将结果细化到感兴趣的里程碑类型（Milestones）和靶点（Target）。

（3）临床研究进展（Gateways to Clinical Studies）　可查看近 8 天内新添加的临床研究，最新的结果显示在表格最上方。

3. 今日重要专利（Today's Featured Patents）　可以选择是否查看今天的重要专利或过去 8 天的重要专利。

4. 会议（Conferences）　提供了对最近会议上发布的数据的快速访问方式。近期会议（Forthcoming Conferences）提供即将举行的会议信息。单击会议标题可查看与会议相关的海报和演示文稿的文献列表。单击结果列表右上角的"相关内容"按钮可查看此会议收集整理的所有内容。对于最新的会议，在 Clarivate 的编辑完成分析之前，海报标题可能会被编入文献列表。经常查看或在文献列表上设置提醒，可以了解会议的最新信息。

（二）快速检索（Quick Search）

快速检索是在 CDDI 数据库中最快、最方便的检索数据库的方式（图 4 - 84）。在快速检索输入框中键入关键词或短语时，会显示自动联想的术语列表。这些术语来源于以下受控词汇索引：药品和生物制品主要名称、代码、通用名和商品名、基因和靶标主要名称、同义词和靶标家族名称、机构名称、适应证、产品类别和分子和细胞作用机制。如果在快速检索自动联想的术语中找不到感兴趣的术语，可以检索高级检索中的词汇索引。

如检索有关阿司匹林（aspirin）的 13 个知识领域（药物和生物制品、基因与靶标、有机合成、实验药理学、实验模型、药代动力学、药物代谢、药物相互作用、临床研究、机构、文献、专利和疾病综述）所有信息，如图 4 - 85 所示。在检索式输入框中输入检索词，单击检索按钮开始检索。可快速查找到阿司匹林的化学物质登记号（50 - 78 - 2）、化学名、别名、分子式、结构式、分子量、上市时间、治疗领域、分子作用机制、细胞作用机制、基因和靶标、有机合成路线、实验药理学、实验模型、药代动力学、研发机构、药物间相互作用、专利、临床及临床前试验研究和疾病研究进展等文献信息。

图 4 - 84　CDDI 数据库快速检索界面

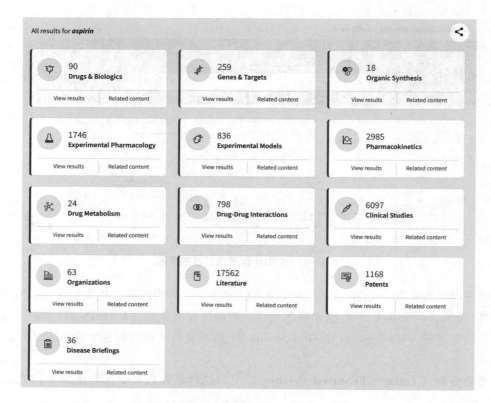

图 4-85　CDDI 数据库快速检索结果

（三）高级检索（Advanced Search）

高级检索共可检索 13 个知识领域的信息，包括药物和生物制品、基因与靶标、有机合成、实验药理学、实验模型、药代动力学、药物代谢、药物相互作用、临床研究、机构、文献、专利和疾病综述的检索。检索结果最多为 5 万条记录，如果检索结果超过此限制，系统将提示完善检索策略。

1. 药物和生物制品（Drugs & Biologics）　Drugs & Biologics 可以检索药物和生物制品相关信息。根据表格提示选择检索字段，字段包括药物名称、化学名、CAS 登记号、分子式、分子量、研发阶段、上市时间、机构名称、适应证、作用机制、产品分类等，如图 4-86 所示。勾选"Lead Compounds"复选框表示同一篇文献（专利）中出现了多个化学结构时，检索结果只返回其中活性最好的一个结构。勾选"Drug Under Active Development"复选框表示检索研发阶段处于从临床前至注册的过程中，且在最近的 12~18 个月之内仍处于当前研发状态的药物。选择某一字段后，在检索框内直接输入检索关键词或通过 Index 选择标准检索词。每个字段右边都有相应的标准词表，点击打开词表窗口，在检索框输入检索词查找或在词表中选择标准检索词。以检索阿司匹林的药品信息为例，选择"Drug Name"字段，输入检索词"aspirin"，点击"Search"按钮，完成检索。

2. 基因与靶标（Genes&Targets）　基因与靶标检索是 CDDI 数据库独具特色的检索途径，为揭示疾病的发病机制和药物作用机制提供可视化、全方面的信息。根据表格提示选择检索字段，字段包括基因或靶标名称、作用机制、基因号、蛋白库编号、疾病类型（筛选某一靶点所处阶段，如上市后、临床 1 期、2 期等）、靶标分类（酶、转录因子、核糖体蛋白等）、组织表达、靶点发现时间等。以检索 5-羟色胺受体 4（5-hydroxytryptamine receptor 4）为例，选择字段"Target Name"，通过"Index"选择靶点名 5-hydroxytryptamine receptor 4，点击"Search"按钮，得到与 5-hydroxytryptamine receptor 4 靶点相关疾病谱（急性心力衰竭、肾上腺皮质腺瘤、酒精中毒、酗酒、醛甾酮增多症、过敏、阿尔茨海默病）、治疗方案、通过 5-hydroxytryptamine receptor 4 靶点发挥作用的药物和作用通路图等，如图 4-87

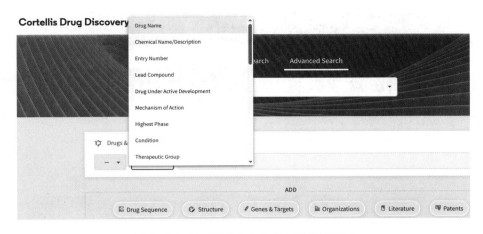

图 4 – 86　CDDI 药物和生物制品检索界面

和图 4 – 88 所示。

　　靶点热图（Target Heat Map）基于四项评分的总分对靶标进行打分，四项评分角度如下：药物评分（Drug Score）基于药物 – 靶点 – 疾病条件关联、基因变异评分（Gene Variant Score）基于基因变异 – 条件关联、实验模型评分（Experimental Model Score）基于实验模型 – 条件关联、生物标志物应用评分（Biomarker Use Score）基于生物标记物使用条件关联。Drug Score 评分参数包括与疾病条件相关的作用机制、与靶标相关的药物数量、目前在这一疾病领域该药物研发的最高阶段和积极发展的药物数量。Gene Variant Score 根据以下因素对和疾病有关的生物学证据强度进行排名：靶点与疾病相关联的基因变异数量。Experimental Model Score 根据以下因素对靶点 – 疾病关联的证据强度进行排名：实验模型的特征、与实验模型相关的药物数量和与实验模型关联的数据源的数量。Biomarker Use Score 基于证据强度排名：基于疾病 – 靶点关联的类型等判断疾病 – 靶点的关系。分数范围从 0 到 1，每个综合分数根据 Cortellis 编辑标准进行不同的加权。为了便于可视化，分数按照色标显示。当鼠标悬停在目标疾病单元格上时，将显示分数值。通过单击感兴趣的单元格，可以检索关于靶标的更多信息，如探索 Target – disease 关系强度、确定靶标和适应证并确定其优先级、寻找药物再利用的潜在条件和直观察看感兴趣的靶标对不同疾病的影响等，如图 4 – 89 所示。

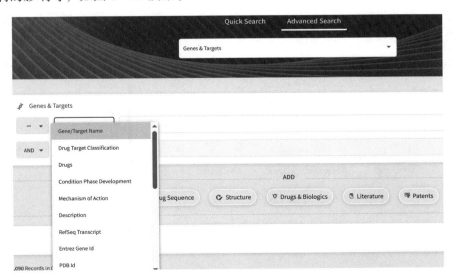

图 4 – 87　CDDI 靶标与作用通路检索界面

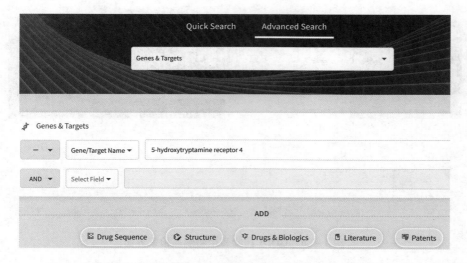

图 4 – 88　CDDI 靶标 5 – 羟色胺受体 4 作用通路检索界面

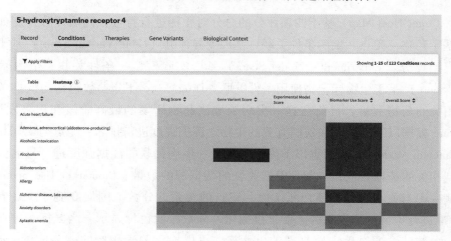

图 4 – 89　CDDI 靶标评分功能

通过点击 Biological Context 下的 Pathway Maps，可了解该靶标的作用通路图，识别同一信号通路中的潜在靶点，了解作用机制或目标生物标记物的生物学合理性，了解疾病或毒性过程背后的生物学原理，识别靶标中的突出通路图谱并将药物和病症信息集成到通路图中，如图 4 – 90 所示。

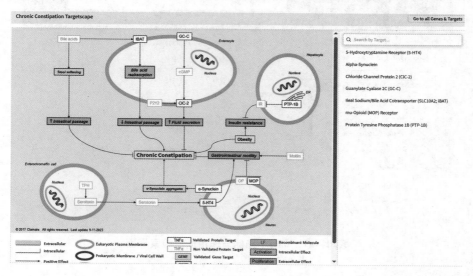

图 4 – 90　CDDI 靶标作用通路图

3. 有机合成（Organic Synthesis） 可以检索到化学物质的合成方案、中间体及试剂信息。点击"Organic Synthesis"，表格检索包括合成方案（Synthesis Summary）、终产物（End Product Name）、终产物编号（End Product Entry Number）、中间产物（Intermediate Chemical Name）、化学物质登记号（CAS Registry Number）、中间产物分子式（Intermediate Molecular Formula）、试剂化学名称（Reagent Chemical Name）等字段，如图4-91所示。以检索紫杉醇的合成方案为例，紫杉醇是红豆杉属植物中的次生代谢产物，由于其提取来源稀少和不可持续，长期以来紫杉醇的合成都是有机合成研究中重点研究课题之一。研究人员希望通过有机合成紫杉醇来降低生产成本，并通过研究其衍生物的性质加深对其作用机制的了解。选择"End Product Name"字段，点击"Index"选择标准检索词，在索引中查找"paclitaxel"，点击"Search"按钮，紫杉醇合成方案之一如图4-92所示。

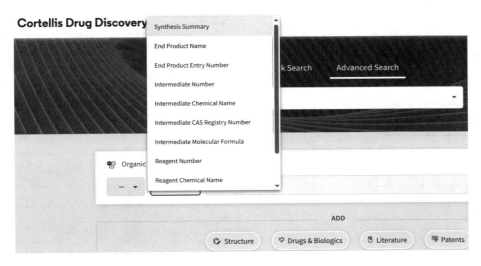

图4-91 CDDI有机合成检索界面

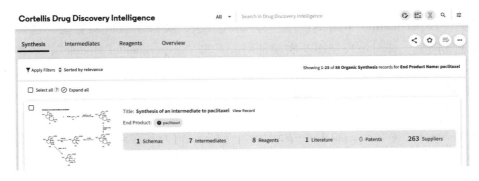

图4-92 CDDI有机合成方案、中间体、试剂信息

4. 实验药理学（Experimental Pharmacology） 可检索到传统经典实验方法和最近发展起来的新技术、新方法，为药理学研究人员提供整体的知识和概念。点击"Experimental Pharmacology"，该检索包括药理作用（Pharmacological Activity）、药理学活性：靶标（Experimental Activity：Target）、药理学活性：疾病（Experimental Activity：Condition）、药理学：毒性（Experimental Activity：Toxicity）、给药途径（Administration Route）、给药方案（Administration Regimen）、参数（Parameter）、方法（Method）、材料（Material）等字段，如图4-93所示。

以检索阿司匹林的半数致死量为例。根据表格提示选择检索字段，选择字段"Parameter"，通过"Index"选择参数LD_{50}，再选择"Drugs & Biologics"下的字段"Drug Name"，通过"Index"选择字段值为 aspirin，点击"Search"按钮，检索到口服或静脉给药大鼠的 LD_{50} 的值，如图 4-94 所示。

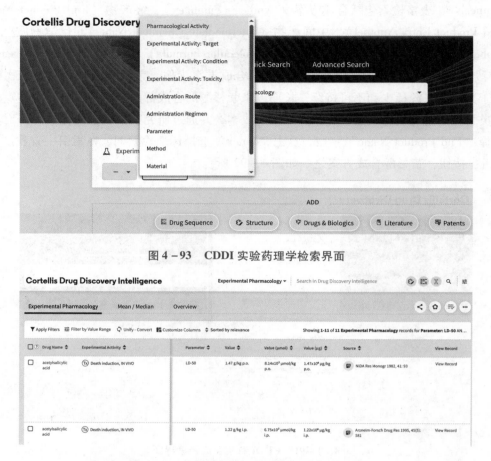

图 4-93　CDDI 实验药理学检索界面

图 4-94　CDDI 阿司匹林的半数致死量检索

5. 实验模型（Experimental Models）　是一种研究方法，类似于假说实验法。这种未加证明的理论被研究者构建成模型，并对该模型逐一实验证明。点击"Experimental Models"，表格检索包括模型名称（Model Name）、物种（Species）、品系（Strain）、模型应用：靶标（Model Use：Target）、模型应用：疾病（Model Use：Condition）、模型应用：毒性（Model Use：Toxicity）、特征（Characterist）、特征细节：基因名称（Characteristic Detail：Gene Name）、特征细节：移植物细胞名称（Characteristic Detail：Graft Cell Name）等字段，如图 4-95 所示。检索以狗为实验对象的急性毒性实验为例，选择字段"Model Name"，通过 Index 选择"Acute toxicity, in dog"，点击"Search"按钮，检索到以比格犬（beagle）为实验对象做急毒实验的受试药物有 204 种，这些药物分别处于临床或已上市等阶段，如图 4-96 所示。

6. 药代动力学（Pharmacokinetics）　是研究药物在动物体内的含量随时间变化规律的科学，主要研究药物在机体内的吸收、分布、代谢及排泄过程。药代动力学对指导新药设计、优化给药方案、改进剂型、研发高效、低毒的药物制剂发挥了重大作用。CDDI 中对患者进行研究包括疾病类别、年龄分布和不同人种类型的研究；动物研究对象包括小鼠、大鼠、狗、猪、兔子、猫、小牛、猴、马、鸽子等。点击"Pharmacokinetics"，表格检索包括模型（Model）、疾病（Condition）、给药产品（Administered Product）、配方（Formulation）、给药途径（Administration Route）、给药方案（Administration Regimen）、检测产品（Measured Product）和测量参数（Measured Parameter）等字段，如图 4-97 所示。以检索阿司匹林在狗体内的代谢为例，根据表格提示选择检索字段"Model"，通过"Index"选择"Dogs"，再选择字段"Drug name"，通过"Index"选择字段值为 aspirin，点击"Search"按钮，其中一项关于阿司匹林在狗体内的代谢产物情况，如图 4-98 所示。

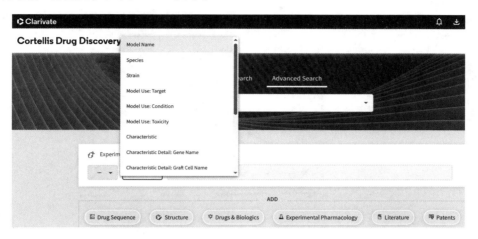

图 4-95　CDDI 实验模型检索界面

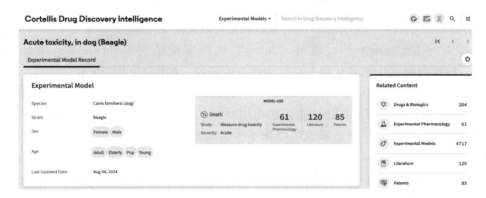

图 4-96　CDDI 比格犬为实验对象的急毒实验的受试药物检索

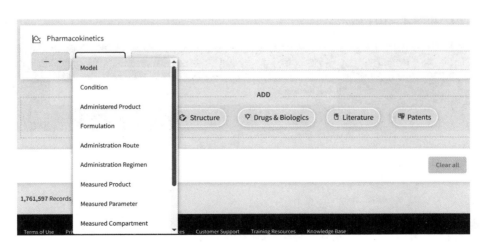

图 4-97　CDDI 药代动力学检索界面

7. 药物代谢（Drug Metabolism）　指药物在体内多种药物代谢酶（尤其是肝药酶）的作用下，化学结构发生改变的过程。点击"Drug Metabolism"，表格检索包括底物（Substrate）、代谢产物（Metabolite）、酶（Enzyme）和酶委会编号（Enzyme Commission Number）等字段。底物（Substrate）和代谢物（Metabolite）可进行名称和化学结构检索，如果它们与药物记录相对应，它将与药物记录相关联。酶（Enzyme）为

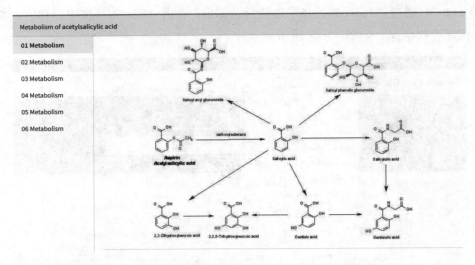

图 4 – 98　CDDI 阿司匹林在狗体内的代谢产物

与代谢反应有关的特定酶，与基因和靶标有关。EC 编号与基因和靶标区域相关联，用于描述与该特定反应类型相关的记录，如图 4 – 99 所示。以检索超氧化物歧化酶 1（superoxide dismutase 1）为例，根据表格提示选择检索字段"Enzyme"，通过"Index"选择字段值为"superoxide dismutase 1"，点击"Search"按钮，检索到超氧化物歧化酶 1 对代谢影响的研究，如图 4 – 100 所示。

8. 药物相互作用（Drug – Drug Interactions）　指患者同时或在一定时间内由先后服用两种或两种以上药物所产生的复合效应，可使药效加强或副作用减轻，也可使药效减弱或出现不应有的毒副作用。点击"Drug – Drug Interactions"，表格检索包括相互作用类型（Interaction Type）、蛋白质（Protein）、处方/建议（Prescription/Recommendation）、经监管机构不良事件验证（Validated by Regulatory Agency Adverse Events）等字段，如图 4 – 101 所示。以检索辛伐他汀（simvastatin）和达托霉素（daptomycin）的相互作用为例，根据提示选择检索字段"Interaction Entity"和"Evaluated Entity"，通过"Index"选择字段值分别为"simvastatin"和"daptomycin"，点击"Search"按钮，检索到辛伐他汀和达托霉素的研究，如图 4 – 102 和图 4 – 103 所示。

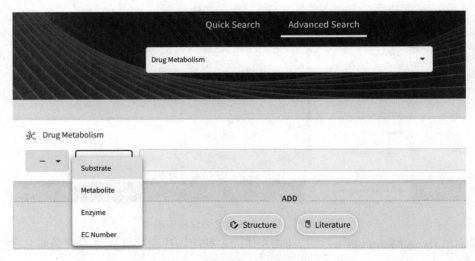

图 4 – 99　CDDI 药物代谢检索界面

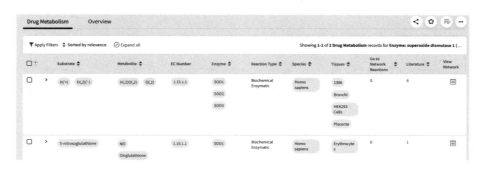

图 4 – 100　CDDI 酶对代谢的影响检索

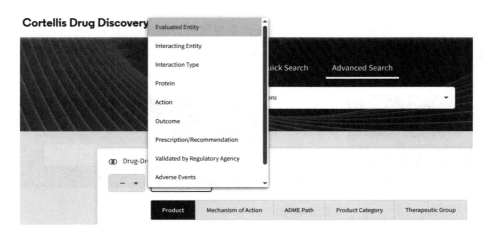

图 4 – 101　CDDI 药物相互作用检索界面

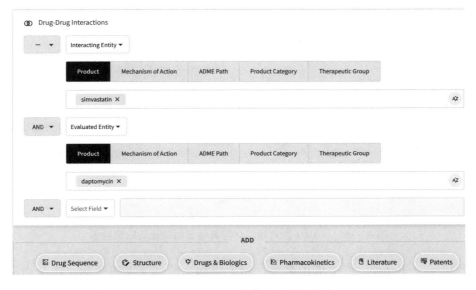

图 4 – 102　CDDI 药物相互作用检索

9. 临床研究（Clinical Studies）　选择"Clinical Studies"模块能检索相关临床试验的内容，可按疾病、研究设计、处置方式等检索Ⅰ、Ⅱ、Ⅲ、Ⅳ期临床试验信息。点击"Clinical Studies"，表格检索包括研究名称（Study Name）、研究阶段（Phase）、疾病（Condition）、文献类型（Source Type）、研究设计名称（Study Design）、样本数量（Population Number）和结论/目标（Conclusions/Objectives）等字段，如图 4 – 104 所示。以检索阿司匹林与其他药物的比较研究为例，选择检索字段研究方案（Study

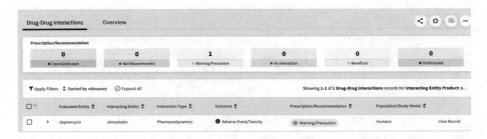

图 4 – 103　CDDI 药物相互作用检索结果

Design），通过"Index"选择 Comparative，再选择字段"Drugs & Biologics"，通过"Index"选择字段值为 aspirin，点击"Search"按钮，检索到临床上与阿司匹林进行比较研究 1219 项，研究方案包括开放比较研究、开放随机对照研究和回顾比较研究等，可以获得与阿司匹林进行比较的药物名称、每项研究的受试患者数量、实验目的和结论等信息，如图 4 – 105 所示。

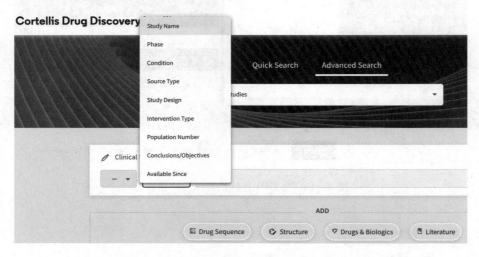

图 4 – 104　CDDI 临床研究检索界面

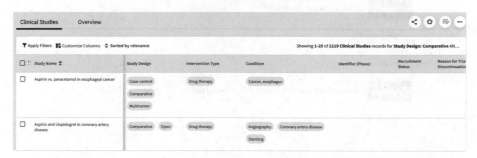

图 4 – 105　CDDI 的阿司匹林与其他药物的比较研究检索

　　10. 机构（Organizations）　可按机构名称、相关机构、总部、主要活动、产品指标（如年产量、产品名、地区）和公司经济指标进行检索。以检索 Bayer 公司生产阿司匹林的情况为例，选择字段"Organization Name"，通过 Index 选择字段值为 Bayer，再选择字段"Drugs & Biologics"，通过"Index"选择字段值为 aspirin，在诸多公司中浏览检索到 Bayer 公司，如图 4 – 106 所示。可检索到 Bayer 公司生产的阿司匹林在镇痛、发热、心绞痛的年销售额。

　　11. 文献（Literature）　CDDI 数据库中的文献检索与其他文献数据库没有差异，可对标题、全文、作者、出处等字段进行检索文献。如欲检索题目中含有阿司匹林的文献，选择字段"Title"，通过

"Index"选择字段值为 aspirin，可检到相关文献 7308 篇，如图 4 – 107 所示。

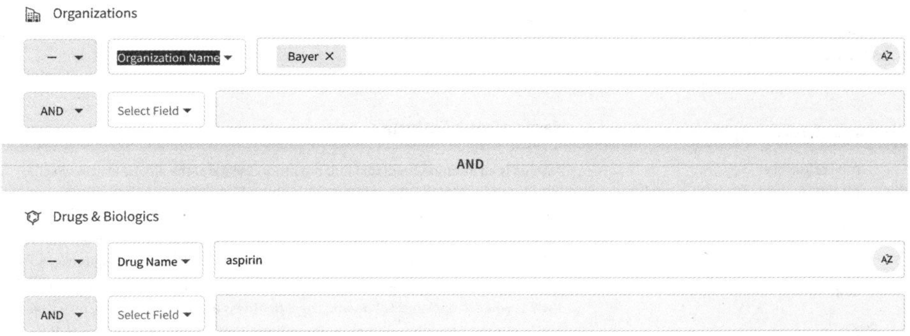

图 4 – 106　CDDI 检索 Bayer 公司生产阿司匹林情况

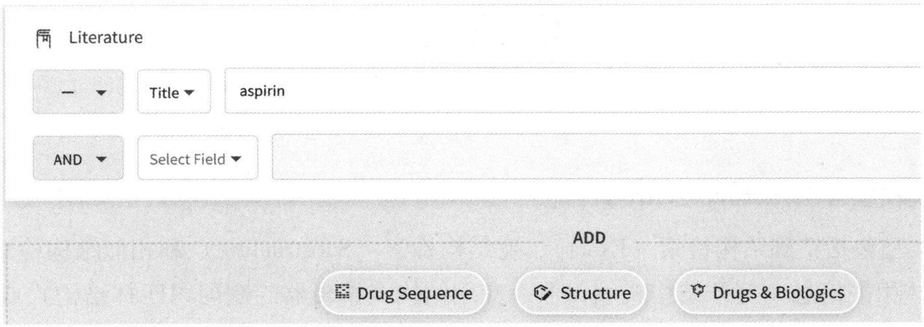

图 4 – 107　CDDI 文献检索界面

12. 专利（Patents）　CDDI 数据库中的专利检索可按题目、摘要、疾病名称、发明人、专利号、公布日期、失效日期检索专利。以检索阿司匹林治疗癌症的专利文献为例，选择字段"Title"，通过"Index"选择字段值为 aspirin，再选择字段"Condition"，通过"Index"选择字段值为 Cancer，可检到相关专利 37 篇，如图 4 – 108 所示。

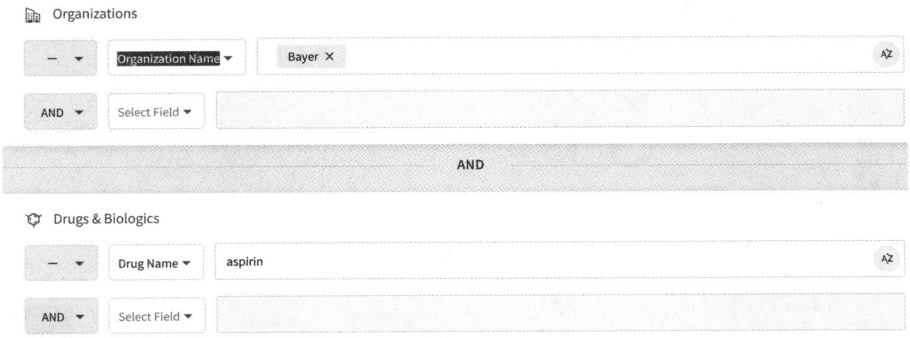

图 4 – 108　CDDI 专利检索界面

13. 疾病综述（Disease Briefings）　包括各种疾病的发现过程、病因学、流行病学调查数据、治疗费用、诊断方法、防治方法、涉及的靶点、相关药物、学会指南、研究现状和研究趋势、药物研发阶段及研发机构等信息。以检索哮喘相关信息为例，选择"Disease Briefings"中的 asthma，可检索到哮喘分类、易患风险、死亡率和病死率、诊断、预防、治疗方法、治疗药物等信息，如图 4 – 109 所示。

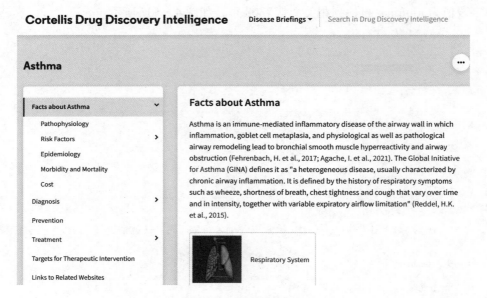

图 4-109　CDDI 疾病综述检索界面

（四）结构检索（Structure Search）

结构检索类型包括精确结构检索（Exact）、亚结构检索（Substructure）和相似结构检索（Similarity）。如检索阿司匹林相关信息，打开结构式编辑器，应用结构式编辑器绘制阿司匹林结构式或导入已有结构文件，限定检索类型为精确结构检索，点击"Apply"按钮，可检索到阿司匹林的物质信息，如图 4-110 所示。

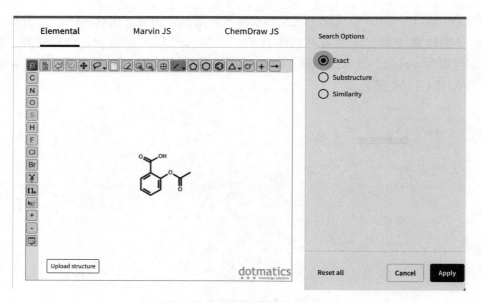

图 4-110　CDDI 结构检索界面

（五）药物序列检索（Drug Sequence）

药物序列可检索到与所检索序列部分或完全一致的药物和生物制品。序列检索功能由 Blast 提供支持。Blast 是在蛋白质数据库或 DNA 数据库中进行相似性比较的分析工具，能与公开数据库进行相似性序列比较，结果中的得分是对相似性的统计说明，如图 4-111 所示。

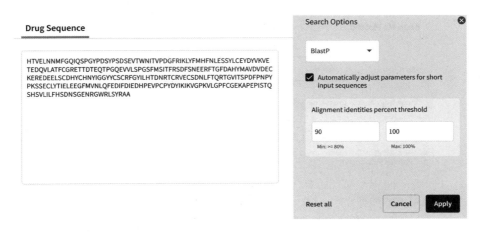

图 4 – 111　CDDI 药物序列检索界面

三、检索结果处理

（一）检索结果输出

CDDI 数据库对检索结果的处理功能非常强大，提供 Excel、Word、BizInt、SDFile 和 ISIS for Excel 等输出格式。输出字段包括记录编号、化学物质 CAS 登记号、分子式、分子量、最高研发状态、化学名称/描述、通用名称、商品名称、分子机制、细胞机制、治疗领域、处方类型、作用机制、疾病发展状态、里程碑事件等，如图 4 – 112 所示。

（二）个性化服务

CDDI 的个性化服务指定制提醒功能（Keep Me Posted）。勾选感兴趣记录前的复选框，即可以保存检索表达式并定制提醒功能，同时对这些记录的更新创建 Email 跟踪。输入提醒名称和描述信息，选择有信息更新时需要提醒的字段名称及更新频率（日更新、周更新、月更新），即完成创建提醒功能。更新字段包括更新最高研发阶段（Highest Phase Updated）、正在积极研发药物更新（Under Active Development Updated）、新结构/序列（Structure/Sequence Added/Updated）、新化学品名称/描述（Chemical Name/Description Added）、新作用机制（Mechanism of Action Added）、新治疗领域（Therapeutic Group Added）、新组织机构（organization Added）、新 CAS 登记号（CAS Registry Number Added）、新产品类别（Product Category Added）和新研发状况（Development Status Available）等，如图 4 – 113 所示。

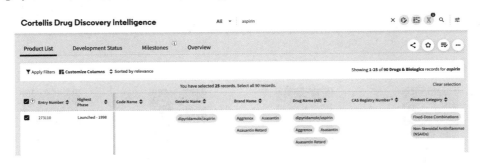

图 4 – 112　CDDI 检索结果的输出

Keep Me Posted ✕

Alert Name | aspirin

Add description

Knowledge Area   Drugs & Biologics

Records   25

Changes Monitored

Select all / Clear all

☐ Highest Phase Updated   ☐ Under Active Development Updated

☐ Structure/Sequence Added/Updated   ☐ Product Name Added

☐ Chemical Name/Description Added   ☐ CAS Registry Number Added

☐ Mechanism of Action Added   ☐ Product Category Added

☐ Therapeutic Group Added   ☐ Condition Added

☐ Organization Added   ☐ Development Status Available

图 4 - 113　CDDI 的订制提醒功能

思考题

答案解析

一、某研究生在网上获得了一则消息：某制药公司研发了一种新型血液系统药物，目前获悉该药物的化学物质登记号为 960539 - 70 - 2，他想进一步了解该药物的具体的名称、药物的理化性质、药理作用、合成方法以及如何购买等详细信息。

1. 请问他优先选择哪个检索系统更合适？应用该系统的哪些检索途径？

2. 获得了该药物的基本信息后，他还可以查阅哪些外文数据库对该物质进行深入的了解？

二、冬季和初春，儿童甲流进入高发期，奥司他韦是生活中一种常用的抗病毒药物，对于抑制甲流具有较好效果，但是如果盲目用药，也会产生一定的副作用。

请利用 Ovid - Embase 检索奥司他韦治疗儿童甲流的副作用的相关文献。

（毕玉侠　吴明智　邓　佳　佟　岩）

书网融合……

本章小结

微课 1

微课 2

题库

第五章　专利文献检索系统

📖 学习目标

1. 通过本章的学习，掌握中国专利的类型、特性及其授予条件；熟悉专利文献的特点、类型及检索途径；了解专利分类法体系。

2. 具有获取和利用国内外各类专利文献检索资源的能力。

3. 树立知识产权保护意识，培养自主创新能力、法律意识、监督能力和国际视野。

第一节　专利基础知识

PPT

专利制度是历史阶段的产物，伴随着商品经济的产生而产生并发展起来。目前全世界已经有 170 多个国家和地区实行专利制度。现在全世界已经累积约 6000 万件专利说明书，并且以每年 160 余万件的速度递增。据统计，世界发明创造成果的 95% 以上可以在专利文献中找到。因此，专利构成了巨大的知识信息宝库，成为药学科研人员不可或缺的重要信息源。本节重点介绍专利基础知识。

一、概述

（一）专利的含义

专利是专利法中最基本的概念。它通常包括专利权、专利技术及专利文献等组成部分。

1. 专利权　是发明创造人或其权利受让人对特定的发明创造在一定期限内依法享有的独占实施权，专利权属于知识产权的一种，也是一种财产性权利，它能为权利人带来知识和技术创新的保护以及获得经济收益的保护。

2. 专利技术　是受国家认可并在公开的基础上进行法律保护的专有技术。

3. 专利文献　指专利局颁发的确认申请人对其发明创造享有的专利权的专利证书或记载发明创造内容的专利文献，指的是具体的物质文件。

（二）专利的类型

专利的类型在不同的国家和地区有不同规定。《中华人民共和国专利法》（以下简称《专利法》）规定，专利包括发明专利、实用新型专利和外观设计专利。

1. 发明　《专利法》对发明的定义："发明，是指对产品、方法或者其改进所提出的新的技术方案。"

2. 实用新型　《专利法》对实用新型的定义："实用新型，是指对产品的形状、构造或者其结合所提出的适于实用的新的技术方案。"

3. 外观设计　《专利法》对外观设计的定义："外观设计，是指对产品的整体或者局部的形状、图案或者其结合以及色彩与形状、图案的结合所作出的富有美感并适于工业应用的新设计。"

（三）专利权的内容

1. 专利人身权　主要是指署名权和修改权。署名权是指专利发明人、设计人在专利文件中写明自己是该专利的发明或设计人的权利。修改权是指专利发明人、设计人对专利文件修改的权利。专利署名权不因专利财产权的转让而消失。

2. 专利财产权　主要包含以下几个方面。

（1）独占权　专利独占权，即自己实施其专利的权利，是指专利权人享有的独自占有并实施其发明创造的制造、使用、销售、许诺销售和进口其专利产品或者使用其专利方法的行为。

（2）许可权　专利许可权，是指专利权人享有的许可他人实施其专利技术的权利。专利权人（称"许可方"）可以通过签订合同的方式，允许他人（称"被许可方"）在一定条件下使用其取得专利权的发明创造的全部或者部分技术的权利，被许可方取得相应的专利实施权并向专利权人支付专利使用费。

（3）转让权　我国《专利法》第十条规定："专利申请权和专利权可以转让。"专利申请权、专利权可以出卖、赠与、抵押，也可以作价投资入股，继承转让是由于法定原因而发生的转让，当专利权人（自然人）死亡后，专利权依照继承法的规定转移给有继承权的人。

（4）标示权　在产品上标明专利权的权利，专利权人有权在其专利产品或该产品的包装上标明专利标记和专利号。

（5）禁止他人实施其专利的权利　未经专利权人许可，任何单位或者个人，都不得实施其专利，即不得为生产经营目的制造、使用或者销售其专利产品，或者使用其专利方法。

（6）救济权　对未经专利权人许可，实施其专利的侵权行为，专利权人或者利害关系人可以请求专利管理机关进行处理，也可以直接向人民法院起诉。

（四）专利权的特性

专利权属于知识产权的一部分，是一种无形的财产，其具有与其他财产不同的特点。

1. 独占性　即排他性，它是指在一定时间（专利权有效期内）和区域（法律管辖区）内，任何单位或者个人未经专利权人许可，都不得实施其专利，即不得以生产经营为目的的制造、使用、许诺销售、销售、进口其专利产品，或者使用其专利方法以及制造、使用、许诺销售、销售、进口其专利产品，否则就属于侵权行为。

2. 时间性　是指专利只在法律规定的期限内是有效的。专利权的有效保护期限结束后，专利权人所享有的权利便自动消失，一般不能续展。发明便随着保护期限的结束而成为社会公有的财富，其他人可以自由地使用该发明来创造产品。专利受法律保护期限的长短由有关国家的专利法或有关国际公约规定。世界各国的专利法对专利的保护期限规定不一致。我国目前发明专利权的期限为 20 年，实用新型专利权的期限为 10 年，外观设计专利权的期限为 15 年，均自申请日起计算。专利权期限届满后，专利权终止。

3. 地域性　是指专利权是一种有区域范围限制的权利，它只有在法律管辖区域内有效。除了在某些特殊情况下，依据保护知识产权的国际公约，以及个别国家承认另一国批准的专利权有效以外，技术发明在哪个国家申请专利，就由哪个国家授予专利权，而且只在专利授予国的范围内有效，对其他国家则不具有法律约束力，其他国家也不承担保护的义务。但是，同一发明可以同时在两个或两个以上的国家申请专利，获得批准后其发明便可以在所有申请国获得法律保护。

（五）专利权的授予

1. 发明和实用新型　我国《专利法》第二十二条规定："授予专利权的发明和实用新型，应当具备新颖性、创造性和实用性。"

（1）新颖性　是指该发明或者实用新型不属于现有技术；也没有任何单位或者个人就同样的发明或者实用新型在申请日以前向国务院专利行政部门提出过申请，并记载在申请日以后（含申请日）公布的专利申请文件或者公告的专利文件中。申请专利的发明或者实用新型满足新颖性的标准，必须不同于现有技术，同时还不得出现抵触申请。

（2）**创造性** 是指与现有技术相比，该发明具有突出的实质性特点和显著的进步，该实用新型具有实质性特点和进步。申请专利的发明或实用新型，必须与申请日前已有的技术相比，在技术方案的构成上有实质性的差别，必须是通过创造性思维活动的结果，不能是现有技术通过简单的分析、归纳、推理就能够自然获得的结果。

（3）**实用性** 是指发明或者实用新型申请的主题必须能够在产业上制造或者使用，并且能够产生积极效果。它有以下两层含义。①该技术能够在产业中制造或者使用。产业包括工业、农业、林业、水产业、畜牧业、交通运输业以及服务业等行业。产业中的制造和利用，是指具有可实施性及再现性。②必须能够产生积极的效果，即同现有的技术相比，申请专利的发明或实用新型能够产生更好的经济效益或社会效益，如能提高产品数量、改善产品质量、增加产品功能、节约能源或资源、防治环境污染等。

2. 外观设计 授予专利权的外观设计，应当不属于现有设计；也没有任何单位或者个人就同样的外观设计在申请日以前向国务院专利行政部门提出过申请，并记载在申请日以后公告的专利文件中；与现有设计或者现有设计特征的组合相比，应当具有明显区别；不得与他人在申请日以前已经取得的合法权利相冲突。

除上述授予专利权的条件外，专利法规定，以下情况不授予专利权。

（1）违反法律、社会公德或妨害公共利益的发明创造。

（2）科学发现。

（3）智力活动的规则和方法。

（4）疾病的诊断和治疗方法。

（5）动物和植物品种。

（6）原子核变换方法以及用原子核变换方法获得的物质。

（7）对平面印刷品的图案、色彩或者二者的结合做出的主要起标识作用的设计。

知识拓展

《关于中药领域发明专利申请审查的若干规定》

2023 年 12 月 21 日，国家知识产权局公布修改后的《专利审查指南》，在第二部分"实质审查"中新增第十一章"关于中药领域发明专利申请审查的若干规定"，就中药发明专利保护的客体、说明书和权利要求书、新颖性、创造性和实用性等的审查标准作出细化、明确的规定。

中药领域发明专利申请的审查存在其特殊之处，在审查指南中增加中药领域审查专章，有助于通过促进标准执行一致引导行业创新发展。

二、专利文献

（一）专利文献的概念

世界知识产权组织编写的《知识产权教程》阐述了现代专利文献的概念：专利文献是包含已经申请或被确认为发现、发明、实用新型和工业品外观设计的研究、设计、开发和试验成果的有关资料，以及保护发明人、专利所有人及工业品外观设计和实用新型注册证书持有人权利的有关资料的已出版或未出版的文件（或其摘要）的总称。

专利文献信息含量较高，一般包括以下两个方面的内容。

1. 专利技术信息的特征 专利技术信息是指有关申请专利的发明创造技术内容的信息。

2. 专利法律信息的特征　专利法律信息，又称专利权利信息，是有关专利技术的法律内容的信息。

（二）专利文献的特点

专利说明书等专利文献从内容到形式，都有别于其他文献资料，其主要特点有文字精练，叙述严谨；技术新颖，内容广泛；系统完整，实用详尽；出版迅速，报道及时；著录规范，格式统一；重复出版，语种多样；具有相对的局限性；集技术、法律和经济信息于一体。

（三）专利文献的类型

1. 按功能分类　现代专利文献可分为三种类型：一次专利文献、二次专利文献和专利分类资料。一次专利文献是指各种形式的专利说明书；二次专利文献，即刊载专利文献、专利题录、专利索引及各种专利事务的专利局官方出版物，主要指专利公报和专利索引；专利分类资料是用于按照发明技术主题分类和检索一次专利文献的工具，即专利分类表、分类定义及分类表索引等。

2. 按属性分类

（1）**专利说明书**　属于一次专利文献，它是专利文献的主体，主要作用：①公开技术信息；②限定专利权的范围。任何专利信息用户在检索专利文献时，最终要获取的也是这种全文出版的专利文件。只有在专利说明书中才能找到申请专利的全部技术信息及准确的专利权保护范围的法律信息。

各国专利说明书的内容已逐渐趋于一致，并形成了固定的格式，一般包括扉页、权利要求书、说明书正文、附图，有些国家出版的专利说明书还附有检索报告。

（2）**专利公报与专利索引**　均属于二次专利文献。二次专利文献除具有二次文献的一般特点外，还具有其特殊性。它不是在出版一次专利文献后，由任一专利文献收藏部门经过加工整理，然后再出版的文献，而是由出版一次专利文献的统一机构——专利局出版的。某些二次专利文献同一次专利文献一样，也是一种法律性出版物。二次专利文献中的专利公报通常与一次专利文献同步出版。最重要的是，二次专利文献不仅是对一次专利文献内容的概括，同时也是对一次专利文献内容的补充，如对一项已公布的专利申请的法律状况及权利变更进一步公告。

（3）**专利分类资料**　通常人们用分类的方法管理专利文献，分类的方法具有系统性、人为性和严密性等特点，在专利文献的管理和使用过程中起重要作用。

专利分类资料主要有以下几类。

1）**专利分类表**　是专利分类方法的具体表现形式，它是把整个应用技术领域分成若干类，按一定原则，用特定的符号系统，表示相应的技术主题的类目排列表。

2）**分类定义**　是为特定专利分类法制定的明确各类技术主题范围、表明与其他类关系的分类表。

3）**分类表索引**　又称为关键词索引，是指与某技术主题相对应的专利分类号的主题词排列表。

（四）专利文献的检索途径

专利文献有多种检索途径，其中主要有以下三种。

1. 分类途径　利用分类途径检索的关键是确定待查课题的专利分类号。因此检索时首先要分析课题，明确技术主题；接着利用《国际专利分类表》大类目录，查得该技术主题所属的"部"和大类号；接着从《国际专利分类表》的相关"部"细分表中，查得包括待查课题内容的具体分类号；有了确定的分类号就可利用相关的专利分类索引，查出所需的专利文献号（或专利号）；最后用文献号（或专利号）查阅专利文献，索取专利说明书。

2. 专利权人途径　利用专利权人途径检索，关键要准确知道专利权人（或申请人）的名称。检索时用专利权人（或申请人）索引，在索引中查得待查专利权人名称，即可在其项下找到发明项目的名称、专利号或申请号等，然后根据需要查阅文摘或说明书。当需要有目的地了解某一特定公司单位的专利情况时，利用专利权人途径检索最为直接和方便。

3. 号码途径　专利文献的检索工具一般都提供号码索引，主要有专利号索引、申请号索引、公开号索引和入藏号索引等。当已知某专利的专利号时，可用来查阅文摘或索取说明书。并可以此为出发点，进一步通过分类途径或专利权人途径，用倒查法检索出更多的相关专利文献。

三、专利分类法

由于各国专利主管机构每年要受理大量的专利申请和出版大量的专利文献，为了管理和再次利用这些专利文献，需要制定一种专利文献的管理办法，即按规定的方案将文献进行归档，以后又可以采用一个合理的程序将它们查找出来，这一方案就是专利文献的分类系统。本节重点介绍国际专利分类体系、美国专利分类体系和联合专利分类体系。

（一）国际专利分类体系

国际专利分类法（IPC）是根据 1971 年签订的《国际专利分类斯特拉斯堡协定》编制的，并于 1975 年 10 月 7 日生效，是目前国际通用的专利文献分类和检索工具。截至 2023 年，该协定已有 65 个成员国。1996 年 6 月 17 日，中国政府向世界知识产权组织递交加入书，1997 年 6 月 19 日中国成为该协定成员国。

为了适应计算机、网络新技术的快速发展，让 IPC 成为世界各国专利局以及使用者在确定专利申请的新颖性、创造性时进行专利文献检索的一种有效检索工具，IPC 联盟大会成员国、世界知识产权组织（WIPO）在 1999—2005 年间对《国际专利分类表》进行了改革。第一版至八版的《国际专利分类表》出版情况见表 5-1。

表 5-1　《国际专利分类表》使用有效期限（第一版至八版）

版次	起止年月日
第一版	1968.9.1—1974.6.30
第二版	1974.7.1—1979.12.31
第三版	1980.1.1—1984.12.31
第四版	1985.1.1—1989.12.31
第五版	1990.1.1—1994.12.31
第六版	1995.1.1—1999.12.31
第七版	2000.1.1—2005.12.31
第八版	2006.1.1—2010

注：2010 年以后以出版年代表版次，每年均有出版。

1. IPC 的体系结构　《国际专利分类表》是按照发明的技术领域和技术主题设立类目的，内容包括与发明创造有关的全部知识领域。IPC 将全部技术领域分为八个大部，用八个大写拉丁字母 A~H 表示。每个部的纵向分类等级采取层级结构，上一级类目对下一级类目是包含的关系，而下级类目对上一级类目是隶属关系。它将技术主题的类目根据包含和隶属关系按递降次序分为部（section）、大类（class）、小类（subclass）、大组（main group）和小组（subgroup）五级。各小组下的细分等级，用小组类名前的圆点表示，圆点的数量表示小组细分的级别，一个圆点称为一点小组，二个圆点称为二点小组……

（1）IPC 的标记符号　标记符号就是类目的代号，IPC 的标记符号采用拉丁字母和阿拉伯数字相结合的混合制标记方法。

一级类目为部，用 A~H 八个大写拉丁字母表示。八个大部分别是 A 部：人类生活必需（Human Necessities）；B 部：作业；运输（Operation；Transportation）；C 部：化学；冶金（Chemistry；Metallurgy）；D 部：纺织；造纸（Textile；Papermaking）；E 部：固定建筑物（Fixed Construction）；F 部：机械

工程；照明；加热；武器；爆破（Mechanical Engineering；Lighting；Heating；Weapon；Blasting）；G 部：物理（Physics）；H 部：电学（Electricity）。

二级类目为大类，标记类号由相应部的符号后面加两位阿拉伯数字组成。

三级类目为小类，类号由相应的大类符号后面加一个大写拉丁字母（第二版用小写字母）组成。

四级类目为大组，也叫主组。其类号由小类符号后面加上斜线分隔的两个数字组成，斜线前面的数字为 1~3 位数字，斜线后面的数字为两个零。

五级类目为小组，也叫分组，它反映某一主题有关的特定发明内容。其类号是把大组符号斜线后面的两个零换成 2~4 位数字。

IPC 分类表的编排及等级见表 5-2。

表 5-2　IPC 分类表的编排及等级

分类号	分类名称
部 A	人类生活必需
大类 A61	医学或兽医学；卫生学
小类 A61C	牙科；口腔或牙齿卫生
大组 A61C3/00	牙科工具或器械
一级小组 A61C3/02	·牙钻或切割机械；类似喷砂机作用的机械
二级小组 A61C3/04	··按使用次序夹持牙钻的支架
三级小组 A61C3/06	···牙盘或磨光盘；它们的夹持器
四级小组 A61C3/08	····牙填补器或牙锤
五级小组 A61C3/10	·····牙科小镊子或类似物
六级小组 A61C3/12	······牙锯
七级小组 A61C3/14	·······用于拔牙的牙医钳或类似物
八级小组 A61C3/16	········去掉牙冠的牙医钳

（2）IPC 的分类原则　国际专利分类的目的是方便技术主题的检索，所以 IPC 是按照专利文献中所包含的技术主题来设立类目，它将同样的技术主题归在同一分类类目内。这种技术主题可分为功能性和应用性两类。IPC 采用功能与应用相结合而以功能为主的分类原则。因此，我们在判断待查课题的 IPC 分类号时，应考虑功能性和应用性两种技术主题，并优先考虑功能性技术主题。

（3）IPC 分类表设计规则　同一技术主题分在同一分类位置。但以下优先原则能够用来限制不必要的多重分类和选择最充分代表待分类技术主题的组。

分类优先原则：技术主题复杂性较高的组优先于技术主题复杂性较低的组；技术主题专业化程度较高的组优先于技术主题专业化程度较低的组。

2. IPC 的检索方法　确定技术主题的 IPC 分类号是保证专利查全率和查准率的关键。IPC 分类号的确定有三种方法：直接检索法、关键词索引法和专利文献统计分析法。

（1）直接检索法　检索 IPC 分类表确定待检课题的 IPC 分类号是最直接、最简单可行的方法。中国国家知识产权局网站和 WIPO 的 IPC 网站等专利网站都有 IPC 电子版。查找分类号时可以按照"部、大类、小类、大组、小组"的顺序逐级查找，也可以利用网站提供的检索功能，根据关键词直接检索分类号。

直接检索法要求熟悉课题的技术内容和 IPC 分类表的结构、分类原则和规则，并注意分类表中的各种附注、参见、优先注释及各小组之间的关系。由于 IPC 版本的不断更新，各国家专利局没有根据新版本对已有专利文献进行重新分类。为了尽可能避免漏检，在确定课题的 IPC 分类号时需要关注 IPC 的修订情况。

（2）关键词索引法　IPC 分类表分类较细，为了帮助检索者从主题名称入手检索 IPC 分类号，可与关键词检索配合使用。关键词检索索引单独出版，版次与专利分类表的版次一致。WIPO 网站上英文或法文网络版的"Catchwords"可帮助用户获取最及时更新的关键词和英文、法文版 IPC 信息，打开主页后点击"Catchwords"即可。

　　然而，关键词索引不包括 IPC 中的所有类目，所以它不是独立的专利分类工具和专利检索工具，必须与 IPC 详表配合交叉使用。用户需要从与该类号上下关联的类目关系中，查看与该类目有关的注释和参照，理清是否有相反的注释或特殊的分类规则，判断该类号所代表类目的确切含义。正确选择 IPC 分类号是检索专利文献的关键所在。

　　例如：欲检索冬虫夏草的专利文献。利用 WIPO 中的"Search"检索"traditional herbal"，再到 IPC 分类表中查找 A61K 36/00 更详细的类目。

　　如图 5 - 1 和图 5 - 2 所示。

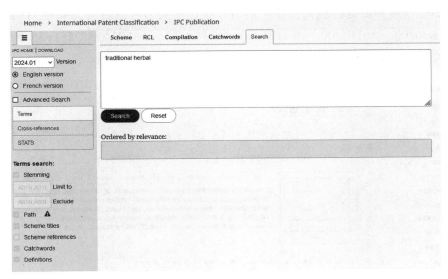

图 5 - 1　WIPO 中"Search"检索界面

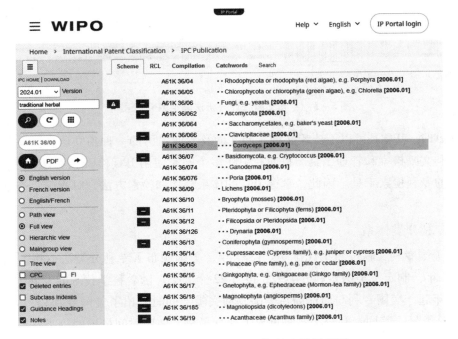

图 5 - 2　WIPO 中"Search"检索结果界面

从中浏览找到 A61K 36/068······Cordyceps 即冬虫夏草的 IPC 分类号。再应用 IPC 分类号 A61K 36/068 到中外文专利数据库中进一步检索专利文献。

（3）专利文献统计分析法 国内外一些专利网站有专利检索结果的统计汇总分析功能，这是以统计学方式查全某课题相关 IPC 分类号很有效的方法。在专利数据库中应用一个或多个关键词进行检索，再利用检索系统自带的统计功能统计专利文献的 IPC 分类号的分布情况，进而查全该课题的所有可能的 IPC 分类号。但在专利分类标引过程中由于不同标引人员的人为因素，对同类技术主题给出的分类号也可能有细微的差异。因此，通过该方法得到的 IPC 分类号仅供参考，还需要结合 IPC 详表内容进行综合研究来选择合理的 IPC 分类号。

例如：欲检索二氢杨梅素的专利文献。首先进入国家知识产权局专利检索及分析系统，在常规检索框中输入"二氢杨梅素"，检索到二氢杨梅素的专利 709 篇，如图 5-3 所示。在页面左侧检索结果统计模块将"IPC 分类号"展开即可得到检索结果的 IPC 统计结果，可以看出，A61K31/00、C07D311/00、A23L33/00、A61K36/00、A61P1/00、A61P31/00、A61K9/00、A61P3/00、A61P35/00、A61P39/00 等 IPC 分类号与"二氢杨梅素"密切相关。

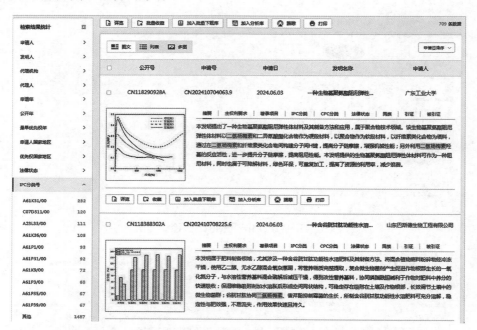

图 5-3 专利文献统计分析法确定 IPC 分类号

检索专利文献时，IPC 是可以不依赖文种、同义词及专业术语的一种独立语言，是各国专利文献获得统一分类的专利文献检索和管理工具。目前有 100 多个国家使用 IPC 检索和管理专利文献，IPC 甚至是有些国家唯一的专利检索工具。因此，掌握 IPC 的体系结构和检索方法，对查全、查准中外文专利文献起重要作用。

（二）美国专利分类体系

1830 年前，美国专利文献按照年代排序。1831 年，美国颁布了专利分类法，将不同的技术领域分成 16 个组。1837 年，制定了美国专利分类表，设置 22 个大类。随着科学技术的发展，分类信息不断修改和完善。1969 年起，美国专利与商标局在美国专利文献上同时列出了美国专利分类体系（USPC）及其相对应的 IPC 分类号。美国专利分类法是世界上建立最早、使用时间最长的分类法。目前，美国专利商标局已专用 CPC。

1. USPC 的体系结构 USPC 包括专利分类表、专利分类表定义、分类表索引和分类表修正页，此处重点介绍分类表和专利分类表定义。

（1）专利分类表 是按照技术主题功能进行分类的分类系统，分两个等级即大类和小类，共包括 450 个大类和约 15 万个小类，大类序号从 002 至 987。大类描述不同的技术主题，将相似的技术领域设为同一大类，有大类类名和类目。小类在大类下进行细分，描述大类所包含技术主题的工艺过程、结构和功能特征，以缩位点表示。

美国专利分类号格式为"大类号/小类号"，单从格式上分辨不出分类等级和上下位关系，分类等级和上下位关系必须通过详细分类表才能确定。如，大类 23 化学：物理过程（CHEMISTRY：PHYSICAL PROCESSES）

二级小类 293R 物理过程（PHYSICAL PROCESSES）

三级小类 294R·升华作用（sublimation）

三级小类 295R·结晶化（crystallization）

四级小类 296··选择性（selective）

五级小类 297···萃取（With extraction）

五级小类 298···出自天然产物（From natural sources）

在大类 23"化学：物理过程"下面的细分是小类，其中无圆点的称为二级小类，如 293R；一个圆点的称为三级小类，如 294R·；有两个圆点的称为四级小类，如 296··，依次类推。

下位类从属于离它最近的上位类，下位类的含义需结合离它最近的上位类的类名。小类 298 从属于小类 296，而小类 296 从属于小类 295R，小类 295R 又从属于小类 293R。

（2）专利分类表定义 是对分类表的补充说明，说明其分类体系中所有大类及小类所包含的技术范畴。小类的分类定义从属于它上一等级小类的分类定义。在分类定义中设有附注，这些附注通过解释词的含义或示例来补充分类定义，通过"附注"注明相关内容的分类位置。

2. USPC 的检索方法 可通过访问美国专利与商标局网站，选择 USPC 获取全部分类信息及资料，如图 5-4 所示。

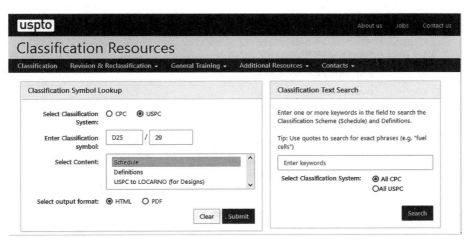

图 5-4 美国专利与商标局网站的 USPC 分类号检索界面

（三）联合专利分类体系

联合专利分类（Cooperative Patent Classification，CPC）是 EPO 和 USPTO 共同开发的一套专利分类体系。该分类体系大部分以 ECLA/ICO 为基础，结合了美国专利分类体系内容，兼容 IPC，目标是为专利公开文献制定统一通用的分类体系标准。

1. CPC 的体系结构

（1）CPC 分类表的结构　CPC 分类表包括主体部分和索引码。其中 CPC 分类表主体部分采用了与 IPC 相同的分类结构，包括 5 个等级，由高到低分别是部、大类、小类、大组、小组。部为专利分类的第一层级用 9 个大写拉丁字母表示，见表 5-3。其中 A～H 部与 IPC 的 A～H 部相同，Y 部是 CPC 新增的一个部，用于新技术和跨领域技术等。分部位于部之下，由情报性标题构成，只注明其包含的内容，但没有符号。部按照不同的技术主题分成若干个大类，大类的类名对它所包括的小类包含的技术主题做全面的说明。

表 5-3　CPC 分类表中的技术主题

分类号	分类名称
A 部	人类生活必需
B 部	作业；运输
C 部	化学；冶金
D 部	纺织；造纸
E 部	固定建筑物
F 部	机械工程；照明；加热；武器；爆破
G 部	物理
H 部	电学
Y 部	新发展技术；跨领域技术；USPC 交叉索引和摘要

（2）CPC 分类号和引得码的命名规则　部采用 A～H 和 Y 共 9 个字母表示，大类用两位数字表示，小类采用 A～Z 中的任一个字母表示，大组和小组中用"/"分开，"/"前面用一位以上的数字表示大组，"/"后面用 6 位以内的十进制序列表示小组。小组还可以进一步细分为 1 点组、2 点组等。在分类表中小组的层级通过分类号和类名之间的点数来表示，点数越多层级越低，如图 5-5 所示。

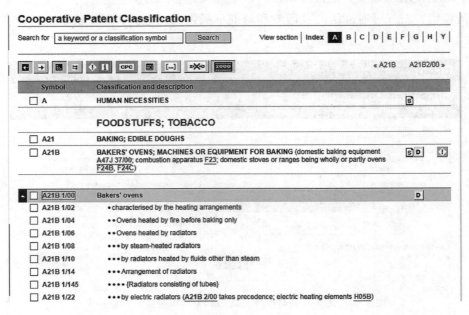

图 5-5　CPC 分类表层级分析

（3）CPC 分类定义　CPC 分类表中的大多数分类号具有明确的定义。定义有助于帮助检索者更好地理解分类原则，对正确选择分类号大有裨益。定义说明该分类号包含的技术主题、与该分类号包含的技术主题相关的其他分类号及该分类号的特殊分类规则。其中"与该小类的技术主题相关的其他分类号"是横向索引，可将一个技术主题扩展到与其相关的其他技术主题。

2. CPC 分类表的检索方法　CPC 分类号可通过美国专利与商标局网站、欧洲专利局网站和 CPC 官网进行检索，此处重点介绍美国专利与商标局网站和 CPC 官网的检索方法。

（1）美国专利与商标局网站　选择 CPC 即可进行检索，如图 5－6 和图 5－7 所示。

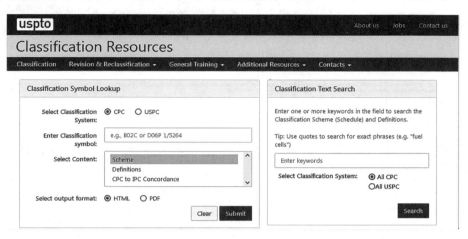

图 5－6　美国专利与商标局网站的 CPC 分类号检索

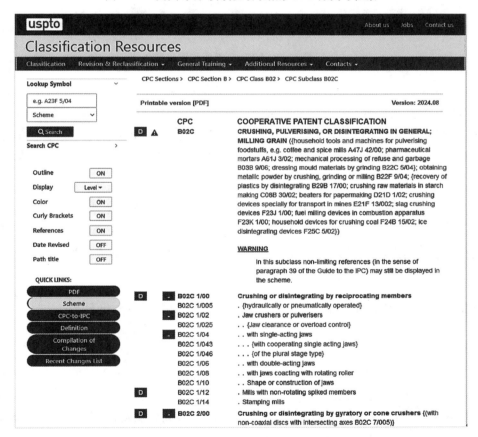

图 5－7　美国专利与商标局网站的 CPC 分类号检索界面

（2）CPC 官方网站　内容主要包括：最新消息（Latest news）、目的（Objectives）、CPC Scheme and Definitions（CPC 分类表和定义）、CPC Revisions（CPC 修订）、CPC Training（培训）、Events（事件）、Publications（出版物）。其中 CPC 分类表和定义是 CPC 项目最核心的发布内容，点击其下面的"Table"按钮，可浏览 CPC 分类表类目及小类对应的分类定义。如图 5－8 所示。

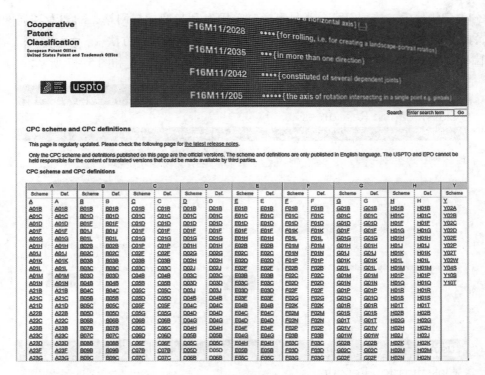

图 5 - 8　CPC 分类表和定义

CPC 作为一种标准统一、更加细化且兼容性更强的分类体系，使世界范围内更多的专利审查员和专利检索用户可以集中采用统一的分类系统进行专利的检索，避免了 EPO 对采用 USPC 分类的文献重新进行 ECLA 分类。CPC 的应用促进了 EPO 和 USPTO 的合作，EPO 和 USPTO 的联合修订使得 CPC 能够快速地对新兴技术做出反应，推动了世界各国专利组织的交流、合作和成果共享。

第二节　国内专利文献检索系统

PPT

专利文献检索系统是提供专利文献查询、检索和分析服务的平台，本节主要介绍常用的国内专利文献检索系统。

一、中华人民共和国国家知识产权局专利检索及分析系统

（一）概述

该系统是中华人民共和国国家知识产权局开发的专利检索平台，集专利检索与专利分析于一体。该系统共收集了 105 个国家、地区和组织的专利数据，同时还收录了引文、同族、法律状态等数据信息。中国专利数据是每周二、周五更新，滞后公开日 3 天；国外专利数据每周三更新；引文数据每月更新；同族数据每周二更新；法律状态数据每周二更新。

（二）检索功能

可通过国家知识产权局官方网站首页导航栏的"服务"-"信息服务"-"专利"，点击"专利检索及分析系统"进入系统。检索者需按照系统提示免费注册，完成注册并登录后才可使用该系统所有功能。

"专利检索及分析系统"提供了"常规检索、高级检索、命令行检索、药物检索、导航检索和专题库检索共 6 种检索功能。

1. 常规检索 为一种快速、方便的检索模式，如果检索条件特别明确（比如专利申请人或专利号）或者检索者初次接触专利检索，推荐使用常规检索。常规检索提供了 7 种检索字段，包括自动识别、检索要素、申请号、公开号、申请人、发明人和发明名称。如图 5 – 9 所示。

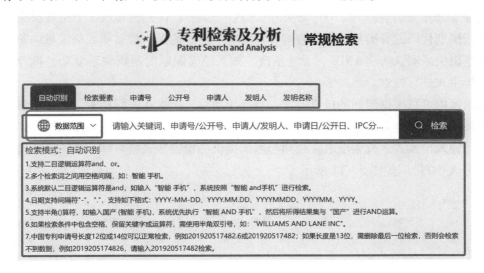

图 5 – 9　专利检索及分析系统常规检索界面

检索词输入框的左侧为数据范围选项，可以限定专利类型和专利国别。自动识别检索字段下，可根据已知条件在检索框中输入关键词、申请号/公开号、申请人/发明人、申请日/公开日、IPC 分类号等相关检索词，系统会根据输入的检索词自行匹配检索字段进行检索；检索要素字段，系统将输入的检索词在标题、摘要、权利要求和分类号中进行匹配检索；申请号字段，只能输入专利申请号码，可输入完整号码或部分号码，该部分支持精确检索和模糊检索；公开号字段，只能输入专利公开号，输入规则与申请号检索字段类似；申请人字段，可输入一个或多个专利申请人名称；发明人字段，可输入一个或多个专利发明人人名；发明名称字段，系统将输入的检索词在专利标题中进行匹配检索。各检索字段在检索框下都提供了详细的检索规则说明，需要注意的是，常规检索的检索框中最多可以输入 20 个检索词（包括日期、人名、关键词、号码等），较为复杂的检索条件建议使用高级检索。

2. 高级检索 提供了更多的检索入口和智能辅助的检索功能。高级检索界面一共分为三个区域，分别为检索范围限定区、检索项表格区和检索式编辑区。如图 5 – 10 所示。

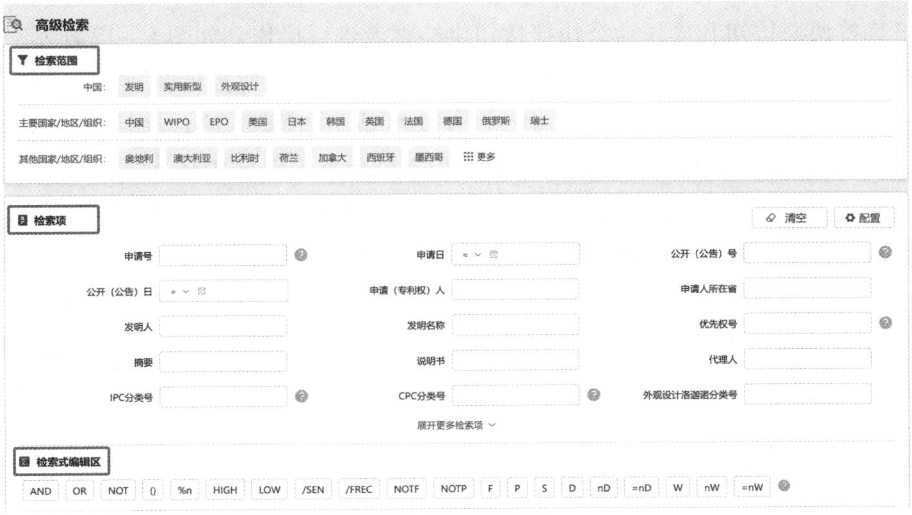

图 5 – 10　专利检索及分析系统高级检索界面

在检索项表格区域内将检索词输入检索框中进行检索，将鼠标移动到检索框中，系统会自动显示该检索框输入规则。本区域内系统一共提供了 42 个检索项，检索者可以根据检索条件点击该区域右上角的配置按钮增加或删减检索项进行调整并保存。系统设置的默认保存检索项不可修改。

对于申请号、公开（公告）号、IPC 分类号、CPC 分类号，优先权号这 5 个检索项检索框后有"?"按钮，可以进行国别代码或分类号的具体查询。需要特别注意的是，检索项表格区域内每一个检索项与检索项之间的逻辑关系默认为"AND"，无法更改。如果检索课题的逻辑关系复杂，推荐直接在检索式编辑区中输入检索式进行检索。

检索式编辑区内可以根据课题的检索要求，直接手动输入检索式进行检索，或在检索项表格区域内的表格中输入检索要素后，点击左下角的"Σ 生成检索式"按钮生成检索式后进行检索。需要注意的是，如果是手动输入检索式，检索项名称必须与系统提供的检索项表格名称一致，且所有运算符均为半角符号（不区分大小写）。如图 5 – 11 所示。

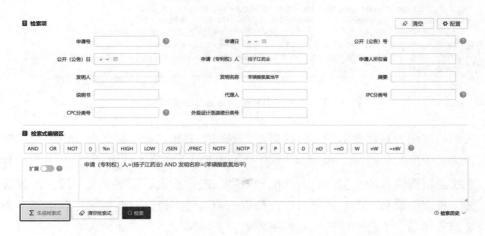

图 5 – 11　专利检索及分析系统高级检索 – 检索式编辑区

在检索式编辑区的右下角为"检索历史"按钮，点击后可以查看当前注册用户所有的检索历史信息，可进行引用或检索操作。在左上角输入框中输入检索式序号和运算符，可进行检索式运算。

3. 命令行检索　主要包括命令行检索和批处理管理。命令行检索提供了专业化的检索模式，在该模式下支持以命令的方式进行检索，并提供浏览、批处理等操作功能。在检索条件较为复杂或检索者已熟练掌握检索式的编辑时，可选用命令行检索进行操作，能有效提高检索效率并简化检索步骤。命令行检索界面提供了算符快捷按钮和操作命令快捷按钮供检索者进行操作。如图 5 – 12 所示。

在命令编辑区右侧点击"展开检索字段"，可点击检索字段中所需的检索项，直接添加到命令行中，如点击"申请（专利权）人"检索项，命令行中会生成"PA =（）"，在括号内输入检索词即可完成申请（专利权）人的限定。也可根据检索要求，直接在命令编辑区内依次输入检索项、检索词和逻辑关系，完成检索式的构建。批处理管理主要是为检索者提供存储已有固定思路的工具，提高工作效率节省时间。在检索过程中，针对某一特定目标的检索，往往存在相同的检索思路，针对这些固定的检索思路，可以通过批处理管理功能统一管理，随时调取使用。点击批处理右侧" + 创建"按钮创建新的批处理文件，在"新增批处理文件"界面，在批处理名称输入框输入新建批处理名称（最多支持 10 个汉字），在编辑区右侧命令选择区内选择命令添加到批处理命令编辑区域，输入相应的批处理文件内容编辑完成后点击"确定"按钮保存。

在管理批处理文件的过程中，如果需要执行某个批处理文件，可以通过点击"执行"按钮执行该批处理文件；如果是无用的批处理文件，可以选择"删除"按钮删除该批处理文件；如果需要修改某个批处理文件，可以点击"修改"按钮修改该批处理文件，编辑完成后保存即可。

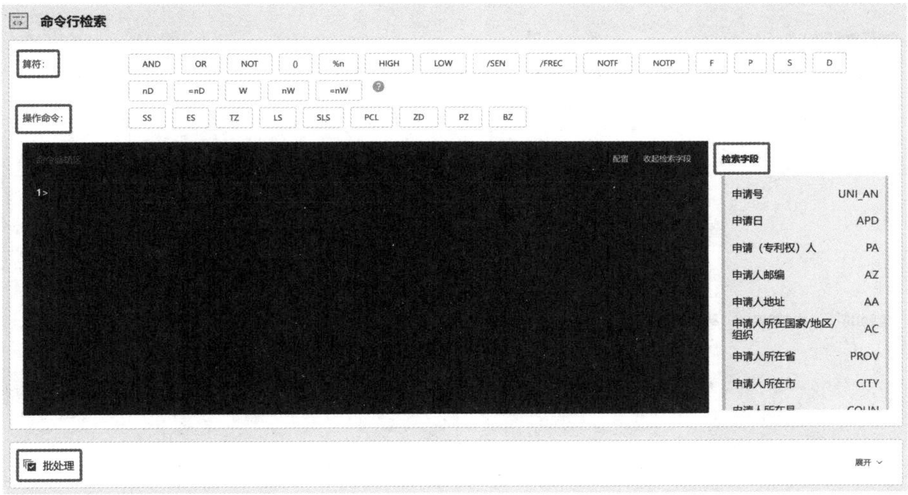

图 5-12 专利检索及分析系统命令行检索界面

4. 药物检索 是基于药物专题库的检索功能，分为高级检索、方剂检索和结构式检索三种检索途径。需要注意的是，药物数据保存在药物专题库中，与专利检索数据库相互独立，因此药物检索的结果只能进行浏览和下载，不支持在系统中进行专利分析。

（1）高级检索 药物检索中的高级检索和专利检索及分析平台的高级检索在使用方法上相同，两者最大区别在于检索项类别不同。药物检索中的高级检索除提供通用的检索项外，还专门针对医药行业专利特征增加了适用于该领域的检索项，比如提取方法、新治疗用途、CAS 登记号等。如图 5-13 所示。

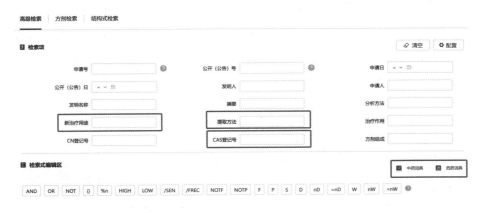

图 5-13 专利检索及分析系统药物检索的高级检索

高级检索的检索式编辑区右侧系统提供了中药词典和西药词典供查询和参考，通过浏览系统提供的常用药物的列表可以扩大检索范围，避免漏查提高查全率。

（2）方剂检索 主要针对中医药领域的专利检索，可以通过中药方剂中药物数量、中药方剂中必含药物和中药方剂中可选药物三个维度来进行检索，系统提供了常用药材表供查询和参考。如图 5-14 所示。

（3）结构式检索 是以药物的结构式作为已知条件来进行检索，在结构式编辑区完成结构式编辑或导入结构式文件后，选择精确结构、子结构和相似性三种匹配机制完成检索。如图 5-15 所示。

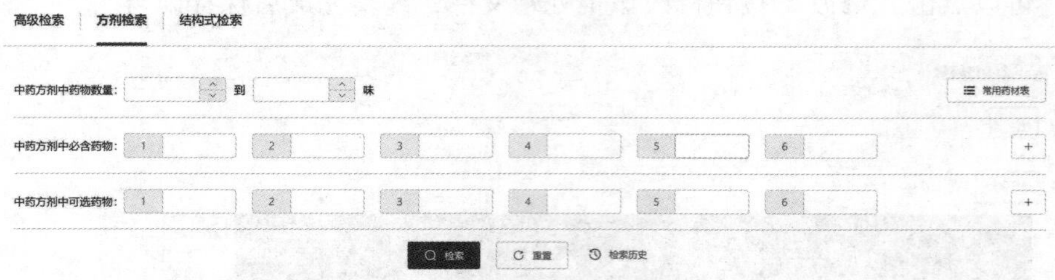

高级检索　方剂检索　结构式检索

中药方剂中药物数量：□□□ 到 □□□ 味　　　　　　　　　　　　　　≡ 常用药材表

中药方剂中必含药物：1 □ 2 □ 3 □ 4 □ 5 □ 6 □ ＋

中药方剂中可选药物：1 □ 2 □ 3 □ 4 □ 5 □ 6 □ ＋

🔍 检索　　C 重置　　🕐 检索历史

图 5 - 14　专利检索及分析系统药物检索的方剂检索

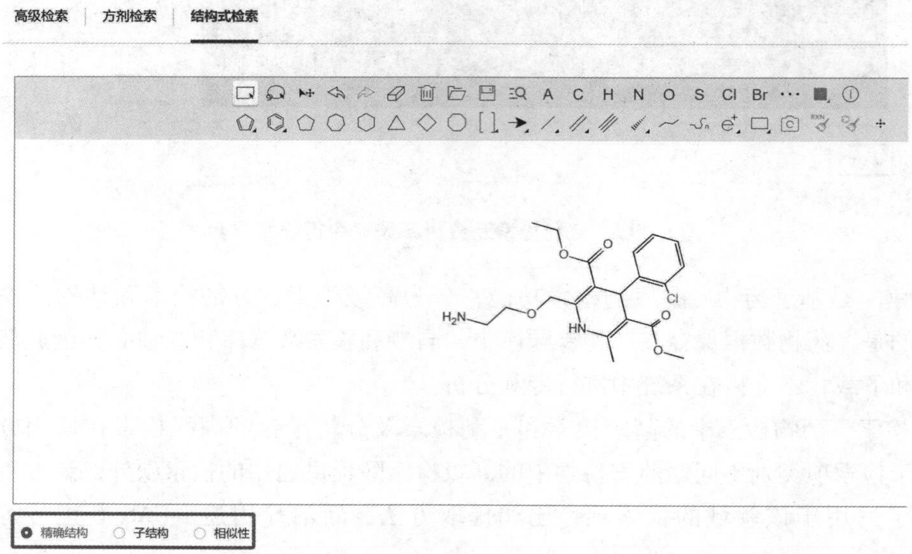

高级检索　｜　方剂检索　｜　结构式检索

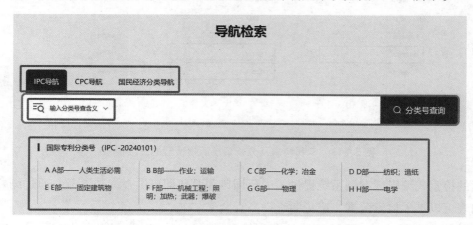

⦿ 精确结构　　○ 子结构　　○ 相似性

图 5 - 15　专利检索及分析系统药物检索的结构式检索

5. 导航检索　基于不同的分类体系，导航检索提供了 IPC 导航、CPC 导航和国民经济分类导航三种检索途径，可以快速缩小检索范围，浏览目标领域相关专利文献。如图 5 - 16 所示。

导航检索

IPC导航　CPC导航　国民经济分类导航

≡Q 输入分类号查含义 ⌄　　　　　　　　　　🔍 分类号查询

┃ 国际专利分类号　(IPC -20240101)

A A部——人类生活必需　　B B部——作业；运输　　　C C部——化学；冶金　　D D部——纺织；造纸

E E部——固定建筑物　　　F F部——机械工程；照明；加热；武器；爆破　　G G部——物理　　H H部——电学

图 5 - 16　专利检索及分析系统导航检索

三种检索途径使用方法类似，以 IPC 导航为例，提供了输入分类号查含义（不区分大小写）和输入关键词查分类号（中英文检索词均支持）两种匹配方式，也可以点击检索框下方的国际专利分类号列表逐层展开进行检索。

6. 专题库检索　是系统提供的个性化专题数据库管理工具，使用专题库检索功能可以方便、快捷地创建产业或专属技术领域的专利数据库，推进专利数据库开放和信息共享。专题库检索界面中，在"我的专题库"中点击新建按钮，在页面右侧填写专题库信息创建专题库（名称和检索式为必填项，描述可选填；名称最多可以填写 12 个汉字）。如图 5 – 17 所示。

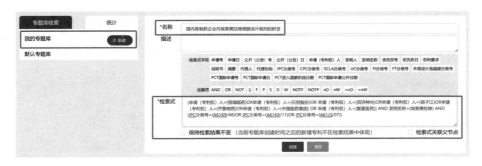

图 5 – 17　专利检索及分析系统专题库检索

系统提供专题库的创建、编辑、删除功能，在创建专题库时，专题库名称不能重复，最多能创建 10 个专题库，支持构建多层级的专题库，每个专题库最多支持 5 层子节点（子节点名称最多允许输入 15 个汉字），可以根据设定自建多层级间的检索式是否关联，也可以设置专题库是否对新增专利进行自动更新。为了便于从整体了解专题库的文献构成，系统提供了专题库统计功能，可以通过固定维度对专题库中的信息进行统计。

（三）检索结果处理

检索者可以通过概要浏览快速了解符合检索条件的专利文献，检索结果界面还提供了丰富多样的辅助工具来进一步处理检索出的专利文献。如图 5 – 18 所示。

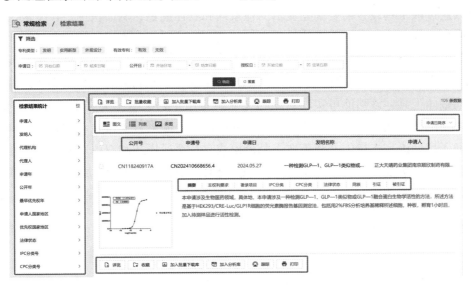

图 5 – 18　专利检索及分析系统检索结果界面

1. 检索结果筛选　检索结果界面上方为筛选区域，可对检索结果进行字段筛选，包括专利类型、有效/无效专利、申请日、公开日、授权日等字段。

2. 检索结果统计　检索结果界面左侧为检索结果统计区域，点击会弹出检索字段菜单，系统会把检索结果按照申请人、发明人、代理机构、代理人等 12 个字段进行筛选统计分组，可根据检索要求调整检索结果范围。

3. 检索结果浏览　检索结果界面中间为概览区域，可通过三种显示方式切换，分别为图文、列表和多图模式。在概览区域右侧为排序按钮，可对检索结果进行排序，支持按照申请日降序、申请日升序、公开日降序、公开日升序进行排列。在概览区域内，勾选某篇专利文献，可以对该专利文献进行详览、收藏、加入批量下载库等操作。在概览区域内，选择专利文献，可查看该专利文献的摘要、主权利要求、著录项目等相关信息。

4. 检索结果详览 可以全面地浏览专利文献信息，可以查看该文献的著录项目、全文文本、摘要附图等信息。如图 5-19 所示。

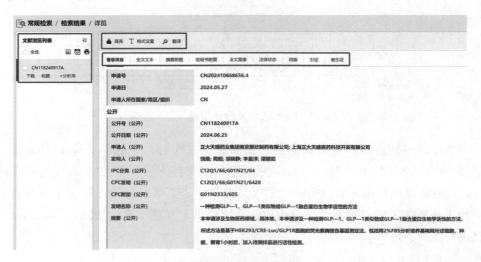

图 5-19 专利检索及分析系统检索结果详览界面

在检索结果详览上方是高亮、格式设置和翻译功能按钮。高亮功能是辅助快速定位文献技术核心内容的工具，可以通过该工具设置需要高亮显示的检索词和具体颜色，从而快速定位专利文献的核心。格式设置功能是根据不同的检索需求，系统提供了专利文献的不同信息来进行筛选和展示，通过该功能可以根据自己的需求设置专利文献的显示内容。该功能分为中国专利库检索项选择、世界专利库检索项选择和药物专利库检索项选择。翻译功能按钮是为了方便全面理解专利文献的技术内容，降低语言障碍所提供的一种在线翻译工具。该功能可实现对专利文献摘要、专利文献全文文本的翻译。在翻译页面中，左侧区域输入需要翻译的文本信息，右侧区域为翻译的结果。源语言支持自动识别、中文、英语、俄语等七种语言，翻译目标语言支持中文和英文，翻译模式支持普通模式和双语对照模式。在检索结果详览左侧是文献浏览列表，系统对该专利文献提供了多种操作功能，其中包括加入批量下载库、加入分析库、打印、下载、收藏等功能。

二、智慧芽专利数据库

（一）概述

智慧芽是由苏州工业园区百纳普信息科技有限公司在 2007 年创建，是 PatSnap 旗下产品。该专利数据库收录有全球 170 个国家/地区和组织的专利和法律信息，总数超过 1.9 亿条专利数据，数据每日更新。可使用中文、英文、日文、法文、德文五种语言对数据库进行检索。该数据库为付费专利数据库。

（二）检索功能

智慧芽专利数据库提供的检索功能包括简单搜索、高级搜索、专家搜索、批量搜索、语义搜索、图像搜索、扩展搜索、分类号搜索、法律搜索和非专利文献搜索。

1. 简单搜索 智慧芽专利数据库主页为简单搜索，简单搜索界面分为两个部分，上部分是全球数据库选项（专利类型和专利国别范围选择）和检索输入框区域。专利类型和专利国别范围默认为全选，可根据检索需要单选或多选均可。检索输入框内根据已知条件可直接输入检索词和逻辑关系（检索词可以是技术关键词、公司名称、人名或专利号）进行检索，数据库会自动识别匹配输入内容的检索项（检索字段）。简单搜索共支持 9 种检索项（点击检索框后的"！"，检索范围包括标题、摘要、权利要求、说明书、公开号、申请号、申请人、发明人和 IPC/UPC/LOC 分类号）。检索框中最多可支持使用 1024 个逻辑运算符，且检索式长度不超过 15000 个字符（单个汉字、英文字母、数字、空格、特殊符号均作为一个字符统计）。如图 5 – 20 所示。

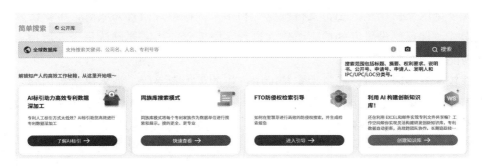

图 5 – 20　智慧芽专利数据库简单搜索界面

简单搜索界面下部分是搜索场景引导，包括 AI 标引助力高效专利数据深加工、同族库搜索模式、FTO 防侵权检索引导、利用 AI 构建创新知识库，每个检索场景对关键流程及产品使用提示引导，帮助检索者快速了解产品和上手使用数据库。

2. 高级搜索　可以点击智慧芽专利数据库左侧导航栏进入，高级搜索界面分为三个区域，左侧为专利类型和专利国别范围选择，可根据检索需要单选或多选专利类型和国别。右侧上部为检索项（检索字段）列表搜索方式，该区域由检索字段选择、检索词输入框、逻辑关系选择三个部分组成。当对检索词和检索范围有一定的了解，且检索内容具有明确的检索逻辑时，可以使用字段搜索进行专利检索。设置的检索字段支持拖拽调整前后顺序，也支持添加和删除。如图 5 – 21 所示。

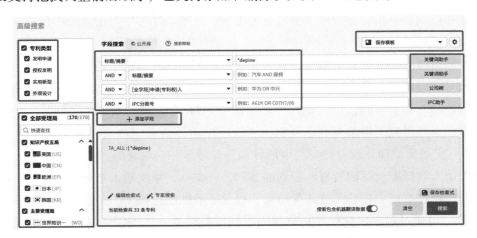

图 5 – 21　智慧芽专利数据库高级检索界面

在字段搜索列表部分，右上角是模板和设置按钮。可以将常用的字段组合设置为模版并保存，下一次使用时可直接调出，也可以使用系统自带的经典版搜索字段或默认模版。设置部分包含字段搜索逻辑设置和搜索全局设置，可根据具体要求进行设置。对于按 NOT > AND > OR 顺序的检索逻辑，可以通过添加半角括号的方式提高相应部分检索式的优先级，改变检索式的运算顺序；对于按字段先后顺序的检索逻辑，系统会按照所选的字段从上到下进行运算，直观且满足预期需求。

搜索全局设置部分分为结果显示、同族专利标签、结果列表显示语言和截词。结果显示是数据库根据所选方式和显示优先级，在检索结果页中显示指定专利代表；同族专利标签是关注检索结果页中的专利是否拥有某种同族类型以及特定国家/地区的同族专利时，在下拉列表中选择；结果列表显示语言可通过下拉菜单设置；截词功能默认为关闭，如使用英文检索词进行检索时，建议打开。

右侧下部为检索式预览区，也可切换至检索式编辑区或专家搜索。在字段搜索列表区进行输入时，会实时在检索式预览区出现相关的检索式信息。高级搜索的检索式预览区提供了多种语法检测及字段错误提示。检索式预览区支持调整大小，支持预览专利结果，检索式设置完成后，可单击检索式预览区右下角的保存检索式，保存已设置好的检索语句。进行字段搜索前，需要确认是否开启搜索包含机器翻译数据功能，该功能必须在检索前开启。

当检索条件较为复杂时，可以通过搜索帮助中提供的可搜索字段、搜索语法等内容，点击编辑检索式进入编辑页面完成复杂的逻辑组合，调用历史检索语句或已保存语句进行二次编辑、检索。

3. 专家搜索　可以通过点击智慧芽专利数据库左侧导航进入，或从高级搜索的检索式预览框点击按钮进入。当要进行复杂的检索词、检索项和检索语法组合检索，有多任务检索需要同时检索，有需要合并检索式检索等场景时，专家搜索可在不同的项目中对检索词进行复杂的逻辑组合，同时支持对检索式进行合并检索。

可直接在检索式编辑区输入检索式并按"Enter"保存。同时设置的检索式支持转化为带机器翻译字段，可根据实际需求进行选用。专家搜索创建项目个数无限制，同时对已创建的项目进行管理。检索者也可以通过历史语句调用搜索历史或已保存语句。检索历史和已保存语句仅支持单选插入，带有过滤条件的检索历史或已保存语句插入后不带有过滤条件。在编辑检索式的过程中可以通过助手工具调用各类助手，也可以对已保存的检索式进行组合，通过点击"字段 & 运算符"信息，快速了解使用数据库的各类详细信息。每一条检索式均可通过点击"…"符号进行编辑、注释和删除。

4. 批量搜索　可通过点击智慧芽专利数据库左侧导航栏进入，当有大量的专利号码或专利申请人需要检索、分析时，可通过批量搜索功能在对话框中输入已知信息进行检索。对于检索结果，可以进行搜索、保存到工作空间、导出、分析以及生成英策报告。结果顺序与用户输入顺序保持一致，方便用户后续进行数据合并或对比。

数据库支持同时匹配公开号和申请号，只需在开始匹配前同时勾选申请号和公开号，多个号码之间用换行、半角逗号或空格隔开即可。数据库支持一定程度的模糊检索，为了保证批量检索结果的精准性，建议尽可能地输入完整号码，单次输入号码上限为 5000 个，最高 85000 字符。一个申请号可能匹配一条或两条专利，如果发明申请专利已授权，则统一申请号会对应两个文本（发明申请 A 文本和授权发明 B 文本），实用新型和外观设计专利申请号和公开号是一一对应的。

输入专利申请人数据库会返回所有匹配到的专利公开文本，单次输入申请人上限为 100 人，申请人之间用换行隔开。可在页面中查看简要匹配结果，也可下载匹配过程 Excel 表查看详细匹配信息。

5. 语义搜索　可通过点击智慧芽专利数据库左侧导航栏进入，当需要对研发人员递交技术交底书进行查新检索时，可以使用语义搜索，快速检索到结果提升检索效率。语义搜索是通过在检索框页面内输入待检索的文本（比如权利要求）或者公开（公告）号，数据库结合输入内容，挖掘文本的语义信息，通过智慧芽自主开发的语义相似度 AI 模型，与智慧芽专利数据库中的专利全文做全面的相似性匹配，从而得到与其最相关的检索结果。可输入一个专利的完整公开（公告）号（数据库也支持一定程度的模糊检索），或者一段任意中文简繁体/英文技术描述文本（建议 200 字以上，输入字数越多，搜索结果更具有相关性，最多支持输入 20000 个字符），数据库会展示前 1000 条最相关的专利及每条专利的相似百分比。可以通过点击筛选按钮，调整检索范围提高检索精度。

6. 图像搜索　可通过点击智慧芽专利数据库左侧导航栏进入，图像搜索可直接通过实物图或设计图检索实用新型和外观设计专利，无须构建检索式，简单快捷，提升检索效率。可直接拖拽、粘贴或上传已知图片，另可根据检索需要继续添加检索项和检索词进行检索以提升检索精度。数据库会列出所有符合条件的实用新型或外观设计专利，同时展示前 20000 条的检索结果。每一条检索结果以图片形式呈现，还可根据每一条的智能联想和以图搜图功能进一步查看相似概念的专利，辅助获取更多信息。

7. 扩展搜索　当需要了解一个新领域或者未知领域的技术发展趋势或已有技术时，可通过扩展搜索对已知条件进行扩展和检索。在搜索框中输入一段中文/英文（最多支持 2000 个字符）时，数据库会自动提取文本中的技术主题，并筛选出每个技术主题相关的衍生检索词，最多支持 20 个检索词叠加，检索词之间用逻辑关系运算符"OR"进行连接。

8. 分类号搜索　当需要了解某个分类号下的所有专利时，可使用分类号搜索进行检索。分类号搜索支持 IPC、CPC、UPC、LOC、FI、FTERM、GBC、应用领域分类、技术主题分类和战略性新兴产业分类共 10 种分类号的检索。可以在检索框中输入已知分类号或检索词进行匹配获得检索结果，或者直接点击左侧分类法导航栏逐层打开进行检索。

9. 法律搜索　当需要了解专利诉讼、复审无效、许可、转让、质押的法律信息时，可通过法律搜索来获取相应信息。在检索框中按照已知条件选择专利国别，输入检索项和检索词进行检索，即可查看检索结果，获取相关专利法律信息。

10. 非专利文献检索　当需要了解某个行业或技术历史、发展现状时，可使用文献搜索功能。文献搜索可通过输入已知检索条件获取非专利文献，实现专利与非专利文献数据的互通，提升阅读体验，快速获取有效信息。目前文献搜索支持的输入方式比较简单，支持的检索项只包含所有字段、标题、摘要、作者、标题\摘要、期刊共 6 种检索项。该功能类似于中国知网"中国专利全文数据库（知网版）"中的知网节。

（三）检索结果处理

完成专利检索后，将进入检索结果页面，检索结果页面包含多种辅助功能，包括检索式编辑区、自定义分析、3D 专利地图分析、英策分析报告、导出、设置邮件提醒、保存到工作空间、切换视图、字段显示设置、复制检索式、保存检索式、高级排序、显示高亮、设置等功能。如图 5-22 所示。

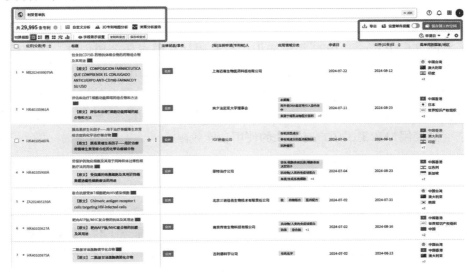

图 5-22　智慧芽检索结果界面

筛选检索结果页面在检索结果页面左侧区域，其功能是在浏览检索结果需进一步精准筛选符合检索要求的专利时，通过增加限定条件对检索结果进行二次过滤、检索。筛选检索结果页面分为三个部分：①简单关键词过滤和高级关键词过滤，可在对话框中增加检索要素进行二次过滤；②语义过滤，可在检索框中输入一段文本描述或专利公开号，数据库根据检索条件在检索结果中找出对比文件，对检索结果语义相似度大于 0 的专利进行筛选并排序；③过滤项列表，数据库按照每个检索项中的选项展示包含的专利文献数量并进行排序。可单选或多选进行二次筛选/排除，调整检索结果的范围以满足检索要求。

当需要了解某件专利具体内容，可点击检索结果中专利的公开（公告）号或标题进入专利详情页面。在专利详情页面左侧导航栏，数据库提供了该专利的详细信息列表，包括摘要、权利要求、说明书等等；在专利详情页面右上角，数据库提供了多种快捷功能按钮，包括下载、保存到工作空间、开启多窗口联动查看模式等。在专利详情页面，数据库提供了多种特色功能，包括摘要页签中的 AI 专利摘要、引用信息页签中的专利或非专利、同族专利页签中的地图模式或树状图、相似专利页签中的相关度、相关专利页签中的推荐的 100 篇相关文献。如图 5-23 所示。

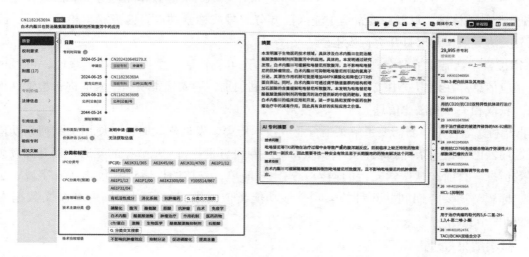

图 5-23　智慧芽专利详情页面

三、中国知识产权网专利信息服务平台

（一）概述

中国知识产权网（CNIPR）于 1999 年由知识产权出版社有限责任公司创办，建站最初目的是方便公众检索中国专利文献。随着互联网知识产权事业的发展，网站逐渐发展成为中英文站点，是行业资讯、视角解读、政策法规、案例评析、产品服务、学院培训、资源分享、社区论坛为一体的覆盖知识产权全产业链服务流程的一站式服务平台。该平台可免费注册登录使用，但平台为免费用户仅提供部分功能，与付费用户、高校用户和集团用户有不同的使用功能权限。

（二）检索功能

点击官方网站主界面右上角 CNIPR 专利信息服务平台图标即可进入专利信息服务平台，该平台收录了包括中国（包括中国发明专利、中国实用新型专利、中国外观设计专利、中国发明授权专利、中国失效专利及中国香港专利、中国台湾专利）和国外专利（包括美国、日本、英国、德国、法国、加拿大、EPO、WIPO、瑞士等 98 个国家和组织的专利）。检索主界面如图 5-24 所示。

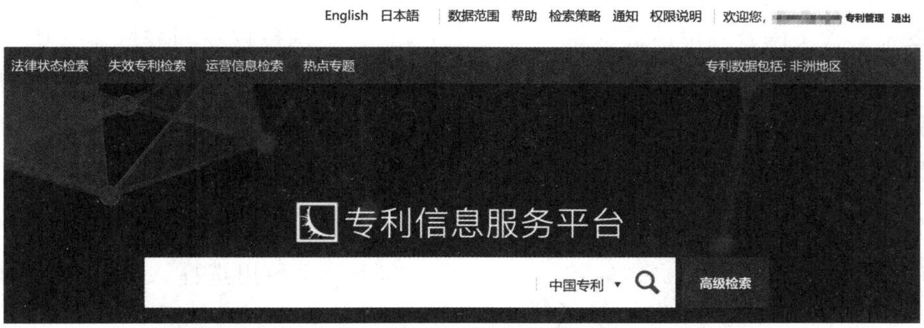

图 5 - 24　中国知识产权网专利信息服务平台主界面

平台提供的检索功能包括基本检索、高级检索、法律状态检索、运营信息检索、失效专利检索以及热点专题检索。

1. 基本检索　提供最常用的字段供用户进行检索，包括关键词、申请（专利）号、公开（公告）号、申请（专利权）人、发明（设计）人、申请日、公开（公告）日、IPC 分类号等。

2. 高级检索　包括三种检索功能，分别是表格检索、逻辑检索和号码检索。

（1）**表格检索**　字段主要包括发明名称、摘要、权利要求、名称，摘要、名称，摘要，权利要求、申请号、公开号、法律状态、优先权号、主分类号、分类号、申请人、发明（设计）人、专利权人、申请（优先权）日、申请日、公开（公告）日等。

（2）**逻辑检索**　是一种高级检索方式，可以输入一个复杂的检索式，用布尔逻辑运算符组合连接各个检索选项，构建检索策略。点击表格检索中的检索字段可以辅助快速的编辑检索式（注意当使用逻辑检索框时，上面的表格检索框失效，此时所有检索结果以逻辑检索框里的输入为准）。

（3）**号码检索**　是批量输入专利申请号或者公开（公告）号进行检索的方式。批量的号码之间可以使用分号、逗号或者空格进行间隔，每次进行号码检索的上限为 2000 个。

3. 法律状态检索　仅用于检索中国专利的法律状态，可检索的字段包括专利申请号、法律状态公告日、法律状态、法律状态信息。

4. 运营信息检索　包括专利权转移检索、专利质押保全检索和专利实施许可检索。

5. 失效专利检索　其页面类似于高级检索页面，它仅针对已经失效的中国发明申请、中国实用新型和中国外观设计进行检索。

6. 热点专题检索　平台提供 9 个当今热门的技术专题库，包括高分子材料、航空发动机、集成电路、生物芯片、先进装备制造、新能源汽车、原料药、智能电网、智能机器人。每个专题库都包含国内及国外的相应专利，点击"国内"或"国外"则进入该专题相应的专利概览页面。专题库会根据最新的专利申请和发展趋势不定期调整专题。

第三节　国外专利文献检索系统

国外专利文献检索系统有多种，本节主要介绍美国专利商标局 Patent Public Search 专利检索系统和欧洲专利局 Espacenet 专利检索系统。

一、美国专利商标局专利检索系统

（一）概述

美国专利商标局（USPTO）官方网站在 2022 年推出了全新的专利检索系统（Patent Public Search，

PPUBS）并向公众免费开放，无须注册即可使用该检索系统。PPUBS 实现了美国专利申请数据和授权数据的整合，该系统包含美国专利申请数据库（US‐PGPUB）、美国授权专利数据库（USPAT）和美国早期专利文献图像 OCR 数据库（USOCR）三个数据库，提供了从 1790 年至今的所有美国申请专利和授权专利。PPUBS 既提供了快速检索和模糊检索等功能降低检索门槛，又提供了高级检索进行检索式编辑等功能提高检索精度。

（二）检索功能

点击美国专利商标局官方网站页眉处的"Patents"，在下拉菜单里选择 Application process 栏目中的"Search for patents"，即可进入专利检索界面，该网页包含有美国专利商标局专利相关的 10 种不同的资源。如图 5－25 所示。

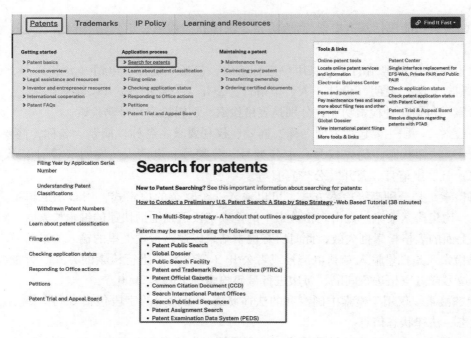

图 5－25　USPTO 检索主界面

点击 Patent Public Search 进入检索系统介绍页面，该系统提供了基本检索和高级检索两种检索方式。

1. 基本检索（Basic search）　提供两种检索途径。

（1）快速查询（Quick lookup）　可以直接在检索框中输入美国专利号（7 位阿拉伯数字）或者公开号（11 位阿拉伯数字）进行检索。

（2）基本检索（Basic search）　支持使用一个或两个检索词进行检索操作。基本检索可以在检索框（For）中输入检索词（检索词只支持英文，不区分大小写）。每个检索框内仅能输入一个检索词，如有两个检索词，可分别在上下两个检索框中输入，并根据已知条件选择逻辑关系（Operator），逻辑关系仅支持"AND""OR""NOT"。如图 5－26 所示。

输入已知条件点击"Search"按钮，在检索界面下方可以看到检索结果。系统提供了专利的详细信息，包括结果序号、文献号/专利号、呈现方式、专利标题、发明人、公开日和专利文献总页数。可点击"Preview"预览专利扉页扫描版，点击"PDF"可获取专利文献图片版全文，点击"Text"可获得专利文献文本版全文。

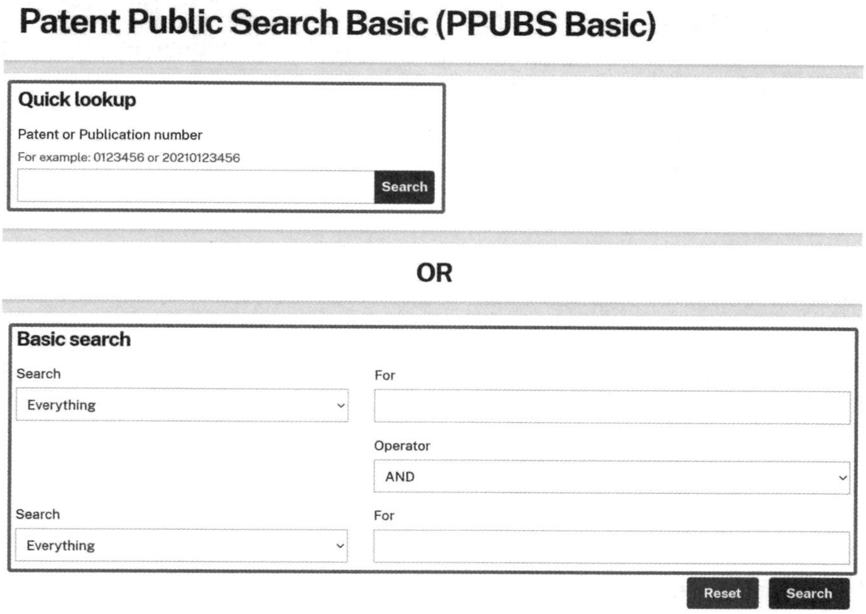

Patent Public Search Basic (PPUBS Basic)

Quick lookup

Patent or Publication number

For example: 0123456 or 20210123456

[   ] **Search**

OR

Basic search

Search

[Everything   ⌄]

For

[   ]

Operator

[AND   ⌄]

Search

[Everything   ⌄]

For

[   ]

Reset **Search**

图 5 - 26 PPUBS 基本检索界面

2. 高级检索（Advanced search） 界面包括"Search"（检索区）、"Search Results"（检索结果显示区）和"Document Viewer"（说明书浏览区）三部分。在"Search"（检索区）输入检索式后点击"Search"按钮，"Search Results"会以列表形式呈现检索结果，每个专利族作为一条记录给出，并提供专利文献基本信息，包括公开号、专利文献标题、专利分类号、发明人、申请人、公布日等内容。在"Document Viewer"区直接呈现检索出的第一条专利的专利文献文本版原文。可在列表中快速筛选专利文献，当需要详细了解某一篇文献时，点击检索结果记录中对应的文献号，"Document Viewer"板块中就会展示文献全文进行详览。

利用高级检索功能进行美国专利检索，可在"Search"检索区根据已知条件自行创建检索表达式来进行更加准确的检索。检索式中可使用布尔逻辑运算符、位置运算符或截词运算符（通配符）等来调整检索范围，满足多种检索需求。

此外，在高级检索中可进行字段限制检索，其格式为"检索词.字段名缩写."，字段名称的缩写可在帮助文件中查询。如图 5 - 27 所示。

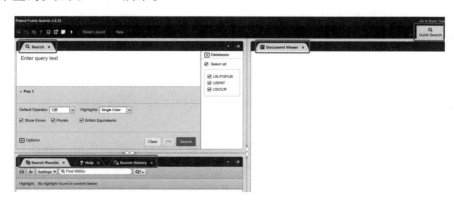

图 5 - 27 PPUBS 高级检索界面

3. 加强检索（Enhanced Search） 可对之前检索步骤进行组配，提高检索效率。如图 5 - 28 所示。

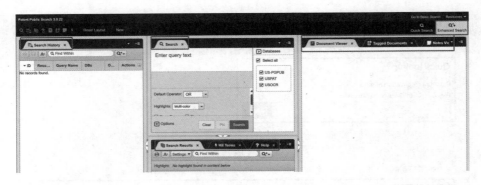

图 5 − 28　PPUB 加强检索界面

（三）检索结果处理

"Document Viewer"板块提供了多种功能处理专利文献，包括文本版/图像版切换、打印、文献浏览、用户设置等。

二、欧洲专利局专利检索系统

（一）概述

欧洲专利局（EPO）官方网站提供了多种专利检索系统，比如技术类专利信息资源（Espacenet）、法律类专利信息资源（European Patent Register）、商业类专利信息资源（PATSTAT）等。其中 Espacenet 是 EPO 开发的免费专利信息检索系统，收录了全球 100 多个国家和地区的超 1.5 亿件专利文献，不必进行注册即可免费使用。

（二）检索功能

登录 EPO 官方网站，在主页页眉导航栏处依次点击"Searching for patents" − "Technical information" − "Espacenet − patent search"，进入检索系统介绍页面。也可以在主界面左上侧"Searching for patents"列表中点击"Espacenet patent search"进入检索系统介绍主页。Espacenet 检索系统介绍主页中间提供了两个版本的检索入口，分别是新版入口"Open Espacenet"和旧版入口"Open classic Espacenet"，本文介绍新版检索功能。

点击"Open Espacenet"进入新版首页，Espacenet 提供了英语、德语和法语三种官方语言检索界面，同时提供 EPO 成员国支持各自官方语言的 Espacenet 访问界面。系统语言和国家/地区访问入口可点击 Espacenet 介绍主页右上角的 office/language 进行切换。Espacenet 专利检索系统提供了三种检索途径，分别是智能检索（Smart search）、高级检索（Advanced search）和分类检索（Classification search）。如图 5 − 29 所示。

1. 智能检索　Espacenet 首页顶端为智能检索区域，可直接在检索框中输入已知条件，点击右侧放大镜图标即可进行检索。在 Espacenet 使用过程中智能检索框一直在首页顶端。

智能检索分为三种检索模式。

（1）基本模式（basic mode）　直接输入检索词，比如分类号、国别代码、公开日、申请日、发明人、申请人等，系统会分析检索词并自动分配检索字段进行检索。当输入两个或两个以上的检索词，并用空格隔开时，系统对空格默认为布尔逻辑运算符"AND"。

（2）专家模式（expert mode）　当要使用有针对性的检索时，可以在检索框中直接输入检索式。可以在检索词前输入检索字段标识符，也可以根据需要将检索词与布尔逻辑运算符、位置运算符、比较运算符或截词符组合在一起使用。

（3）智能检索编辑器（smart search editor）　支持对较长较复杂检索式的可视化和编辑，点击检索框右侧旁的小方块图标即可使用检索式编辑器，进行编辑和检索（检式式最多可包括 500 个检索词）。

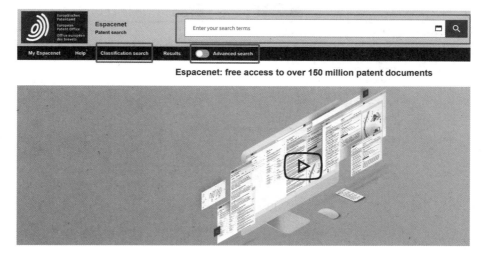

图 5 – 29　Espacenet 检索主界面

2. 高级检索　Espacenet 首页导航栏有高级检索（Advanced search）按钮，点击进入高级检索界面。高级检索通过树状图的形式，支持不同检索字段和运算符之间的复杂组合，可实现检索式的个性化构建。可以点击检索字段、布尔逻辑运算符、邻近运算符右侧的下拉箭头进行选择。布尔逻辑运算符支持"AND""OR""NOT"（系统会优先运算灰色阴影框内的逻辑关系再运算框外的逻辑关系）；邻近运算符支持"any""all""proximity""="（"any"表示检索结果中只包含指定的任一检索词即可，而不要求所有检索词都同时出现；"all"表示检索结果必须包含所有指定的检索词，但不限定检索词相对位置；"proximity"用于指定检索词之间的相对位置和距离，可以指定两个检索词之间最多有 N 个其他词；"="表示检索结果中必须和检索词一致）。如图 5 – 30 所示。

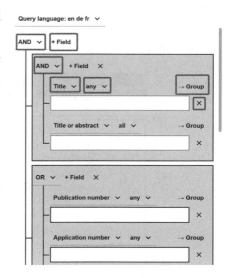

图 5 – 30　Espacenet 高级检索界面

在使用高级检索过程中可点击"＋Field"添加预设检索字段，也可以点击任意检索框后的"×"删除已有检索字段。在使用高级检索过程中可以点击"→Group"新建嵌套组，选择要分组的检索项右侧"→Group"按钮，第一个检索字段下会显示一个新的检索字段，具有相同的检索条件和检索字段运算符，这两个检索字段被包裹在一个灰色的阴影框中，这两个检索字段用布尔逻辑运算符"OR"组合在一起。高级检索支持英语、法语和德语三种检索语言的选择，可以点击"Query language"选择相应的检索语言。Espacenet 在高级检索中提供了"popup tips"功能，点击导航栏"popup tips"按钮激活该功能后，页面部分内容旁将出现"?"图标。点击该图标，会出现相应内容的介绍，帮助了解页面上不同内容的含义。使用高级检索时，智能检索框中会实时呈现输入检索条件后生成的检索式。

3. 分类检索　Espacenet 首页导航栏有分类检索（Classification search）按钮，点击进入。分类检索提供了两种检索方式：一种是在检索框中直接输入检索词查找检索词对应的 CPC 分类号或者是在检索框中输入 CPC 分类号查找分类号的详细类名；另一种是直接点击 CPC 分类表索引进行浏览和检索。如

图5－31 所示。

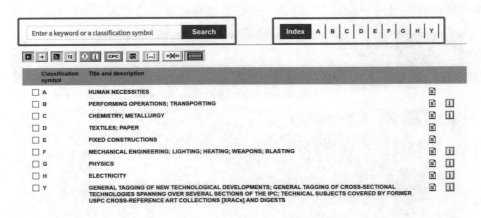

图 5 – 31　Espacenet 分类检索界面

（三）检索结果处理

利用 Espacenet 的检索功能进行检索之后会进入检索结果界面，以一屏多视图的方式显示，且各视图大小支持自行调整，方便浏览检索结果。如果使用智能检索，检索结果列表和文献详览两部分并排显示；如果使用高级检索，高级检索树状图、结果列表和文献详览三部分并排显示（可点击高级检索按钮关闭高级检索树状图区域）。如图 5 – 32 所示。

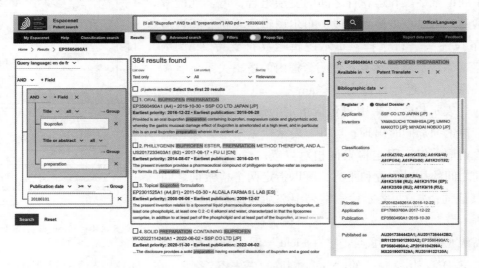

图 5 – 32　Espacenet 检索结果界面

检索结果列表区能精准显示检索结果数量，最大数量为 2000 条。检索结果列表顶端提供了三种显示选项：①列表显示，包含了仅文本、文本及缩略图、紧凑列表、仅附图；②列表内容，包含了全部、选择；③排序依据，包含了相关度、优先日降序、优先日升序、公告日降序、公告日升序。可以通过多种方式查看调整检索结果列表。检索结果列表顶端还提供下载（支持 xlsx 格式和 csv 格式的结果列表下载，PDF 格式的文献首页下载）、打印和分享检索式（通过剪贴板或 E – mail 方式）。如图 5 – 33 所示。

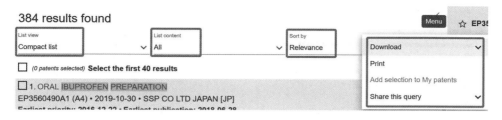

图 5 – 33　Espacenet 检索结果列表功能区

在检索结果列表中点击专利标题后，可在页面右侧区域详览该专利文献。详览区默认显示的是选中专利文献的著录项目数据，包括申请人、发明人、分类号等相关信息（其中点击"Register"和"Global Dossier"，可跳转到"European Patent Register"和"Global Dossier"的新链接中了解该专利申请的审查过程、法律状态等信息）。"Bibliographic data"旁的下拉菜单里还有说明书、权利要求、附图、原文文献、引文文献、法律状态、专利族等，可根据需要进行切换查看。如果该专利有同族专利，可以通过"Available in"查看不同语种的同族专利文献。Espacenet 还提供了文献的翻译功能，可以使用"Patent Translate"功能将专利摘要翻译成需要的语言。此外，还提供了下载原文、打印、分享该专利等功能。如图 5 – 34 所示。

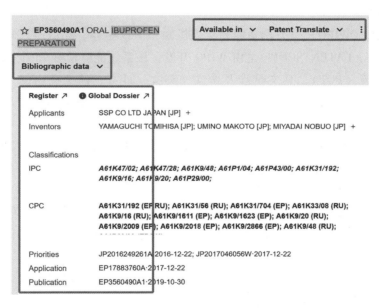

图 5 – 34　Espacenet 检索结果详览界面

在检索结果列表页眉导航栏处有"Filters"按钮，能够对检索结果进行统计分析和筛选优化。"Filters"可按专利族或按单个公告文献进行筛选，提供的筛选条件包括国别、语种和最早公告日。按专利族的筛选提供最早优先权日、IPC 大组、IPC 小组、CPC 大组、CPC 小组等筛选类别。按单个公告文献提供申请人国家、发明人国家筛选类别。大部分类别均可通过下拉菜单展开提供更多的筛选项目。通过点击右上角的图表图标可进入"Filters"功能的可视化界面，系统以柱状图或折线图的形式展现不同筛选条件下的检索结果。如图 5 – 35 所示。

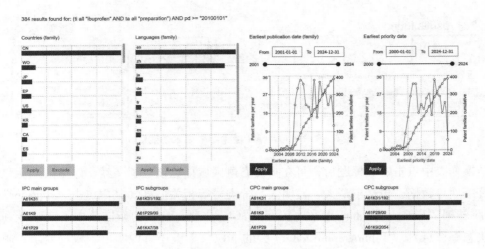

图 5 – 35　Espacenet 筛选统计的可视化功能

三、其他国外专利文献检索系统

（一）世界知识产权组织 PATENTSCOPE

世界知识产权组织（WIPO）官方网站向公众提供知识产权服务、知识产权政策、知识产权领域合作和知识产权相关信息。PATENTSCOPE 是由 WIPO 开发，该系统能够检索 75 个国家和地区的专利文献和已公布国际专利申请（PCT），其文献涉及中文、英文、日文、韩文在内的十余种语言。PATENT-SCOPE 共收录 1.18 亿专利文献，其中包含 493 万已公布的国际专利申请。利用人工智能，系统能把这些专利和申请准确翻译成 17 种语言，且只需注册登录即可在线免费使用。WIPO 每周最新公布的国际专利申请收录在 PATENTSCOPE 中，各个国家专利和地区专利则由各国知识产权局和地区知识产权局提供。

可以点击世界知识产权组织官方网站首页页眉处导航栏"查找浏览"（Find & Explore），在下拉菜单中点击"专利和技术信息"（Patent & Technology Information）下的 PATENTSCOPE 进入检索系统介绍界面。PATENTSCOPE 提供的系统语言多达 10 种，以中文显示为例，点击"访问 PATENTSCOPE 数据库"进入检索主界面。

PATENTSCOPE 支持多种检索途径，包括简单检索、高级检索、字段组合检索、跨语种扩展、化合物检索。各检索途径可以在主界面右上角检索下拉菜单中切换。

PATENTSCOPE 支持多种语言作为检索词输入。需要注意的是，如果仅使用中文检索词，只能检索出中国专利文献和中文公布的 PCT 国际专利申请，无法检索出其他语种公布的专利文献（比如英文公布的美国专利文献）。

1. 简单检索　只提供了一个检索项（字段）选择和一个检索框输入检索词，适合没有检索经验的检索者或已知条件较少的情况下使用。检索项（字段）提供了七种，包括首页、任意字段、全文、识别码/编号、国际分类（国际专利分类）、名称、公布日。检索框中可以输入一个或多个检索词，支持逻辑关系输入，支持截词符输入，支持位置运算符输入。检索项（字段）下方可以对专利国家或地区做限定，默认为全部。

2. 高级检索　提供了检索式编辑区，可以根据已知条件自行创建检索表达式来进行更加准确的检索。高级检索旁的下拉菜单提供了教程、帮助、查询句法等辅助功能供学习；检索式编辑区下方还提供了多种选项用来调整检索结果范围，选项包括专利国别选择、专利语言选择、词根提取、单一族成员、包括 NPL。

3. 字段组合检索　以列表的形式呈现，可以通过选定检索字段，输入检索词，并用布尔逻辑运算符来连接，实现多检索字段多检索词的组合检索。字段组合检索使用难度介于简单检索和高级检索之间，适用于对检索有一定基础的检索者，即便不熟悉检索项的具体表达形式，也可以在检索字段选项的提示下展开检索操作。字段组合检索也提供了辅助功能和选项（与高级检索类似）。

4. 跨语种扩展　提供的功能是在检索各国专利文献过程中，如果遇到十几种不同语种公布的专利文献时，当只用一种语种检索，检索结果则具有极大的局限性。使用跨语种扩展检索时，当以一种语种输入检索词，系统会自动匹配出其他 13 种不同语种的对应检索词，并进行检索。

5. 化合物检索　是以化合物名称或结构式作为检索条件的一种检索途径。该检索提供了多种检索方式，转换结构部分可以输入化合物的俗名、商品名、CAS 名称、IUPAC 名、通用名（INN）、国际化合物标识（InChi）、SMILES 名称；上传结构部分可以上传本地 MOL 文件或其他格式的图像文件（PNG、GIF、TIFF、JPEG）；结构编辑器部分可以在编辑区直接绘制化合物结构式。转换结构部分检索结果支持匹配检索骨架（将检索限定在化合物的一个固定部分，不包括立体化学与质子位置等额外信息）和包括枚举的马库什（Markush）结构（包括从 Markush 结构自动生成的样本子集）；结构编辑器部分检索结果支持匹配马库什（Markush）检索、子结构检索和精确结构检索。

使用 PATENTSCOPE 进行检索最终获得的检索结果界面一致。页面顶端显示检索式、分析和命中结果总数等相关信息。结果列表中，每一条专利单独列出，并提供其基本信息，包括专利号、专利名称、国际专利分类号、申请号、发明人、申请人、公布日等。其中左上角分析功能可将检索结果进行数据统计分析，以分组、表格和曲线的形式展示检索结果的国别分布、申请人排序、专利分类领域分布等内容。

点击某篇专利的专利号可进入该专利的具体报道界面，PATENTSCOPE 提供了该专利的专利合作条约著录项目数据（专利扉页）、说明书全文、权利要求书、附图、国家阶段、专利族、通知、化合物列表、文件等相关信息。专利族功能可以检索到该专利申请人就同一件发明创造在不同国家申请的专利保护，这些专利申请公布出版后就形成了由优先权连接起来的一组专利文献，即专利族。通过检索专利族信息，可以掌握该发明创造在全球的专利布局。文件功能提供了和该专利相关的所有文献，包括专利申请的审批过程中审查员发出的一系列审查文档和申请人递交的专利申请书等相关文件。PATENTSCOPE 分别提供了在线版的 HTML、PDF、XML 三种格式和下载版的 PDF、XML 两种格式供选择。

（二）日本专利特许厅 J – PlatPat

J – PlatPat 是日本专利特许厅（简称"JPO"）提供专利信息检索和浏览服务的平台。该平台收录了日本从 1885 年至今的发明、实用新型、外观设计和商标文献，也收录了从 1990 年至今的发明审判文献，从 2019 年至今的外观设计和商标审判文献，同时还收录了美国、EPO、WIPO、中国、韩国、法国、瑞士等主要国家、地区和组织的专利文献。除了部分特殊数据，JPO 会在每周的工作日（专利公报发行日）更新平台收录的文献数据，国外数据更新依赖于各个国家和地区专利局和 JPO 协定的周期频次。

通过日本专利特许厅官方网站主页的 J – PlatPat 链接即可进入 J – PlatPat 检索界面。J – PlatPat 支持发明、实用新型、外观设计、商标和专利审判文献的检索，检索方式主要分为关键词检索、文献编号检索和检索式检索。作为辅助功能，该平台还支持对发明/实用新型和外观设计的分类号进行检索。

1. 简单检索　J – PlatPat 检索界面首页即为简单检索，使用简单检索时，可以直接在检索框中输入检索词，并选择需要检索的文献类型，分为"所有对象"（除专利审判情报）、"专利/实用新型""外观设计""商标"。简单检索可识别日文和英文检索词（不区分大小写），也可以识别专利文献编号。如果输入检索词超过两个或两个以上用空格隔开时，平台按照逻辑关系"AND"运算；如果输入文献编号超过两个或两个以上用空格隔开时，平台按照逻辑关系"OR"运算。选中"自动缩小范围"选项，当检索结果超过 3000 条时，将显示按日期自动筛选的检索结果。

2. 发明/实用新型专利检索 点击 J－PlatPat 界面导航栏的发明/实用新型检索按钮，发明/实用新型检索提供了三种检索方式：号码检索、普通检索和分类号检索。

（1）号码检索 可以通过专利文献号进行检索，如公开号、公告号等。号码检索可同时检索多个不同国家/地区的专利文献编号，在检索框中选择专利国别，选择专利号码类型并输入专利文献编号进行检索。号码检索还支持号码范围查询，可选择检索号码区间内的所有专利文献。

（2）普通检索 可以通过输入检索词或检索式进行检索。使用检索词进行检索时，可选择检索词语种（日文或英文）、文献类别、检索项并输入检索词进行检索。还可以使用排除检索词和检索选项等功能进行检索筛选。检索词输入框后的邻近检索功能，只需输入两个检索词，设定检索词间隔字词数，并选择两个检索词的先后顺序，即可在检索词输入框中生成表达式。在使用检索词进行检索时，如果点击右下角的"将检索条件在检索式中展开"功能时，界面会跳转到检索式输入界面生成相应的检索式。

使用检索式进行检索时，可选择文本语种，文献类别，再输入符合已知条件的检索式即可进行检索。还可以保存常用的检索式，方便之后使用时调出。

（3）分类号检索 可以用于检索分类号定义，或者根据检索词查找相应的分类号。选择代码检索时，可以通过号码检索 FI/F－Term 和 IPC 分类号。平台提供了"简易表示"功能和查询索引功能，便于查看和打印。检索词检索可以通过分类定义中的检索词或分类号范围对分类号进行检索（检索词只能使用日文）。

3. 外观设计专利检索 J－PlatPat 平台的外观设计专利提供了三种检索方式：号码检索、普通检索和分类号检索。外观设计专利检索的功能和界面与发明/实用新型的检索基本类似。

4. 其他检索 J－PlatPat 平台的商标检索不在本教材讨论范围内，不再展开。J－PlatPat 平台的专利审判情报检索使用方法与发明/实用新型的普通检索基本类似。

答案解析

思考题

某中药企业自主研发了该企业中成药 A 的新药物剂型及其制备方法，想通过申请专利的方式保护该项技术。

1. 该企业应该申请什么类型的专利？

2. 该企业就该项技术申请专利时，应该满足什么条件才能被授予专利权？

（刘 扬 邱 玺）

书网融合……

本章小结

题库

第六章　网络药学信息资源 微课

学习目标

1. 通过本章的学习，掌握药学相关网络搜索引擎及相关开放存取网络信息资源的使用方法；熟悉各类药学网络信息资源特征；了解搜索引擎原理。

2. 具有利用搜索引擎、开放存取资源满足特定药学信息资源需求的能力。

3. 树立正确的信息道德，提升信息素养，能够在数字化时代正确有效地获取与利用网络药学信息资源。

伴随着现代科技的高速发展，网络药学信息资源呈现出许多新的变化，资源分布更加广泛，资源类型更加丰富，具备了许多新的特点。由于搜索引擎和医药网站检索功能不断完善以及开放存取资源不断扩充，目前网络药学信息资源已成为药学相关人员获取专业信息不可或缺的检索与交流平台。

第一节　概　述

PPT

一、网络信息资源的定义

网络信息资源（network information resource）又称虚拟资源，是指以数字化形式记录的、通过计算机网络可以获取和利用的各种信息资源的总和。具体地说，是以电子数据形式将文字、声音、图像、动画等多种形式的信息存储于光、磁等介质中，可以通过网络传递、交流和利用的信息资源。它包括在因特网这个平台上可以获得的一切信息资源，如网络数据库、电子出版物和其他的网站、网页等。与传统的信息资源相比，网络信息资源的类型更加丰富，并呈现出许多新的特点，在技术管理等方面也有了更为广泛的内容。

二、网络信息资源的特点

与传统的信息资源相比，网络信息资源具有如下特点。

1. 广泛性、多样性　从信息发布或来源上看，提供者包括政府部门、研究机构、教育机构、学术团体、行业协会、公司企业或个人；从信息内容上看，涉及人类生产生活的各个领域，覆盖了不同学科、不同领域、不同语言等；从外在形式上看，文本、图片、音频、视频、软件、数据库等多种形式并存。

2. 新颖性、时效性　由于因特网的开放性，信息资源可以在网络上自由地发布，导致网络资源快速增长。许多网站网页提供的信息甚至是每日更新，很多重要的事件会在网上及时地播报。相对于传统的媒体或载体，网络信息具有较强的新颖性和时效性。

3. 复杂性、多变性　因特网上缺少必要的过滤监督、质量控制和管理机制，造成学术信息、商业信息和虚假信息混为一体，因而网络信息质量良莠不齐，具有复杂性。由于网络信息的出现、更迭和消亡随时发生，无法控制，信息内容和形式也经常发生变化，导致网络上的信息资源瞬息万变，具有多变性。

4. 分散性、无序性 由于互联网的开放性，信息可以来自全球各地的不同网站或者 APP，导致用户在获取信息时面临大量的选择和信息过载。同时，信息的发布缺乏统一的标准和管理，常常使得信息呈现出无序的状态。用户在查找和筛选所需信息时需要耗费更多的时间和精力。这种分散和无序的特性既为信息的多样性提供了可能，也给信息的有效利用带来了挑战。

5. 开放性、共享性 网络提供了一个自由、开放的空间，任何单位和个人都可以随时随地在因特网上发布、获取信息，为一些学术团体和研究机构的网站提供了大量质量可靠的免费资源；而且网络信息资源的传递与交流，不受空间和时间的制约，实现了全社会资源的共享。

三、网络药学信息资源的类型

在药学研究领域，网络信息资源的分布十分广泛，按照不同的标准，网络药学信息资源可以划分为不同的类型。

1. 按信息服务对象划分

（1）面向专业人士的专业药学信息资源 例如：药学科研、教育、学术动态、新药研究信息、药物的制造与生产信息等，内容比较系统、新颖。

（2）针对普通大众需求的药物信息介绍 例如：药物的应用范围、剂型、临床药理学评价、用法和用量、禁忌证、副作用等，内容比较详细、全面。

2. 按信息资源用途划分

（1）搜索工具类 包括搜索引擎、分类目录和馆藏联机目录等类型。

（2）药学教育类 包括药师继续教育资源、培训资源和患者教育资源等类型。

（3）数据库类 包括文献型数据库、数值型数据库、事实型数据库、多媒体数据库等类型。

（4）其他资源 包括药学新闻、医药市场信息、药学会议信息、药物研究机构及制药企业等方面的信息资源。

3. 按信息资源发布者（来源）划分 包括学术研究类、公司企业类、政府机构类、商业服务类、个人网站类等类型。

第二节 网络药学信息检索

随着网络技术的发展与普及，网络信息已成为人们获取信息的重要来源。网络搜索工具——"搜索引擎"应运而生，并且随时代的发展在不断地更新和完善。医药工作者在海量的信息中要达到快速、准确地获得最佳检索结果，除掌握常用的综合性搜索引擎外，医药专业搜索引擎以及医药网站资源的利用也是必须具备的能力。

一、搜索引擎概述

（一）搜索引擎的工作流程与原理

搜索引擎（search engine）又称"检索引擎"，是专门提供用于查找各类因特网信息资源所在网页和网址的一种检索工具或专门网站，也可理解为"因特网上报道、存储网上信息资源并具有检索功能的网站"。

1. 搜索引擎的工作流程 包括信息搜集、信息整理和用户查询三部分。搜索引擎具有收集各类网络信息的功能，并且对所收集的网页和网站信息进行分类与索引，最终形成一个大型索引数据库。

2. 搜索引擎的检索原理　首先利用计算机程序定期自动采集因特网信息资源，然后按照一定规则进行标引、组织等数据加工，形成索引数据库；最后将用户提问与数据库记录进行匹配运算，为用户提供所需信息的网址及链接，相当于信息导航。搜索引擎至少由三部分组成：爬行器（机器人、蜘蛛等搜索程序）、索引生成器（网页索引数据库）、查询检索器（用户检索界面）。

（二）搜索引擎的类型

搜索引擎的种类繁多，用户应根据自己的需要来选择。除按语种、媒体类型等分类外，主要有以下几种分类方法。

1. 按采集内容划分

（1）综合搜索引擎　又称通用搜索引擎，采集时不受主题范围和信息类型的限制。可以提供对网上多类型信息、多主题集成信息进行检索的检索工具，信息覆盖范围广，适用用户广泛。检索结果包括所涉及的任何领域、任何方面的网络信息资源。此类搜索引擎的杰出代表有 Baidu、Google、Sogou 等。值得注意的是，搜索引擎并非搜索整个互联网，而只搜索那些预先整理好的网页索引数据库。

（2）专业搜索引擎　又称垂直搜索引擎，采集内容局限于某一学科专业领域或某一主题，经过人工筛选和评价，将网络资源进行整理编排的专业性信息检索工具。其搜索范围局限在某一特定领域的信息，并且用更专业、更详细的方法对这些信息资源进行索引描述。通常用来检索某一学科、某一主题信息资源，具有针对性较强、查准率高等特点，适用于专业人员查找专业信息。

2. 按组合方式划分

（1）元搜索引擎　又称集成搜索引擎，检索时通过统一的用户界面，同时调用多种搜索引擎，提供去重后的检索结果。它可以没有独立的信息资源库，具有搜索范围广泛、查全率高、时效快等特点。典型代表有 Dogpile、Metacrawler、Webcrawler 等。

（2）独立搜索引擎　又称全文搜索引擎，仅限在单个搜索引擎建立的数据库中进行信息查询，检索与用户查询条件匹配的相关记录，然后按一定的排列顺序将结果返回给用户。数据库中信息的搜集是从互联网上提取各个网站的信息（以网页文字为主），检索具有特定的规则。具有数据量大、内容新、查全率高等特点。典型代表有 Baidu、Google、Sogou 等。

（3）目录搜索引擎　又称主题目录指南，是以人工方式或半自动方式进行信息搜集，并对收集到的网站或网页信息资源按一定规则与主题编排成相应的网站分类导航目录，各类下边排列着属于这一类别网站的站名和网址链接，并记录一些对该网站进行概述性介绍的摘要信息。用户搜索时可以通过逐层点击浏览类目，即可找到所需的信息资源。典型代表有雅虎（Yahoo）、新浪（Sina）、搜狐（Sohu）等。

目前全文搜索引擎与目录搜索引擎有相互整合渗透的趋势。逐渐演变为混合搜索引擎，就是在检索时能同时提供关键词检索和分类目录浏览检索的网络信息检索工具。综合了关键词和目录分类浏览检索的优缺点，如 Yahoo、Sogou 等。

二、综合性搜索引擎

百度是综合性搜索引擎的典型代表，本部分主要介绍百度。

百度是 2000 年 1 月 1 日在中关村创建的，"百度"二字来源于南宋词人辛弃疾的《青玉案·元夕》"众里寻他千百度"。百度是全球领先的中国网络用户应用最多的中文搜索引擎之一，以"用科技让复杂的世界更简单"为使命，坚持科技创新，走在网络发展的前沿，为用户提供使用简单、方便、迅捷的智能服务。

百度主页可通过检索栏输入检索词，然后点击"百度一下"进行搜索，也可通过提供的模块入口进行新闻、地图、贴吧、视频、图片、网盘、文库及 AI 助手等对特定对象类型进行精准检索（图 6-1）。

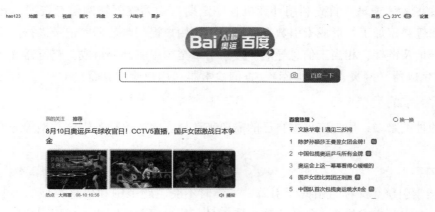

图 6-1　百度搜索主页

　　用户使用百度搜索比较多的是通过检索栏输入检索词来进行检索,应用比较普遍的检索词定制规则,一般是将单个检索词或多个检索词直接输入检索栏进行检索,当输入多个检索词时,可使用"空格"将检索词拆分。如果输入一句话,百度搜索引擎会将这句话中的关键词拆分检索,尽量保证得到比较多的检索结果,提高查全率。

　　百度搜索主要搜索方法包括基本搜索、高级搜索和百度导航。

　　1. 基本搜索　在百度主页面检索栏中进行基本检索,遵循基本检索规则——布尔逻辑检索。在利用百度搜索引擎进行检索时,还可以使用一些简单的语法,使得检索结果更符合用户的需求,检索操作更加精准。

　　(1) 限定检索结果的文档格式　一般情况下,百度检索结果都是相关网页,当用户有特定的检索目标文档格式时,可以利用"filetype"来限定检索结果的文档格式,包括 Word 文档、PPT 演示文稿、Excel 文件、PDF 文件、文本文件或以上五种全部格式,相对应的文档格式写作 doc、ppt、xls、pdf、rtf、all。检索表达式的书写格式为检索词 filetype:文档格式,例如:搜索"文献检索"相关的 PPT 文件,检索表达式为文献检索 filetype:ppt,检索词可以写在 filetype 前面或文档格式后面,但注意中间应有空格。

　　(2) 限定检索结果的来源网站　进行基本检索时,百度会将它所能搜索到的包含检索词的所有网页作为检索结果。当用户需要得到指定来源网站的网页结果时,可以使用"site"语法。检索表达式的书写格式为检索词 site:域名,注意域名部分不需要写"http://",例如:查找教育部官网发布的有关本科教育教学改革的信息,检索表达式为本科教育教学改革 site:moe.gov.cn,检索词可以写在 site 前面也可以写在域名后边,注意中间有空格。

　　(3) 精确检索　在百度搜索引擎中进行一般检索时,百度会将检索词拆分,当用户需要百度将检索词作为一个整体检索而不拆分时,可以使用双引号进行精确检索。例如:查找手术后肠瘘相关信息,当直接输入"手术后肠瘘"时,百度会检索手术后、术后、肠瘘等词语,为了避免百度拆词,检索表达式可以写作"手术后肠瘘",不论引号中的检索词有多少字,百度都将其作为一个完整的检索词进行检索,这样可以提高查准率,减少相似但不够准确的检索结果。

　　除了双引号,百度还能识别书名号《》,第一个作用是阻止百度拆词,第二个作用是限定检索结果为文学作品,例如:查找电影《手机》的相关信息,如果直接在百度中检索"手机",得到的结果大多数是通讯工具手机。若要电影《手机》优先出现在检索结果中,可以使用书名号,这样在检索结果中最前面显示的就是电影。所以,在检索目标是书籍或电影时,可使用书名号提高查准率。

　　2. 高级搜索　在百度首页,点击"设置",再点击"高级搜索"会弹出高级搜索页面(图 6-2),

高级搜索可以对检索进行多种设定。

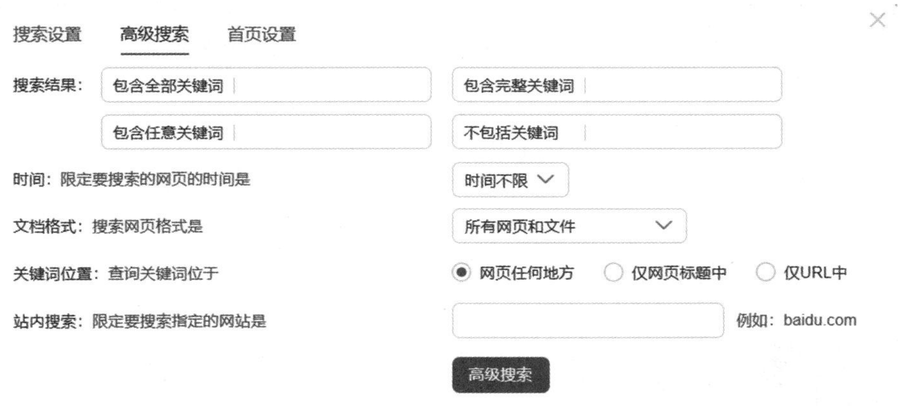

图 6 - 2　百度搜索引擎高级搜索页面

3. 百度导航　主页顶端设有新闻、hao123、地图、贴吧、视频、图片、网盘、文库、AI 助手等链接，"更多"中还包括翻译、学术、百科、指导、健康、营销推广、直播、音乐等更多百度产品，可直接进入相应资源模块。

百度文库是中国最大的一站式智能写作、文档资源集合平台，包括文档查找、AI 内容生成、编辑、资料管理等一应俱全的办公学习平台。百度文库中的文档由百度用户上传，经审核后发布，文档主要包括教学资料、考试题库、专业资料、公文写作、法律文件等多领域文档，主要支持的文档类型包括 Word、PPT、PDF、Excel、Txt 等。

百度学术搜索于 2014 年正式上线，是提供海量中英文文献检索的学术资源平台，涵盖了各类学术期刊、学位论文、会议论文等，可搜索到免费和收费的学术论文，收录了包括 CNKI、万方、维普、Wiley、NCBI、Springer、Europe PMC、Elsevier、BMJ 等数据库在内的文献，满足用户对中文和外文文献的需求。

知识拓展

百度在人工智能领域的发展

百度 AI 助手于 2024 年 4 月正式上线，具备概括总结全网网页、文本创作、图像生产等功能。通过与用户多轮对话深度理解用户需求，结合搜索增强及智能体推荐机制，实时高效地检索和分析全网内容，随时解答用户提问，能较好地满足用户实时需求。

文心一言，是百度基于文心大模型技术推出的生成式对话产品，百度在人工智能四层架构中，有全栈布局，包括底层的芯片、深度学习框架、大模型以及最上层的搜索等应用。文心一言位于模型层，百度在人工智能领域深耕数十年，拥有产业级知识增强文心大模型 ERNIE，具备跨模态、跨语言的深度语义理解与生成能力。

三、医药搜索引擎

（一）Medscape

Medscape 网站（图 6 - 3）由美国 Medscape 公司于 1994 年创建，是一个学科内容极为丰富、高质量的医疗网站，主要面向临床医学专家、专业医师和所有医务工作者，免费提供大量综合的医疗信息和继续医学教育资源。该网站为免费资源，并提供2万多篇世界著名医学期刊论文的在线阅读，注册用户还可根据需要定制个性化服务。网站提供按主题浏览检索和关键词检索两种检索功能。全部资源按学科专业分为30多个类目，提供根据疾病名称、所属学科或内容性质进行分类浏览。

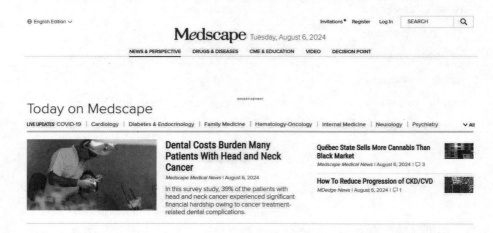

图6-3　Medscape 主页

Medscape 网站内容设置丰富，栏目包括 NEWS & PERSPECTIVE、DRUGS & DISEASES、CME & EDUCATION、VIDEO、DECISION POINT 五部分。主要内容如下。

1. NEWS & PERSPECTIVE　包括医学最新消息和专家观点导航，按照学科专业下设30余个主题，可浏览每日医学新闻。

2. DRUGS & DISEASES　提供药物信息、产品、图片、病例、临床实践指南、疾病以及 Medline 数据库检索。链接因特网上最大的药物数据库（Drugs）获取20多万种药物的使用剂量、毒副作用和使用注意事项等内容。查阅医学词典 Merriam - Webster 的医学术语信息。

3. CME & EDUCATION　CME 是 Medscape 的特色资源，可按专业查找继续医学教育课程。

（二）Virtual Library：Pharmacy

虚拟药学图书馆（Virtual Library：Pharmacy）是一个非常全面的药学信息资源系统，主要包括：药物期刊与图书（Journals and Books）、药物数据库（Pharmacy Databases）、药学组织（Pharmaceutical Associations）、药学院校（Pharmacy Schools）、制药公司（Pharmaceutical Companies）、医院（Hospital Pharmacy）、会议信息（Pharmacy Conferences）、工作机会（Pharmacy Jobs）等多个分类（图6-4）。主要栏目如下。

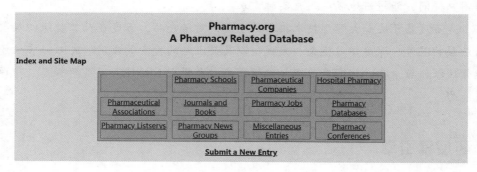

图6-4　Virtual Library：Pharmacy 主页

1. Journals and Books　药物期刊与图书，提供 100 余种药学电子期刊，可进行检索查询，部分杂志提供原文。提供《英国药典》《商业视野》《药物发现：历史》《事实与比较》《医学：有效搜索指南》《药房检查参考指南》《默克手册》《默克老年医学手册》《默克医疗信息手册—家庭版在线》等书籍。同时提供部分出版商链接，并可直接联系杂志社编辑及投稿。

2. Pharmacy Databases　药物数据库包括活性药物成分数据库、API 采购数据库、处方药审查数据库、药学史书目、美国市场上的生物制药产品、Biopharmalink、BioResearch 在线、cancerlinks. org 网站、案例管理资源指南、Chemfinder、化学搜索数据库、在线药物发现、药物信息资源：药剂师指南、药物 @ FDA、drugwatch. com 网站等资源。

四、医药信息网站

（一）中国医药信息查询平台

中国医药信息查询平台创建于 2015 年，是由国家卫生健康委员会、国家中医药管理局建设的医药行业信息服务网站。该网站内容涵盖面广、信息量大、权威性强，实现了对医药行业信息的全覆盖，为广大人民群众提供真实权威的医药信息查询。

目前中国医药信息查询平台共建有 15 个医药专业数据库，按功能主要划分为视频、疾病、症状、医疗美容、医院、医生、药品、中药材、保健品、医疗器械、化妆品、方剂、药膳食疗、针灸穴位、术语。

（二）丁香园

丁香园创立于 2000 年，是中国医疗领域以及数字化领域专业服务提供商。丁香园打造了医疗学术论坛及一系列移动产品，并全资筹建了线下诊所。通过专业权威的内容分享平台、丰富全面的数据积累、标准化高质量的医疗服务。丁香园连接医生、科研人士、患者、医院、生物医药企业和保险企业。丁香园旗下主要的网站资源包括丁香园社区（含 100 多个医药生物专业栏目，采取互动式交流，提供实验技术讨论区、专业知识讨论区、检索知识与求助区、科研与学习交流区、考试交流区等）、丁香人才（专业医药生物人才招聘平台，提供医药行业人才招聘、职场快讯等）、用药助手、丁香通、丁香医生、丁香搜索、丁香会议、丁香公开课等。

（三）美国食品药品监督管理局

美国食品药品监督管理局（U. S. Food & Drug Administration，FDA）是由美国联邦政府授权成立的国际医疗审核权威机构，也是世界上最大的食品与药物管理机构之一，其主要职能为确保美国国内生产或进口的食品、膳食补充剂、药品、疫苗、生物医药制剂、血液制剂、医疗设备、放射性产品、兽药和化妆品的安全。FDA 官方网站非常庞大，内容十分丰富。网站下设的主要栏目有食品（Food）、药物（Drugs）、医疗器械（MedicalDevices）、疫苗与血液制品（Vaccines，Blood & Biologics）、动物和兽医（Animal & Veterinary）、化妆品（Cosmetics）、烟草制品（Tobacco Products）、关于 FDA（About FDA）、组合产品（Combination Products）、监管信息（Regulatory Information）、安全（Safety）、应急准备（Emergency Preparedness）、消费者（Consumers）、患者（Patients）、行业（Industry）等。

（四）APHA DrugInfoLine 药物信息网站

APHA DrugInfoLine 药物信息网站是由美国药剂师协会（American Pharmacists Association，APhA）创建，每周更新，提供职业药物相关信息、新闻论坛、药学学术研究团体与组织、出版物、会议信息、药学实践与教育等相关医药方面的信息。

（五）生物谷

生物谷（BioonGroup）创建于 2001 年，属于生物医药领域网站，注重科学性、实用性和权威性，发布生物医药有关的新闻和信息。主要栏目有医药产业、制药、转化医学、生物产业、生物研究、医疗健康、医疗器械等。"医药产业"栏目提供全球和中国的医药工业和商业关注，细分领域包括细胞治疗、肿瘤免疫治疗、NMPA 信息、FDA 信息、政策、医药电商、CRO/CMO、天然药物、生物仿制药、穿戴设备、人物、溶瘤病毒、RANi 药物、双特异性抗体等。"制药"栏目主要关注肿瘤免疫治疗、细胞治疗、疫苗、新药、生物仿生药、罕见病和孤儿药、单抗药物、生物反应器等。"转化医学"栏目主要包括代谢组学、生物信息学、神经科学、癌症研究、基因治疗等方面。"医疗健康"栏目主要包括肿瘤免疫治疗、精准医疗、大数据、大健康产业、3D 打印和新材料、医疗改革、移动医疗、医疗机构等。

五、其他主要的国内外药学网站

除上文中提到的各种搜索引擎和医药信息网站外，互联网上还存在许多机构网站，可为用户及时提供国内外药学领域科技发展的最新动态。其他重要的国内外药学网站资源有中国药学会、国家卫生健康委员会、国家市场监督管理总局、国家中医药管理局、寻医问药网、39 健康网、中国医药信息网、世界卫生组织、美国国立卫生研究院、美国医学院协会、美国疾病控制与预防中心、Rxlist 网上处方药物索引等。

第三节 开放存取资源

PPT

一、开放存取概述

开放存取（Open Access，OA）是指某文献在互联网公共领域里可以被免费获取，并允许任何用户阅读、下载、复制、传递、打印、检索、超级链接该文献，并为之建立索引，用作软件的输入数据或其他任何合法用途。开放存取的特点包括自由获取、开放共享和永久保存。

开放存取的主要资源类型：OA 期刊、OA 仓储、预印本资源、电子课件；还包括其他数字化出版物，如电子书、数据库、音频和视频资料等。这些资源也可以通过互联网或其他电子媒体形式提供。

二、开放存取期刊

开放存取期刊（Open Access Journals，OAJ）是任何人都可以免费使用和获取的期刊。旨在促进科学及人文信息的广泛交流，提升科学研究的公共利用程度。OAJ 的特征包括严格的同行评审制度、作者付费以及争取相关机构的赞助。其数量不断增加，所覆盖的学科范围也突破了自然科学领域，社会科学和人文科学领域的 OA 期刊也开始出现。

（一）PubScholar 公益学术平台

PubScholar 公益学术平台是中国科学院作为国家战略科技力量的主力军，履行学术资源保障"国家队"职责，为满足全国科技界和全社会科技创新的学术资源基础保障需求，建设的公益性学术资源的检索发现、内容获取和交流共享等服务的平台（图 6-5）。平台整合集成了中国科学院的科技成果资源、科技出版资源和学术交流资源；OA 环境下允许集成服务的学术资源；以及通过协议授权或其他合作共建模式获得授权许可的学术资源。平台资源每日持续更新。截至 2024 年 8 月，平台可检索的期刊论文约 8768 万篇，学位论文约 107 万篇，预印本论文约 300 万篇，专利文献约 8613 万篇，动态快讯约 9800 条，科学数据约 57 万条，图书专著约 12 万本。可免费获取的全文资源量约 8065 万篇。收录中国科学院院办期刊 358 种，中国科学院出版图书 62769 种，中国科学院机构仓储 114 个，中国科学院科学数据中心 35 个，ChinaXiv 预印本论文 38438 篇，中国科学院学位论文 190053 篇。合作资源支持方包括国家科技图书文献中心、中国科学院文献情报中心、国家知识产权局、维普、中国知网、万方、CAMBRIDGE、ACS Publications、AGU、DOAJ、IEEE 等在内的 31 家数据库（机构），公益合作期刊 400 多家。

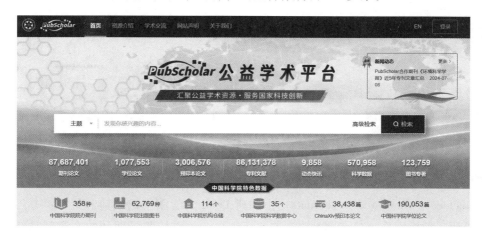

图 6 - 5 PubScholar 公益学术平台主页

平台提供多途径导航获取全文资源的功能，用户可以通过简单检索或高级检索的方式，输入检索词进行精准查找。同时，平台还集成了科大讯飞翻译引擎，为用户提供更便捷的语言支持。平台提供个性化服务，系统通过姓名和机构自动汇聚成果信息，用户可以通过完善别名、发文机构等信息，使成果自动汇聚更为全面。此外，平台还提供个人成果管理功能，帮助科研人员高效管理自己的学术成果。在尊重知识产权和国际通行规范的前提下，平台提倡并支持作者将个人成果开放共享，通过公益学术平台传播学术成果。平台还提供机构科研成果数据资产化管理服务，便于机构分析科技产出，优化科技投入。同时，平台还构建研究所机构精准数据集，提供多维度数据模型，为开展机构竞争力对比分析与学科评估提供支撑。

（二）"中国科技论文在线" OPEN ACCESS 在线资源集成平台

OPEN ACCESS 在线资源集成平台为"中国科技论文在线"系统的一个开放存取资源（图 6 - 6）。"中国科技论文在线"是经教育部批准，由教育部科技发展中心主办，利用现代信息技术手段，打破传统出版物的概念，免去传统的评审、修改、编辑、印刷等程序，为科研人员提供科研成果快速发表或交流而创建的科技论文网站。OPEN ACCESS 在线资源集成平台集合了国内外各学科领域 OA 期刊的海量论文资源和 OA 仓储信息，并提供学科、语种等多种浏览方式；不仅实时更新各 OA 期刊最新发表论文，而且定期收录最新的 OA 期刊，方便用户查看不同领域的最新 OA 资源。截至 2024 年 8 月，该平台已收录近千家科技期刊、逾 130 万篇各领域科技论文全文。平台提供多种检索功能，可按照论文题目、期刊名称、作者姓名、机构名称、学科、关键词、摘要等多种字段进行高级检索。

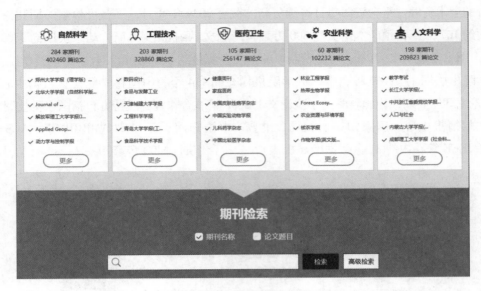

图 6-6　中国科技论文在线主页

（三）DOAJ

DOAJ（Directory of Open Access Journals）由瑞典 Lund 大学图书馆创建和维护，是 OA 资源中最具影响力的 OA 期刊文献检索系统热点网站之一（图 6-7）。该系统收录期刊的文章都是经过同行评议或严格评审的，质量高、与期刊发行同步，且都能免费下载全文。DOAJ 的优势在于对收录的期刊有着严格的质量控制，包括很多 SCI 收录的期刊。它收录了来自世界各地的开放存取期刊，涵盖了各个学科领域，包括自然科学、社会科学、人文科学等。涉及 80 种语言，134 个国家，20700 多种期刊，1000 万余篇文献。DOAJ 提供这些期刊的详细信息和链接，使得用户可以方便地找到和访问这些期刊的内容。用户可以浏览期刊的详细信息，如期刊的标题、ISSN、出版商、主题分类、同行评审政策等。此外，用户还可以通过 DOAJ 的搜索功能来查找特定的期刊或文章。DOAJ 的目标是促进开放存取期刊的发展和推广，提高科学研究的公共利用程度，并推动学术信息的广泛交流。

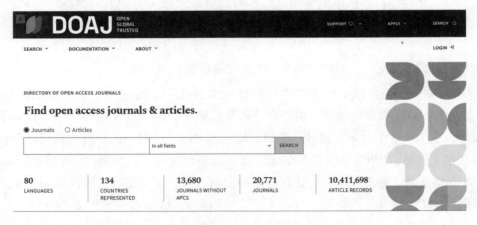

图 6-7　DOAJ 主页

在 DOAJ 可以检索论文或期刊，论文检索可选字段包括所有字段、标题、摘要、关键词、主题、作者、ORCID、DOI、语言。期刊检索可选字段包括所有字段、标题、关键词、主题、ISSN、出版社、出版国家、期刊语言。检索论文时，得到的论文结果以题录/文摘的形式呈现，可以通过点击"Abstract"查看完整摘要内容。通过左侧的限定条件可以筛选主题、期刊、出版年份等。检索到的论文可以在线阅读或者下载全文。对于检索到的期刊，可以通过左侧的限定条件筛选是否免收费用、是否有 DOAJ 认证标志、主题、语言、许可证、出版社、同行评审类型等，期刊检索结果可以查看期刊概况及投稿、收稿信息。

（四）HighWire Press

HighWire Press 是由美国斯坦福大学图书馆于 1995 年创立的学术出版商，现已经成为全球最大的提供免费全文的学术文献出版商之一（图 6 - 8）。HighWire Press 目前收录的电子期刊数量众多，覆盖生命科学、医学、物理学、社会科学等多个学科领域。截至 2024 年 8 月，HighWire Press 收录期刊 269 种，论文 760 多万篇，有免费全文 240 多万篇。它不仅提供自己出版的期刊的全文，还允许用户检索 Medline 等其他数据库收录的期刊的文摘题录。HighWire Press 为客户提供从稿件提交、同行评审、内容托管到出版、分析及报告等端到端的出版生命周期解决方案。HighWire Press 支持按英文字母顺序浏览、一般检索和高级检索等多种检索方式，方便用户快速找到所需文献。HighWire Press 收录的部分期刊和文献提供免费全文访问，但并非全部。

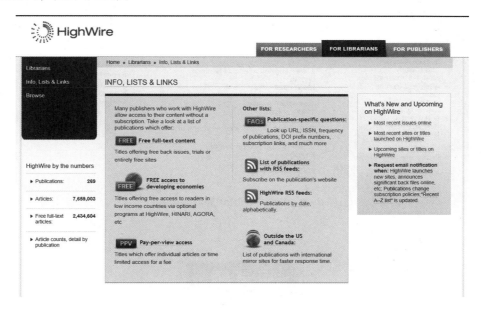

图 6 - 8　HighWire Press 期刊论文主页

（五）Free Medical Journals

Free Medical Journals 是由 Amedeo Group 创建的网上免费全文期刊集合网站，该网站收录了众多生物医学领域的免费全文期刊（图 6 - 9）。截至 2024 年 8 月，网站收录了 5088 种期刊，免费医学期刊超过 3000 种，期刊涵盖多个学科，包括但不限于心脏病学、内分泌学、传染病学、遗传学、微生物学、神经病学、肿瘤学、生理学等。网站上的期刊分为英语、法语、德语、葡萄牙语、西班牙语、土耳其语及其他语种。网站提供主题分类筛选，还可以依据 FMJ 影响度排名筛选期刊，用户可以按照学科、语种或期刊提供免费的方式（如全免费、出版后 1 ~ 6 个月免费、出版后 7 ~ 12 个月免费）进行排序浏览，还可以按照期刊名称首字母筛选。可在网站检索到免费音频、免费 PDF、免费网站的链接。

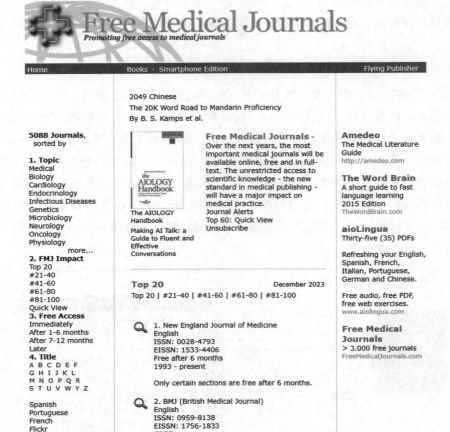

图 6 – 9 Free Medical Journals 主页

答案解析

思考题

一名药师在准备一份关于新型抗生素（"NeoAntibio"）的用药指导材料时，需要全面了解该药物的详细信息，包括其适应证、用法用量、药物相互作用、禁忌证以及可能的副作用等。假如你是这名药师，你怎样利用搜索引擎和相关药学网络资源完成下列任务？

1. 如何利用搜索引擎进行初步筛选相关信息资源，并对抗生素有个初步了解？

2. 怎样利用网站获取该药的详细信息？

3. 在利用搜索引擎和药学网站进行药学信息资源搜索时，药师需要注意什么？

（徐　坤）

书网融合……

本章小结

微课

题库

第七章 个人信息管理与利用

📖 学习目标

1. 通过本章的学习，掌握 NoteExpress 和 EndNote 搜集文献的方法，撰写文献时自动生成引文的方法；熟悉个人信息管理的作用，NoteExpress 和 EndNote 对文献的组织以及数据的备份方法；了解个人信息管理的含义和方法，NoteExpress 和 EndNote 的统计分析功能，参考文献顺序调整的方法。

2. 具有运用 NoteExpress 与 EndNote 高效管理文献的能力，能够熟练进行文献的分类、检索和标注。

3. 树立严谨的学术态度，养成规范使用文献管理工具的习惯，提高学术研究的效率和质量。

第一节 个人信息管理概述

PPT

一、个人信息管理的含义

在现代信息技术与互联网蓬勃发展的当下，"信息爆炸"所引发的危机对个人信息管理的影响愈发显著。个人计算机中存储的信息资源不断增多，无序信息的使用成本持续攀升。如何达成理想的个人信息管理状态，已成为用户普遍关切的问题。这些问题有力地推动了个人信息管理（personal information management，PIM）的进步。PIM 不仅成为新的"热门议题"，还在诸多学科领域取得了发展，涵盖认知心理学、人机交互、数据库管理、信息检索、图书馆以及信息科学等。当下，PIM 的研究范畴包含基本理论、信息保存、信息分类、信息检索、隐私保护、邮件系统、行为分析、信息提醒等诸多方面。

个人信息管理这一概念提出后，在相当长的时间内未能形成统一的定义。在 2005 年首届 PIM 国际专题研讨会上，对 PIM 的概念予以了总结与阐述：就本质而言，PIM 属于一种信息存储行为，即把信息存储起来，以便日后能够访问。从行为角度上看，PIM 是我们日常生活中对信息的处理、分类与访问。从系统层面上定义，PIM 是个人创建并在工作环境中使用的系统，其中涵盖个人获取信息的规则与方法、对信息进行组织与存储的机制，以及维持系统运行的相关规则与过程，还有对信息进行访问、处理及产生输出的方法机制。2009 年，美国个人信息管理研讨会对个人信息管理的含义给出了较为合理的解释，即个人信息管理指个人在社会实践进程中获取、建立、存储、研究及使用所需各类信息的行为，旨在满足社会生产及生活中的信息需求，其实质是对个人信息进行存储处理以利于使用。

二、个人信息管理的作用

信息资源管理的目标在于确保信息资源得到有效运用，个人信息管理的目的则是更出色地检索和利用信息，进而提升工作与学习的效率。个人信息管理的作用主要体现为以下几点。

1. 个人信息管理提升个人信息能力　信息能力涵盖有目的地运用信息工具和信息资源，获取、识别、分析、整理、传递和创造信息的能力，更为关键的是，拥有独立自主学习的态度与方法，并将其应用于实际问题的解决以及开展创新性思维。把信息运用到知晓如何操作的任务上，属于利用信息完成任务；将信息应用于新颖且不同的任务，则是利用信息实现创新。唯有通过良好的信息管理，才能最有效地让知识切实助力我们实现生产力的创新。

2. 个人信息管理使个人信息的价值得以彰显 信息具有极强的时效性，如果未能及时传播，有价值的信息将会丧失其价值。通过信息管理，能够让信息得到有效的传播与利用，凸显个人信息的价值。

3. 个人信息管理是增强国家竞争力的基石 从信息管理的三个层次，即个人、组织和社会层级。从信息管理来看，可以将组织的信息管理视作组织中每个人信息管理的集合，而每个组织的信息管理又共同构成了国家级别的信息管理。因此，个人有效的信息管理是组织、社会开展有效信息管理的基础。对于一个国家而言，若拥有持续的信息创新能力以及大量的高素质人力资源，就具备了发展信息经济的巨大潜力。因此，个人信息管理能力的提升，是个人核心竞争能力提升的关键环节，也是国家提升自身竞争力的基础。

三、个人信息管理的方法

从个人信息管理的视角出发，个人信息管理的发展大致可划分成三个阶段。

1. 手工管理阶段 在这一阶段，个人信息管理主要依靠手工笔录的方式，例如采用卡片摘录、笔记本摘录以及剪辑摘录等手段，信息的利用则以手写为主。

2. 非专业化计算机管理阶段 伴随计算机的广泛运用以及电子全文数据库的发展，个人信息管理迈入了计算机管理阶段。在此阶段，个人信息管理主要是简单地运用资源管理器或 Excel 表进行管理，人们通过把电子数据存储在不同的文件夹中以实现对个人信息的分类管理，但这种管理方式难免会导致管理混乱、重复下载、找不到已下载信息等情况的出现。此阶段信息的利用主要是以单篇阅读、手工录入文字信息为主。

3. 专业个人信息管理软件管理阶段 随着互联网的迅猛发展，网络信息正以指数级的速度增长，文件夹式的管理方式已不再适应信息瞬息万变的时代，各类专业的个人信息管理软件应运而生。这些软件不但具备强大的个人信息管理能力，而且拥有搜集信息的功能，还提供了便捷高效利用信息的操作。

科技文献是科研工作最为重要的参考信息源，对于科研工作者而言，个人文献信息管理的优劣，将直接影响其研究的进展和成效。目前，已有众多针对个人文献信息管理的软件，其中在国外使用较为广泛的软件有 EndNote、RefWorks、ProCite、Reference Manager 等，国内常用的包括 NoteExpress、医学文献王、NoteFirst 以及知网研学。本章主要介绍两种较为常用的软件：NoteExpress 与 EndNote 的使用方法。

知识拓展

写论文需要引用和不需要引用的具体情况

1. 需要使用引用的情况 ①表明论文中出现的数据、表格、图片、图表及其他资料的信息出处；②描述或讨论某个作者的理论、模型、实践或案例，或者使用他们的文章来证明自己论文中的案例；③用文献来支持和加强你的论证的正确性和重要性；④强调评论界受到一定程度认可和支持的理论、模型或实践；⑤表明引文或定义的第一出处；⑥转述某个非常重要或者有可能成为辩论焦点的作者的论文，且转述内容超出了常识的范围。

2. 不需要使用引用的情况 ①呈现历史观点，通过阅读大量相关文献，对某一历史时期发生的事情做出总结；②描述自己的经历和观察；③总结或结论，总结部分对论文中介绍或引用过的一些重要观点进行概括；④公共领域和专业领域的常识。

PPT

第二节　NoteExpress

一、概述

NoteExpress 的主要功能包括搜集文献信息、管理文献信息和利用文献信息。支持在 Word 和 WPS 文字中使用，该软件可以通过各种途径高效、自动地搜索、下载、管理文献资料，在 Word 或 WPS 文档中自动生成各种格式化的参考文献信息。软件安装后在 Word 或 WPS 中自动加载相关插件。软件的主界面主要由快捷工具栏、数据库结构区、题录列表显示区和题录详细显示区几部分组成（图 7-1），快捷工具栏中显示的按钮可利用"主菜单"下"选项"中的"自定义功能区"进行自定义设置，最多显示 12 个工具按钮，其他没有显示在快捷工具栏中的功能可从"主菜单"的下级菜单中选择。

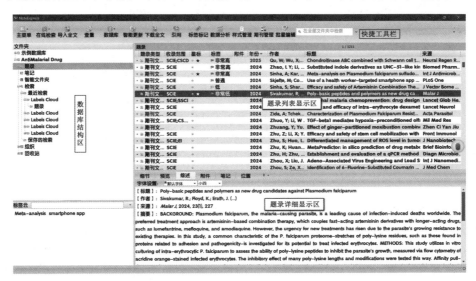

图 7-1　NoteExpress 主界面

二、功能

NoteExpress 采用数据库来存储和管理用户的个人文献信息，用户可以建立不同的数据库来存储不同课题的文献。因此，使用 NoteExpress 的第一步就是要建立一个新的数据库或者打开一个已经存在的数据库，可通过快捷工具栏"数据库"中的"新建数据库"或"打开数据库"选项来实现。

数据库的结构包括题录、笔记、智能文件夹、检索、组织和回收站几部分（图 7-1 中数据库结构区），题录部分用来存放用户的文献题录信息，用户可以在题录下建立多级文件夹来分类管理资料；笔记用来存放用户为文献资料建立的笔记内容；智能文件夹用于存放根据用户提供的筛选条件过滤后的题录；检索部分显示在个人数据库中最近执行的检索策略或保存的检索策略；组织部分可以按优先级、作者、年份、期刊、关键词、作者机构、收录范围和星标对数据库中的内容进行分组显示；回收站用于存放用户从题录或笔记部分删除的信息，其中的信息可以随时恢复到原来位置。

（一）搜集文献信息

建立好数据库之后需要做的就是向数据库中添加待管理的文献信息，NoteExpress 支持多种方式向数据库中导入数据。

1. 导入已有文献全文　在使用参考文献管理软件之前，用户可能已经积累一些文献全文，可使用快捷工具栏中的"导入全文"功能将这些全文方便地导入题录当中，可以单篇导入，也可以将某一文件夹中的多篇全文一次批量导入，还可以直接用鼠标将选中的全文拖拽到指定目录中。对于导入的全文，NoteExpress 通过其智能识别与自动更新功能，从导入的全文（支持 PDF 和 CAJ）中识别文献标题，并从网络数据库自动更新标准题录信息。

2. 导入数据库检索结果　目前各大数据库都支持将检索结果保存为各种参考文献管理软件支持的格式，如 EndNote 格式、Refworks 格式、NoteExpress 格式等。将数据库的检索结果以 NoteExpress 支持的格式保存为本地文件或复制到剪贴板，通过快捷工具栏中或要导入题录的文件夹右键快捷菜单中的"导入题录"选项将数据导入指定的题录文件夹中，能否成功导入取决于过滤器的选择，过滤器的功能是用来"过滤"数据，从数据中识别文献的字段标识并从中提取字段内容导入数据库的各字段当中，使不同显示格式的检索结果能够以相同的格式进入软件并以相同的格式显示出来。例如，检索结果是以 PubMed 数据库的 MEDLINE 格式保存的，在导入时需要选择"PubMed"过滤器，常用的文件保存格式与相应过滤器的对照见表 7-1。

表 7-1　NoteExpress 常用文件格式与过滤器对照表

文件格式	过滤器	支持该格式的数据库
MEDLINE 格式	PubMed	PubMed
NoteExpress 格式	NoteExpress	CNKI、万方、维普
EndNote 格式	EndNote	CNKI、万方、维普、Web of Science、Biosis Preview
RefWorks 格式	Refworks	CNKI、万方、维普、Biosis Preview
SinoMed 题录或摘要格式	SinoMed	SinoMed
Ris 格式	RefMan-（RIS）	SciFinder Scholar

3. 在线检索　NoteExpress 本身集成了 CNKI、万方、维普、Web of Science、PubMed、EmBase 等几十种文献数据库，可以通过快捷工具栏中的"在线检索"选项选择在线数据库，打开统一的检索界面进行检索，检索结果可以直接保存到题录文件夹中，不受文献数据库本身每次最多保存题录数量的限制。

（二）管理文献信息

管理文献信息是 NoteExpress 最主要的功能之一，通过一系列的管理操作，可以使用户的文献变得整洁有序，并能对文献进行快速调阅，提高效率。

1. 查重　由于不同数据库收录的期刊范围不同，检索时为了保证查全率，通常会同时检索多个数据库，必然会造成检索到的结果中存在大量重复文献的情况。传统方式下，直接在检索结果中筛选相关文献，难免会出现重复阅读和重复下载的情况，导致在重复检索结果上浪费大量宝贵时间。NoteExpress 的"查重"功能可以很好地解决这一问题，首先将各数据库的检索结果导入同一个题录文件夹里，然后使用"查重"快捷按钮打开查重条件设置窗口，选择待查重的文件夹及待查重字段等条件后点击"查找"即可查到符合查重条件的重复题录，这些重复题录处于选中状态可以直接删除。

2. 题录列表管理　题录列表显示区（图 7-1）以列表方式显示当前选中题录文件夹中存放的文献题录，用户可以通过鼠标右键点击列表表头弹出菜单中的"自定义"功能，设置要显示的列表表头，通过鼠标点击表头的字段名实现按该字段进行排序，还能通过右键菜单中的"排序列表"选择多个字段进行多重排序。

3. 附件管理　可以为一条文献添加多个不同格式的附件。带有附件的文献在列表显示区的附件字段下会显示不同颜色的方块；左上角红色表示关联文件附件；右上角紫色表示关联笔记；左下角黄色表示关联文件夹；右下角棕色表示关联题录。

（1）添加单个附件　鼠标右键单击要添加附件的文献题录，在弹出的快捷菜单中选择"添加附件"，选择要添加的附件类型。选择"文件""文件夹"和"题录"三种类型，会打开浏览相应内容的对话框，找到要添加的内容即可给题录加上相应附件；选择"网络链接"类型，会打开一个对话框，在里面直接输入要链接的网址即可；选择"笔记"类型，打开笔记编辑器，在其中输入笔记内容后保存即可。添加了附件的题录，可以在"题录详细显示区"的"附件"标签中查看所携带的具体附件信息，带有文件附件的题录还会在列表头最后一列出现一个回形针标志，点击回形针可以迅速打开文件附件。

（2）批量链接附件　可以给多个文献题录同时添加文件附件，通过"主菜单"中"工具"子菜单的"批量链接附件"选项打开批量链接对话框，选择要添加附件所在的文件夹、文献信息与文件名匹配程度等，就可以批量链接附件到题录。

（3）自动下载全文　首先在题录显示区中选中要下载全文的多条题录，通过快捷工具栏中的"下载全文"按钮打开选择数据库对话框，选择能够下载到题录全文的数据库，即可将全文快速下载到本地并与题录关联。

4. 添加标签　利用 NoteExpress 丰富的标签功能可以为重要文献添加多种形式的标签标记，包括未读/已读状态、星标、优先级、标签云，前三者显示于题录列表区，标签云则显示在软件主界面的左下角。

5. 数据备份与移动　NoteExpress 数据的备份有三种方式：①通过"主菜单"下"文件"子菜单的"备份数据库"选项备份特定数据库，会生成一个压缩文件，解压后直接双击运行即可在 NoteExpress 中打开，此方法并不能备份全文附件。②打开存放数据库所在的文件夹会看到一个扩展为".ndb"的数据库文件，和一个与其同名的 .Attachments 的文件夹，此文件夹中存放的是全文附件，将数据库文件和附件文件夹直接备份即可，恢复时只需将文件和文件夹存放在同一个目录下，双击 .ndb 文件即可打开数据库，而且数据库中题录的全文附件同时可用。③直接将数据库文件建立在移动存储介质或网盘中，恢复时直接连上移动存储介质或打开网盘同步后就可以直接对数据库进行操作。

（三）利用文献信息

管理的最终目的就是更有效地利用文献，通过 NoteExpress 阅读文献、撰写文献会比传统方式节省很多时间，提高科研工作效率。

1. 阅读文献　利用搜集文献功能用户可以快速找到相关文献并去重。题录详细显示区提供了多种浏览方式，通过附件可以快速调阅文献全文。在阅读文献的同时为文献加上多种标签标记方便后续调用，笔记功能可以将阅读过程中看到的重要内容及自己的心得体会记录下来，笔记作为附件与原文献相关联，查找调用非常方便。通过写作插件中的"插入笔记"按钮可一键将其插入文章当中。

2. 分析功能　利用 NoteExpress 分析功能，可以快速了解题录数据中各字段内容的分布情况，还能对题录中的文献内容进行分析、生成数据矩阵并可视化展示。

（1）统计分析　通过"主菜单"下"文件夹"子菜单中的"文件夹信息统计"功能，可以对数据库中文献的相关字段信息进行统计分析并保存统计结果。

（2）数据分析　在题录列表中选中要分析的文献题录后点击快捷工具栏中的"数据分析"按钮，打开"数据及分词管理"对口框，可以实现对"文献类型""年份""标题（分词）""作者""关键词""来源"等内容的统计分析及可视化，在分析过程中可以对词条进行规范化处理，提供的分析方法包括"词频统计""词频云图""词共现次数矩阵""词共现关系图""词共现－相关系统矩阵"和"词共现－相异系数矩阵"。

3. 库内检索　通过本地检索功能可以快速在本地数据库中调阅想要的文献。

（1）关键词检索　对于数据库中的文献，NoteExpress 提供了两种关键词检索方式。

1）快速检索　在软件主界面快捷工具栏后方为快速检索框，可进行简单的关键词检索，可通过下箭头选择检索的文件夹范围。

2）高级检索　通过"主菜单"下"检索"子菜单的"在个人数据库中检索"选项，可打开本地高级检索窗口，进行复杂的多字段组合检索。

（2）排序检索　通过简单排序可以将已读/未读文献、带有星标的文献和加标签的文献显示在题录列表区的顶部，快速地找到已读文献或标记过的重要文献。

（3）组织和标签云检索　利用"组织"和"标签云"功能可以快速地把那些符合某个限定条件的文献筛选出来显示在题录列表区。

4. 撰写文献　NoteExpress 的辅助写作功能是通过安装后在 Word 和 WPS 中自动加载的 NoteExpress 插件（图 7–2 为 Word 中的插件）实现的，将鼠标停留在插件中各选项上几秒后就会自动显示该选项的功能。

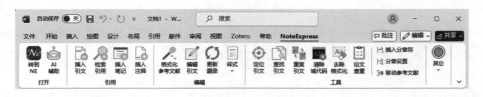

图 7–2　Word 中的 NoteExpress 插件菜单

（1）自动生成参考文献　在 NoteExpress 中选中要引用的文献，将光标定位在正文中要插入引文的位置，点击插件上的"插入引文"按钮即可在光标位置生成引文标号，并在文后自动生成参考文献；也可以先定位光标，然后在 NoteExpress 中选中要引用的文献，再点击"引用"快捷按钮同样可以自动生成参考文献和标号。

（2）格式化参考文献　NoteExpress 内置了近 5600 种国内外学术期刊、学位论文和国标的格式规范，通过插件中"样式"选项选择要投稿的期刊样式后点击"格式化"按钮，可以快速地将引文格式调整为符合所选期刊投稿要求的格式。

（3）参考文献顺序的调整　利用 NoteExpress 生成参考文献，保证了一篇引文对应唯一的引文标号，不会出现因为一篇文献在文章中多次引用而造成的文后引文重复出现的情况。如果在写作过程中插入新的引文或删除引文，引文标号的顺序一般会自动调整，如果没有自动调整，只需重新格式化即可。

（4）快速定位参考文献　文章撰写完成后如果要查找引文在正文中的引用位置，可将光标定位在文后参考文献中该篇引文的任何位置，点击插件中的"定位"即可快速跳转到引文标号所在位置。如果一篇引文被多次引用，光标定位在其中任何一个标号位置时，点击"查找"可实现在不同引用位置之间的跳转。

插件上的"去除格式化"选项有两种功能。①去除格式化：能够隐藏引文的详细信息，将其替换为"{#}"，重新格式化后可再次显示引文信息。②清除域代码：此操作需谨慎使用。NoteExpress 之所以能够如此便捷地调整参考文献格式，就是因为其生成的参考文献含有域代码，通过域代码在引文标号与引文以及数据库中的题录之间建立起有效的链接，一旦选择清除域代码，则其生成的引文将变为普通文本，无法再对其进行格式化。

PPT

第三节　EndNote

一、概述

　　EndNote 是一款集文献搜索、管理和论文写作为一体的多功能参考文献管理软件。主要功能包括搜集文献信息、管理文献信息、利用文献信息。支持在 Word 和 WPS 文字中使用，安装后在 Word 或 WPS 文字中自动加载相关插件。软件主界面主要由菜单栏、快捷工具栏（将鼠标停留在按钮上几秒后会弹出该按钮的功能提示）、数据库结构区、检索区、题录列表显示区、题录详细显示区等组成（图 7 – 3）。

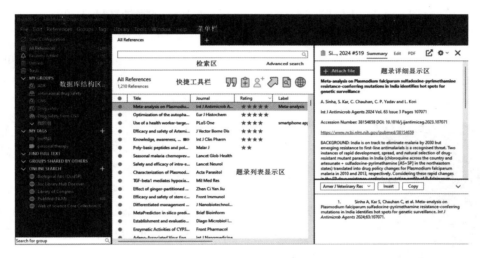

图 7 – 3　EndNote 主界面

二、功能

　　EndNote 采用数据库存储和管理用户的文献信息，可通过"File"菜单的"New"选项新建一个数据库，或使用"Open Library"选项打开一个已经存在的数据库。

　　（一）搜集文献信息

　　EndNote 支持多种方式向数据库中导入数据。

　　1. 导入已有文献全文　仅支持导入 PDF 格式全文，可通过"File"菜单的"Import"选项实现，可以单篇导入，也可以整个文件夹（可包含子文件夹）导入，系统会自动提取 PDF 全文中的 DOI 号，在有网络环境支持的情况下根据 DOI 号自动搜索，以更新题录的字段信息。

　　2. 数据库检索结果导入　将从各数据库中的检索结果以 EndNote 支持的导入格式保存为本地文件，然后通过"File"菜单"Import"子菜单中的"File"选项导入数据库中，导入时需要在"Import Option"下拉列表中选择对应的过滤器。

　　3. 在线检索　EndNote 提供了 400 余种数据库的链接文件，可以通过"Tools"菜单中的"Online Search"选项，打开选择数据库链接文件对话框，选择要检索的文献数据库；也可在数据库结构区下面的"ONLINE SEARCH"中选择要检索的文献数据库，之后在检索区对选中的文献数据库进行检索。所有检索结果可以直接保存到数据库中，不受数据库本身每次最多保存题录数量的限制。

（二）管理文献信息

1. 查重　通过"Library"菜单中的"Find Duplicates"选项可完成查重。

2. 题录列表管理　可通过右键单击题录列表显示区的字段表头弹出字段菜单，从中设置要显示的字段，单击某一字段表头则题录按该字段升序排列，再次单击按降序排列。

3. 附件管理

（1）文件附件　EndNote 支持多种类型的文件附件，可通过"References"菜单"File Attachments"子菜单中的"Attach File"选项，或点击题录详细显示区的"Attach file"按钮打开选择附件文件对话框，选择要附带的文件。

（2）图表附件　EndNote 还提供了图表附件功能，每条题录只能附带一条图表附件。图表附件在撰写文献时可以直接插入正文当中，并且根据格式化样式自动排序。为题录添加图表附件可通过"References"菜单的"Figure"选项的"Attach Figure"选项打开添加图表附件对话框，选择要添加的图表附件。

（3）自动下载全文　选中要下载全文的多条题录，通过"References"菜单"Find Full Text"子菜单中的"Find Full Text"选项，或直接点击快捷工具栏中的"Find Full Text"按键可实现全文的批量自动下载。

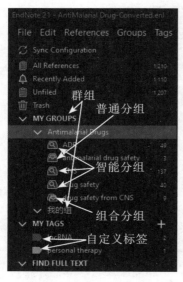

图 7-4　EndNote 数据库
的分组及自定义标签

4. 添加标记标签　EndNote 提供了未读/已读状态（Read/Unread Status）、星级排名（Rating）两种标记方式，还提供了 Label 和 Tag 两种文字标签，题录详细显示区的编辑模式下，在"Label"字段中输入关键词，即可为题录添加文字关键词标签，通过"Tags"菜单的"Creat Tag"选项可以创建自己的标签库，为题录添加 Tag 标签则只需用鼠标右键点击题录，在弹出的菜单中选择"Manage Tags"选项打开管理标签对话框，从中选择一个或多个 Tag 标签对题录进行标记（图 7-4）。

5. 分组管理　EndNote 数据库采用分组来存放其中的数据，系统在数据库下预设有四个分组"All References"（数据库中的所有文献）、"Recently Added"（最新加入的文献）、"Unfiled"（未归类文献）和"Trash"（删除的文献数据，可恢复或清空），还预设了一个"My Groups"群组（Group Sets），用户也可以自定义群组，在群组下可设置不同的分组（Group）来存放不同分类的文献（图 7-4）。

（1）创建群组和分组　通过"Groups"菜单或数据库结构区中群组名的右键快捷菜单中选择"Create Group Set"来建立群组。选中要建立分组的群组，通过"Groups"菜单或在数据库结构区群组名的右键快捷菜单中选择"Create Group"，即可在群组下建立不同的分组，最多可建立 500 个分组。

（2）创建智能分组（Smart Group）　智能分组用来存放利用设定好的检索策略，从数据库中筛选出符合要求的文献。通过"Groups"或在数据库结构区群组名的右键快捷菜单中选择"Create Smart Group"，打开创建智能分组对话框，输入分组名和检索策略即可在群组下建立智能分组。

（3）建立复合分组（Combination Group）　通过布尔逻辑运算 AND、OR、NOT 来合并智能分组或一般分组。通过"Groups"菜单或在数据库结构区群组名的右键快捷菜单中选择"Create From Groups"，打开创建复合分组对话框，选择要合并的分组及使用的逻辑关系建立复合分组。

6. 数据备份与移动　可以通过如下四种方式对 EndNote 进行数据备份：①通过"File"菜单的"Compress Library（.enlx）"选项打开压缩数据库对话框，从中选择创建压缩文件（Creat），或创建压缩文件并发送到 E - mail（Creat & Email），检查压缩文件中是否包括附件文件以及备份的题录范围后，单击"下一步（Next）"即可完成数据库的压缩备份。恢复数据时通过"File"菜单的"Open"选项打开备份的压缩文件即可。②在数据库的存放目录中有一个扩展名为".enl"的数据库文件和一个与其同名的.data 的附件文件夹，将数据库文件和附件文件夹直接备份即可。③直接将数据库文件建立在移动存储介质或网盘中，恢复时直接连上移动存储介质或打开网盘同步后，就可以直接对数据库进行操作。④将数据上传到 EndNote Web，通过"Library"菜单的"Sync"选项，或直接点击数据库结构区的"Sync Configuration"选项，可实现与 EndNote Web 之间的数据同步。

7. 共享数据库　EndNote 可以通过输入其他 EndNote 用户的电子邮件地址来邀请其他成员共享数据库或分组，最多支持与 1000 个用户共享，并可对共享用户设置"只读或读写"权限，有读写权限的用户可对共享数据进行文献共享、修改、增加、删除、新建组、添加附件、做笔记等任意编辑，在活动日志里可查看共享成员的活动记录；只读权限的共享成员则仅可查看共享数据中的文献信息不得删改。共享数据需要登录 EndNote Web 账号，通过"File"菜单的"Share"选项打开共享设置对话框，输入被邀请人的 Email 和邀请信息发送邀请邮件；被邀请人收到邀请邮件并接受后，可通过"File"菜单的"Open Shared Library"选项打开共享数据库。

（三）利用文献信息

1. 阅读文献　EndNote 多样的搜集文献功能可以让用户快速找到相关文献并去重。题录详细显示区提供了摘要显示模式（Summary）、编辑模式（Edit）和全文阅读模式（PDF）三种浏览文献摘要信息的方式。摘要显示模型上半部分显示题录的摘要信息，通过摘要顶部的"Attach file"按钮可以快速地为题录添加文件附件，下半部分则显示按所选期刊样式显示的参考文献格式；编辑模式将文献信息分字段显示，用户可以直接对字段内容进行修改；全文阅读模式使用软件内置的 PDF 阅读器显示文献的全文，支持在 PDF 全文中插入注释、高亮显示文字、给文字加下划线、给文字加删除线等标记。利用 EndNote 灵活的管理功能，可以在阅读文献的同时为文献加上多种标签标记，方便后续调用文献。

2. 统计分析　通过"Tools"菜单中的"Subject Bibliography"选项，可以打开选择统计字段对话框，选择要统计的字段内容点击"OK"即可得到统计结果，点击统计结果的字段名，可将结果按相应字段进行排序。

3. 库内检索　①EndNote 提供了简单检索（Simple search）和高级检索（Advanced search）两种关键词检索方式，能够快速地从本地数据库中找到想要的文献；②通过按字段排序，可以将已读/未读文献、带有星级排名标识的文献和文字标签的文献显示在题录列表区的顶部，快速地找到相应文献；③利用智能分组和复合分组功能，可以自动地将符合特定条件的文献筛选出来显示于相应分组当中；④利用 Tag 标签（图 7 - 4），可以快速查找到不同分组下带有同一个标签的文献。

4. 撰写文献　EndNote 的辅助写作功能是通过安装后在 Word 和 WPS 文字中自动加载的 EndNote 插件（图 7 - 5 为 Word 中的插件）实现的，将鼠标停留在插件中各选项上几秒后就会自动显示该选项的功能。

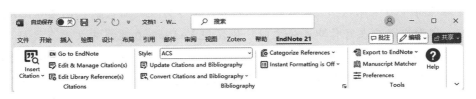

图 7 - 5　Word 中的 EndNote 插件菜单

（1）自动生成参考文献　①可直接将要引用的文献从 EndNote 题录列表中，用鼠标拖拽至文档中的引用位置；②将光标定位在文档中要插入引文的位置，通过插件中的"Go to EndNote"按钮切换到 End-Note 操作界面，从题录列表中选择要引用的题录，点击 EndNote 快捷工具栏上的"Insert Citation"按钮，或回到文档点击插件中的"Insert Selected Citaion（s）"插入引文；③通过插件的"Insert Citation"打开"Find & Insert My References"（搜索及插入引文）对话框，从中输入搜索条件找到要引用的文献后，点击对话框中的"Insert"按钮插入引文。

（2）插入图表（Insert Figure）　是 EndNote 的特色功能之一。在编辑具有很多插图或表格的文档时，利用插入图表功能可以将题录所附带的图表附件直接插入文档正文当中并自动生成图表序号。

（3）格式化参考文献　EndNote 支持 7500 多种输出样式，其中软件内置了近 500 种常用的输出样式，更多样式可通过其输出样式网站查询下载获得，下载的样式文件需存放在 EndNote 安装目录下的 Styles 文件夹中才能正常使用。通过插件中"Styles"下拉列表选项选择要投稿的期刊样式后，引文格式会自动调整为符合期刊投稿要求的格式。

（4）参考文献顺序的调整　在写作过程中插入新的引文或删除已有引文，引文标号的顺序一般会自动调整，如果没有自动调整只需重新更新即可；也可以通过插件中的"Edit & Manage Citation（s）"打开编辑与管理引文对话框，通过引文前面的上下箭头，可以调整连续引用的几篇引文的先后顺序；还可以通过文献后面的"Edit Reference"下拉列表中的选项实现编辑引文、更新引文信息、删除和插入引文的操作。

（5）匹配投稿期刊　EndNote 的"Manuscript Matchcer"（手稿匹配）功能利用 Web of Science 和 JCR 数据库的数据，通过复杂算法为用户推荐最相关且最具影响力的投稿期刊。首先将论文手稿的所有参考文献集中到一个分组中，鼠标右键点击分组或使用分组菜单选择"Manuscript Mathcher"选项，也可以在 Word 插件菜单中选择"Manuscript Matcher"选项，打开匹配投稿期刊网站，输入文章标题和摘要信息后点击"Find Journals"即可获得多达 10 种推荐期刊。

插件上的"Convert Citations and Bibliography"下拉列表中的"Convert to Unformatted Citations"选项的作用是去除格式化，能够隐藏文后的参考文献列表，将文中的引文标号替换为"｛作者，出版年#题录号｝"格式的临时引文，重新格式化后可再次显示引文信息。下拉列表中"Convert to Plain Text"选项的作用是将引文信息转换为普通文本格式，此操作需谨慎使用，一旦执行此操作，将无法再对引文格式进行调整。

思考题

答案解析

小明是一名研究生，正在进行他的研究生课题研究，立题阶段他从不同数据库（知网、PubMed、SciFinder 等）中检索并下载了课题相关文献的题录信息，为了方便利用文献，他选择使用 EndNote 来管理课题相关文献，课题完成后在写作毕业论文时，他发现 EndNote 在生成中文参考文献时不是很方便，恰好这时他所在学校购买了 NoteExpress 集团版，于是决定改用 NoteExpess，完成学位论文后在导师的建议下，他将论文投稿到某学术期刊，遗憾的是他的第一次投稿被拒，于是准备改投另一本期刊，但两本期刊对参考文献的著录格式要求不同。

1. 在将从各种文献数据库中下载的检索结果导入参考文献管理软件中时，为了保证能够正确导入，需要注意什么？

2. 如果从使用 EndNote 改为 NoteExpress 管理文献，如何将 EndNote 中管理的文献转到 NoteExpress 中，需要注意什么？

3. 投稿的文章被拒稿后要改投其他期刊，而两种期刊对参考文献的格式要求不同，如何快速调整参考文献的格式？

（闫　雷）

书网融合……

本章小结

题库

第八章 药学科技论文的写作

📖 学习目标

1. 通过本章的学习，掌握学术论文、学位论文、综述的基本格式和注意事项；熟悉参考文献的著录格式；了解论文的投稿。
2. 初步具备药学科技论文写作的能力。
3. 树立提高自身学术水平的信念，培养成果产出意识。

人们在对药学领域进行探索和研究时，需要对研究成果、实验数据、理论分析等进行整理、归纳、分析和阐述，并以文字形式表达出来，展示研究成果、交流学术思想，以推动药学学科的发展。这种信息的存储活动就是药学科技论文写作。

第一节 药学科技论文概述

药学科技论文是对药学科学研究活动的文字记录，是以现代科学知识为理论指导，经过科研设计、实验、临床观察或现场调查后，将所获得的第一手资料进行整理归纳、统计处理和分析，从而对药学领域的问题进行探讨，对药学研究实践的过程进行描述，对药学研究的成果进行总结的文献。

一、药学论文写作的意义

1. 积累科学知识　论文写作是科学研究的组成部分，药学研究也只有写成论文报道出去，使广大读者借鉴，才能发挥更大的社会效益和经济效益。通过论文把相关研究的发现、发明和创造记录下来，丰富人类的知识宝库，积累相关知识并为以后新的发现和发明奠定基础，可以避免后人重复前人所做的工作。

2. 传播研究成果　撰写论文是科学研究工作的重要组成部分，也是交流、传播科研成果信息的主要形式。任何科研成果都要通过传播才能发挥其社会效益和科学价值。据统计，60%以上的科技信息是通过期刊论文传播的，有些学科可达80%。我们的专业人员通过广泛的实践和实验，获得了大量科研数据，积累了成功的经验和失败的教训，这些数据或经验教训经过总结写成论文，与国内外同行进行交流，有助于医药科学的发展，造福于人类。

3. 提高业务能力和水平　论文写作是由感性认识向理性认识的飞跃，是对观察到的事实进行思维加工的过程。它既能总结科研成果和工作经验，又能启迪人们的思路；既能推广交流科技成果，又是培养自己严谨、科学的工作态度，锻炼自己写作技巧和才能的重要途径。科研人员通过撰写论文，可以充分地展示出自己理论知识的深度和广度，活跃思维，提高自己的科研水平，增强分析问题和解决问题的能力。所以，科技论文也是衡量学术水平、职称评定和授予学位的重要参考依据。

二、药学论文写作的要求

药学论文是作者准确、客观表达自己实践经验和科研成果的论证文章，其写作要求是由科学研究的性质决定的。因此，必须以严谨的态度对待论文的撰写。在坚持理论与实践相结合的同时，还应遵循以下原则。

1. 创新性　创新是论文的灵魂，是体现论文水平、决定论文质量的首要标准。衡量一篇论文是否有创新性，就要看它是否解决了前人没有解决或没有完全解决的问题，是否对某一问题有新的发现或新的见解，以及是否将新的方法或技术应用于研究。

2. 科学性　要求论文必须以实事求是的态度正确反映客观事物。其内容和方法必须是能够经得起实践检验的、成熟的理论或技术。科学性主要体现在以下几点。

（1）真实性　科学性的第一要求就是真实，不能有半点虚假。科研设计要严谨、周密、合理，研究方法要先进，结果要忠于事实和原始资料，无重要残缺，无以偏概全，无生编臆造。

（2）准确性　论文需要客观、准确地反映研究结果的真实情况，既要总结成果的经验，也要归纳失败的教训。报道的数据、引文、用词、结论等准确，不能以"大概""可能"来代替科学结论。

（3）可重复性　论文的可重复性，是指在相同的条件下，读者采用论文所介绍的技术和方法，也能够得到相同的结果和结论。这就要求作者在"材料和方法"部分尽可能把实验对象、条件和方法及其出处介绍清楚。

（4）逻辑性　论文的逻辑性，是指要求用科学的逻辑思维、方法将感性资料经分析综合、推理概括，来论证和阐明现象的本质，从而使论文的结构严谨、层次清楚、概念明确。推理应符合逻辑，前后呼应，不要出现无中生有的结论，不要只堆砌原始材料而不加以分析。

3. 实用性　药学是一门实践性很强的科学，一个研究内容的研究结果甚至可以造福于全人类，因此论文具有很强的实用性。从近期看，对当前实验药学、临床药学和药学教学实践有指导作用，能够产生实际的社会效益和经济效益；从长远看，对促进医药科学技术发展有一定的理论指导意义。

4. 规范性　论文写作要遵循相关的学术规范和写作规范。写作时应依据《学位论文编写规则》（GB/T 7713.1—2006）、《学术论文编写规则》（GB/T 7713.2—2022）和《科技报告编写规则》（GB/T 7713.3—2014）等相关标准编排，论文中使用的名词术语、数字、标点符号、计量单位、参考文献的使用和图表的设计都应符合规范化要求，便于在期刊上发表或学术会议上交流。

5. 可读性　单调、乏味的文章难以引起人们的阅读兴趣，即使内容再好也难以达到有效交流的目的，所以论文的写作力求文风朴实，语言生动，有吸引力。要注意结构严谨，条理清晰，层次分明，重点突出，明白易懂。使读者能够用较少的时间和精力理解论文所表达的观点和结论。

三、论文的类型

论文可以从不同的角度，根据不同的分类方法被分成很多种类型。

1. 按写作目的分类

（1）学术论文　是作者用来阐述所取得的新成就、新技术、新观点、新发现的论文。目的是与本专业的读者进行学术交流，包括期刊上发表的论文和学术会议上交流的论文。

（2）学位论文　是作者为了获取某一级学位而撰写的毕业论文。包括学士学位论文、硕士学位论文和博士学位论文。

1）学士学位论文　是大学本科毕业生在老师指导下，为获取学士学位而撰写的学位论文。学士学位论文应反映出作者已经掌握本学科的基础理论、专门知识和基本技能，具备了从事科学研究或承担专门技术工作的初步能力。学士学位论文选题通常较小，内容不太复杂，篇幅在1万字左右。

2）硕士学位论文　是硕士研究生在导师指导下选题、研究而撰写的学位论文。硕士学位论文应能反映作者已经学会独立从事研究工作或掌握一定的专门技术，并具有总结前人经验的能力；能反映作者已掌握坚实的理论基础，掌握一定深度和广度的专门知识；对该专业的基础问题和重要疑难问题有独立的新见解；对该专业学术水平的提高有一定的推动作用。硕士学位论文的篇幅在 3 万 ~ 5 万字。

3）博士学位论文　是博士研究生独立研究撰写的用于获取博士学位的论文。博士学位论文应有创造性的见解，取得较显著的科研成果，具有较大的理论意义和实践价值。它能反映作者对某一学科有关领域具有深邃广博的知识；反映作者具有对该学科提出创造性见解的能力，对该学科的发展有着重要的推动作用；反映出作者具有独立地选择创造性研究方向、开辟新的研究领域的能力，对该学科研究水平的提高有重大突破。博士学位论文的篇幅在 10 万 ~ 15 万字。

（3）综述　是针对研究领域某一专题，搜集某一时期内大量的原始文献，经过全面系统的归纳编写的综合性叙述论文。目的是对该专题的研究情况、研究进展进行总结、归纳和分析。

2. 按论文的资料来源分类

（1）调查研究性论文　是以调查方法取得科学资料，经分析、整理、统计学处理后而撰写出的论文，如药学调查报告。

（2）观察研究性论文　是以观察方法取得直接资料，通过分析，上升到理论而撰写出来的论文，如临床药效观察、病例分析等。

（3）实验研究性论文　是以实验手段取得科学资料，加以分析研究，提出对某一个问题的新认识、新观点而撰写出来的论文。如药学实验结果分析、科研报告等。

（4）总结体会性论文　是通过对手头积累的丰富资料，进行回顾性总结而写出来的文章，如药学专题研究总结。

（5）整理资料性论文　是作者在一段时间内收集、阅读某一专题已发表的大量文献资料后，经过综合、分析、整理而撰写出来的一种论文，如综述、述评等。

四、药学科技论文的基本格式

无论是学术论文、学位论文还是科技报告，其撰写和编排都需要遵循一定的规范，以利于信息系统的收集、存储、处理、加工、检索、利用、交流和传播。药学学术论文的格式应遵循国家标准 GB/T 7713.2—2022《学术论文编写规则》中的相关规定，分为前置部分、正文部分和附录部分。前置部分主要包括题名、作者、摘要、关键词等。正文部分包括引言、主体、结论和参考文献。

1. 题名　也称标题、文题、题目等，是对论文主要内容和中心思想的高度概括和准确揭示。拟写题名应当注意以下几点。

（1）准确　题目应准确表达论文的特定内容，反映研究的范围和深度，防止小题大做或大题小做，应使文题相符。

（2）简洁　题名应当简洁，一般不超过 25 字，尽量不用副标题，不用标点符号，尽量少用"研究""探讨"等非特定词。如果是综述，文题后最好加上"研究现状""研究进展"等字样。

（3）醒目　题名应醒目、富有深度，让读者看到文题就产生阅读兴趣。文题应突出学术论文的创造性、研究性，避免使用"浅谈""浅析"等字样。

此外，题目中还应尽量避免使用非公知公用的缩略语、元素符号、分子式和化学结构式。

2. 作者信息　具有以下意义：拥有著作权的声明；文责自负的承诺；联系作者的渠道。作者信息的内容，一般包括作者姓名、工作单位及通信方式等。署名是作者拥有著作权的声明，是承担学术责任和法律责任的承诺。

（1）署名的条件　署名作者必须是科研的参与者、论文的写作者、论文的解答者。

（2）署名的注意事项　署名顺序应按对论文的贡献大小排列，第一作者是主要贡献者、直接创作者。一些大型的科研课题往往由几家单位共同申报、共同完成，贡献相当，如果确有必要说明 2 个以上作者的贡献和地位是相同的，可以采用共同第一作者表示。在国内，提出研究思路、修改论文并提供必要研究条件的学科带头人一般作为通信作者，通信作者必须熟悉课题设计，掌握数据资料，能够全面处理投稿中的一切问题，答复编辑部及审稿人意见，并对学术不端行为负全责。个人研究成果署个人真实姓名，并按照期刊的要求格式注明作者简介、工作单位、联系地址、邮政编码、电子邮件等必要内容，以及该课题属于哪个基金项目或科研项目；集体署名要注明执笔人。

3. 摘要　是全文内容的高度浓缩，以简明扼要的语言说明论文的目的、意义、方法、结果和结论，以便让读者以最少的时间了解全文的概貌，并决定是否阅读全文。字数一般在 100～300 字，采用第三人称陈述，讲究客观性，不对论文的研究水平进行主观性评价。

4. 关键词　是为便于文献检索从题名、摘要或正文部分选取出来，用以表示论文主题内容的词或词组。关键词要有检索意义，不应使用太泛指的词，例如"方法""理论""分析"等。论文以选取 3～8 个关键词为宜，尽量从《汉语主题词表》或专业词表中选取，如没有相关的主题词时才选取自由词作关键词。

5. 前置部分的其他项目　内容还包括分类号、基金名称及项目编号、文献标识码等。收稿日期和修回日期可以标注于前置部分，也可以标注在文末。

6. 引言　学术论文一般有引言。引言内容通常包含研究的背景、目的、理由，预期结果及其意义和价值。引言的编写宜做到：切合主题，言简意赅，突出重点、创新点，客观评介前人的研究，如实介绍作者自己的成果。

7. 主体　主体部分是论文的核心，占论文的主要篇幅，论文的论点、论据和论证均在此部分阐述或展示，包括理论分析、材料与方法、结果和讨论等内容。主体部分应完整描述研究工作的理论、方法、假设、技术、工艺、程序、参数选择等，清晰说明使用的关键设备装置、仪器仪表、材料原料，或者涉及的研究对象等，以便于本专业领域的读者可依据这些描述重复研究过程；应详细陈述研究工作的过程、步骤及结果，提供必要的插图、表格、计算公式、数据资料等信息，并对其进行适当的说明和讨论。

8. 结论　是对研究结果和论点的提炼与概括，不是摘要或主体部分中各章、节小结的简单重复，宜做到客观、准确、精练、完整。如果推导不出结论，也可没有"结论"而写作"结束语"，进行必要的讨论，在讨论中提出建议或待研究解决的问题等。

9. 参考文献　论文中应引用与研究主题密切相关的参考文献。

参考文献的著录项目、著录符号、著录格式以及参考文献在正文中的标注法，应符合 GB/T 7714 的规定。

10. 附录部分　是以附录的形式对正文部分的有关内容进行补充说明。

学术论文一般不设附录，但那些编入正文部分会影响编排的条理性和逻辑性、有碍论文结构的紧凑性、对突出主题有较大价值的材料，以及某些重要的原始数据、数学推导、计算程序、设备、技术等的详细描述，可作为附录编排于论文的末尾。

五、药学科技论文的写作步骤

药学科技论文并非实验数据和实验结果的简单罗列，而是要经过去粗取精，去伪存真，由表及里深化认识，推理论证，由感性认识到理性认识的过程。药学科技论文的写作一般遵循以下步骤。

1. 构思并确定主题　细心考虑论文的结构，怎样写才最切题而有吸引力，论证的实质问题怎样安排和展开才有说服力。

2. 拟定提纲 在对收集好的资料进行归纳整理后，即可列出写作提纲，选出所用的资料，以便对照他人的研究成果进行解释或做理论上发展。拟出详细的写作提纲（包括图、表的安排）不仅可使写作顺利，还可避免不必要的重复。

3. 成稿和润色 对文稿要反复修改，删去可有可无的叙述，使之精益求精。对材料和结果要细心核对、调整或补充，对论点、论据、论证要提炼深化，使论点突出，论据充分，做到格式规范，图表清晰，文字简练，语句朴实易懂。最后，应交全体合作者审修，征求意见完善文稿。

4. 定稿 按规范格式在电脑上排版打印。

第二节 药学综述的写作

PPT

药学综述是针对药学领域某一专题，搜集某一时期内大量的原始文献，进行全面系统的综合归纳编写而成的综合性叙述论文。药学综述与原著性科技论文不同，原著性科技论文的资料主要来源于科学实验和调查研究，而药学综述的资料主要来源于已发表的文献，所以药学综述属于三次文献范畴。综述不应是材料的罗列，而应是对亲自阅读和收集的材料，加以归纳、总结，做出评论。一篇好的综述，应当是既有观点，又有事实，有骨又有肉的好文章。

综述的内容概括，形式灵活，篇幅大小不一。近年来，期刊上出现了"短小综述"，称为miniseries，汉语的含义是"小综述"或"小专论"，一般在5~10个页码之间，甚至更短，涉及的内容范围小且集中，颇受读者欢迎。当前国内发表的药学专业综述字数一般为5000~15000字。一般来说，综述的字数大都比专业科技学术论文的字数要多。

一、药学综述的类型与特点

1. 药学综述的类型

（1）专题综述 此类综述多是请权威专家对其所在研究领域所发表的文献做出权威性的或关键性的评论。部分期刊上标明为"专论"或"专题"文章，也有的叫"特邀文章"。

（2）文献综述 在"丛刊""年鉴"上刊载的综述。这类综述的主要目的是对一定时期内围绕某一专题的论文加以汇集和解释，但不一定加以评论。

（3）回顾性综述 按年代顺序进行组织，追溯分析某一药学课题的发展历史，是科技发展的奠基石，可使我们受到启迪，在科研等方面少走弯路。

（4）现状综述 目前国内期刊上所发表的综述文章大多数属于此类，其主要任务是对某一发展领域的新知识、新课题、新方法、新应用的现状予以评述。

2. 药学综述的特点

（1）综合性 综述要将大量的一次文献重新组织起来，既要以某一专题的发展脉络为纵线，反映当前的研究成果，展望发展前景，又要把不同国家或地区、不同学派、不同研究单位和研究者的主要观点和研究发现进行横向的比较，纵横交错，内容丰富，具有很强的综合性。

（2）先进性 综述不是写学科发展的历史，而是将最新的科研成果和动态介绍给读者。因此，要求把重点放在介绍新内容上，近两三年发表的文献应该占全部参考文献相当的比例。

（3）评述性 综述不应是材料的罗列，也不是某一专题的研究报道，而是对所收集的国内外某一专题近期研究进展的大量材料加以归纳、总结，做出分析和评论，发现事物的本质和内部规律。所以，综述不是文章段落的堆砌，而是作者把握文献信息、综合评述并表达观点的载体。

（4）客观性 综述要如实反映他人的研究，而阐述自己观点时也应客观，不可臆想、推测和拔高。

二、药学综述的写作目的与意义

1. 提高个人综合能力　药学综述写作是提高药学专业研究生和科研人员综合素质的重要方法之一。首先，在综述写作的过程中需要阅读大量的中外文文献，作者的中外文阅读能力和专业知识水平必然会得到提高。其次，对大量的文献进行归纳和整理也提高了作者的综合分析思考问题的能力。最后，能提高作者的文字表达能力和写作水平。

2. 把握学科发展方向　通过文献综述的写作，能对本学科的研究近况有较充分的了解。尤其是作为某一研究领域的专家，能够对当前研究领域的最新动态和进展做一了解，把握学科发展方向。对自己的研究工作和人才梯队的建设培养都是十分有益的。

3. 申报科研课题的基础　科研工作有很强的继承性，任何发明创造都离不开前人或他人的研究基础。我们在申报科研课题时，无论是选题还是研究方法的确定，都需要大量参考文献作为依据。在申报前对该课题进行文献综述，则可以了解有关课题研究的历史和现状、存在的问题以及解决这些问题的途径，课题申报成功的可能性大大增加。同时，也能够为该研究完成后进行的论文写作打下了良好的文献基础。

三、药学综述的基本格式

综述的内容、形式和篇幅并无严格规定。但一般分为前言、专题论述、结论和参考文献四个部分。

1. 前言　主要说明写作目的、本选题的理论或实践意义；选题的范围及相关问题的历史、现状和趋势；综述涉及的主要概念；有争议的选题，要说明争论的焦点所在。前言部分力争用最简洁的语言，引起读者的重视，使其读完后获得一个初步印象，并产生进一步阅读和探究的兴趣。

要注意区分引言和摘要。从内容上看，摘要以提供论文内容梗概为目的，包括研究目的、方法、结果、结论等；引言简要说明研究目的和范围、本领域已取得的成果和空白、研究设想和研究方法、预期的结果和意义等。从特性上看，摘要具有自明性和独立性，拥有与论文同等量的信息量，即不阅读全文就能获得必要的信息；引言是论文的前奏，它不具备独立性和自明性，不能单独成篇。

2. 专题论述　是综述的核心。综述不论是按时间顺序、不同学派的观点，还是按问题的不同方面来组织材料，但都包括历史发展、现状分析、趋势预测等。

（1）**历史发展**　按时间顺序，说明这一课题的提出及各个历史阶段的发展状况。这部分内容主要采取纵向的写法，即按时间先后或专题本身发展的层次，对其各个阶段的发展状况，包括解决了哪些问题、取得哪些突出成绩，还存在哪些问题作扼要描述。有些专题时间跨度大、科研成果多，要抓住具有创造性和突破性的研究成果详细介绍，突出重点。

（2）**现状分析**　介绍和比较国内外对本课题的研究现状或各学派的观点，在此基础上指出问题的焦点和可能的发展趋势。这部分内容主要采取横向的写法，即对某一课题国内外的各个方面、各派观点、各种方法、各自成就进行描述和比较，分辨出优劣利弊。

（3）**趋势预测**　在纵向和横向比较中肯定所综述课题的研究水平、存在问题，指出前景展望。

3. 结论　简要概括专题论述部分的内容和主要结论，指出存在问题和发展趋势，以加深读者对该专题的认识和了解。

4. 参考文献　写综述应有足够的参考文献，这是撰写综述的基础。它除了表示尊重被引证者的劳动及表明文章引用资料的根据外，更重要的是，使读者在深入探讨某些问题时，提供查找有关文献的线索。综述性论文是通过对各种观点的比较说明问题的，读者如有兴趣深入研究，可按参考文献查阅原文。

四、药学综述的写作步骤

1. 确定选题 首先，所选题目应该结合日常工作或研究，是作者比较熟悉的专业领域，或是作者准备去探索的问题并已经积累、掌握了一定的信息。其次，所选题目应该符合内容新、时间近、角度新的要求，只有这样才能反映学科新动向，才能吸引读者的注意。最后，要注意所选题目不宜过大，不要企图在一篇综述中介绍全面或多方面的内容，以免由于知识水平欠缺、文献搜集不全或篇幅限制而无法把问题深入下去。

2. 查阅文献 学会查阅互联网上的医药学专业数据库如 PubMed、Embase、SciFinder 等，循证数据库如 Cochrane library、Uptodate 等，学术搜索引擎如百度学术等获得最新的文献来参考。

3. 归纳综合 查阅文献过程中，精读设计合理、结果可靠、参考价值大的重要文献，透彻地理解论文的信息，做好笔记或文摘，收集重要的研究成果、观点和数据；然后进行归纳分类，舍弃与主题关系不大的内容，使之条理化、系列化；再对这些整理好的资料进行综合分析，结合工作实践，得出自己的观点。

4. 写作成文 综述的内容包括课题的发展史、当前的研究现状、学术争论的焦点和研究前景的展望。首先拟定提纲，在综合归纳的基础上明确论点和论据，明确写作顺序和重点，拟定研究论文的结构和层次标题，然后按照写作提纲逐个展开问题论述。注意做到论点鲜明，论据确凿。写作中要阐明自己的观点，但也要简要列出相反的观点，还要提出存在问题、解决问题的建议和前景展望。初稿形成后，应反复推敲、字斟句酌，努力使论文层次清晰、重点突出、合乎逻辑、语言精练。

综述写成之后，要请有关专家审阅，从专业和文字方面进一步修改提高。这一步骤是必需的。因为作者往往因为注意阐述综述的一个方面而容易忽视另一个方面，有些结论没有恰到好处地反映某一课题研究的"真面目"。这些问题经过校阅可以得到解决。

五、综述写作的注意事项

综述的写作需要注意以下几个方面。

1. 搜集资料要全 掌握全面、丰富的文献资料是综述的前提。随便搜集一点资料写不出好的综述。因此综述作者要检索多个数据库，避免因某个数据库收录不全而遗漏重要文献。

2. 文献资料运用要恰当合理 所搜集文献可能观点雷同，有些文献的可靠性和科学性不够，引用文献时应注意选用代表性、可靠性和科学性较强的文献，如在重要期刊、核心期刊上刊发的文献或权威专家撰写的文献。

3. 要有述有评 综述不是文献汇编。综述作者应对综述内容真正理解、有明确的见解，并以此指导文献资料的选用、组织安排和评论。如果只是列举大量事实和数据，未对此加以总结和归纳，提不出自己的观点，综述就失去了真正的价值。

第三节 药学学位论文的写作

学位论文是标明作者从事科学研究取得的创造性成果和创新见解，并以此为内容撰写的、作为提出申请授予相应的学位评审用的学术论文。学位论文一般分为学士学位论文、硕士学位论文、博士学位论文三种。撰写一篇优秀的学位论文选题要科学新颖，参考资料要全面翔实，实验数据要严谨可靠，写作论述要方法得当、逻辑性强，当然更离不开导师在论文整个完成过程中的指导。

一、药学学位论文的选题

选题就是确定课题研究和论文写作的主攻方向。因此，选题既包括科学研究课题的选择和确定，也包括论文内容的选择和确定。对于学位论文的写作来说，搜集材料可在选题之后进行，也可在选题之前进行。选题后再搜集材料的，在论文题目选定后，就要着手对课题相关的材料加以搜集、提炼和利用。搜集材料在选题之前的，在对已获取的大量材料进行分析研究的基础上，提出问题，确定选题。但在具体的研究过程中，这两种确定选题的方式都需要重新搜集材料，以获取更多的有用论据。

1. 选题的目的和意义 选题的目的就是确定论文的研究目标和写作范围，以及所要表达的主要观点或主题。选题是提炼论文主题的基础，也是进一步拟定论文标题的基础。学位论文写什么，这是首先遇到的一个问题。这个"写什么"的问题就是选题。因此，科学研究中如果没有选题工作，将无法确定科学研究的目标和范围，任何科学研究工作都将无法开展。

2. 选题要遵循的原则

（1）需要性原则 是指选题应从社会发展的需要和科学本身发展的需要出发，考虑该课题能带来哪些效益。也就是说，选题时必须弄清拟选课题的目的和意义。

（2）创新性原则 创新是发展的动力，是科研工作价值原则的体现。选题要有创新性，就是指要研究前人没有提出来的、前人没有解决或是没有完全解决的问题。在理论研究中表现为新观点、新见解、新理论和新发现等，在应用开发研究中表现为新技术、新产品、新工艺和新材料等。学术上的创新都是相对的，不论是一篇论文还是一项研究、一个试验，只要在已有的科学技术基础上有所创造、有所发现、有所发明、有所前进，就被认为其成果是创新的。选题创新的表现形式：用新方法解决新问题；用老方法解决新问题；用新方法解决老问题。

不同层次的学位论文，在创新性方面的要求是不同的，学士学位论文没有创新性要求，硕士学位论文应具有一定的创新性，而博士学位论文必须具有创新性成果。

（3）科学性原则 科学性是指选题必须符合最基本的科学原理和客观实际，必须有科学理论作依据，既要尊重事实、尊重科学理论，又要不迷信权威、不受传统观念束缚。如果违反科学原理和客观规律，就没有科学性可言。比如某些人对"永动机"的追求、对"水变油"的热衷，就违反了最基本的科学原理和客观规律，因此是不可能成功的。论文选题一旦失去了科学性，就会变得毫无价值和毫无意义，所以说，科学性是论文选题的生命。

（4）可行性原则 体现了做学问的"条件原则"，没有一定的条件，是无法完成课题研究任务的。这里的条件有主观条件也有客观条件。主观条件包括论文作者的学识、技能、特长、兴趣、爱好，客观条件包括科学发展程度、资金、设备、人员和期限等。因此，在选题时必须做到量题而为、量力而为、量料而为、扬长避短，宜实不宜空、宜专不宜泛、难易适中、大小适中。

3. 学位论文的选题来源

（1）由学校和指导教师提供 学生在学校和指导教师提供的选题范围内，根据自己的实际情况进行选题。这种情况下选题需要考虑三个问题，即在所提供的选题中，哪一个选题最适合你；哪一个选题最容易获得文献资料；哪一个选题最具新颖性和创新性。只要把这些问题想清楚了，再经过反复权衡以后，相信你的选题也就决定了。当然，最好是选择上述三个条件都能满足的选题。

（2）源于导师科研项目 在完成导师科研课题或子课题的基础上选定论文题目，一般比较简单，无须更多的开题前调研。但课题和课题成果并不等于学位论文的选题和论文，就要求在科研课题转化为学位论文的过程中，论文作者和导师一起进行研究，使学生对论文的写作内容、研究目的更加明确，清楚地知道自己的学位论文与导师的科研课题之间有哪些关联，又有哪些不同的侧重。

（3）自主选题　不仅是一部分学位论文的选题形式，也是科技论文最为通行的选题形式。首先，自主选题可以抓住专业内亟待需要解决的疑难点，选择有利于开展的论题。目前的药学研究和其他学科中，尚存在着不少疑点和难点问题，需要我们继续去质疑、去论证、去探索。其次，可以寻觅交叉学科，开拓新领域新学科的选题。随着科学的发展，学科与学科之间的交叉和渗透将越来越频繁。恩格斯说："科学在两门学科的交界处是最有前途的。"在这种学科交叉和渗透所产生的空白区，未被开垦又容易被人忽视，研究涉足很少，值得我们去开发。只要勤于思索，善于联想，一定会获得许多值得研究的课题和论文题目。最后，可以涉足学科最前沿，获取富有创新性的论题。每门学科最前沿创新的领域里都充满了最前沿创新的研究内容。我们应该富有开拓精神和进取心，敢于勇攀科学高峰、探求未知之谜。能够填补研究空白的尖端和重大的科研成果必定来源于科学最前沿的选题。

二、药学学位论文的谋篇

选好题目之后，就该对论文的内容表述做出合理的安排，包括用什么样的结构和形式来表达论文的内容，选择哪些材料来充分有效地表达论文的主题，这就是谋篇。如果没有严谨的结构和合乎逻辑的层次、段落、开头、结尾、过渡和照应的安排，就无法使学位论文成为一个有机的整体，实现我们的写作目的。

1. 结构的设计　设计论文的结构就是要对论文各组成部分的总体布局和全部材料做出具体的安排，对论文的各个组成部分进行严密的组织。结构居于文章的表现形式之首，结构的好坏将直接关系到论文的表达效果。因此，在写作前必须先设计文章的结构，包括分为几大部分，各部分包含哪些内容，相互如何衔接，层次和段落如何划分，头怎么开，尾怎么结等。在一篇论文中，主题只能解决"言之有理"的问题；材料只能解决"言之有物"的问题；而结构能够解决"言之有序"的问题。

2. 提纲的编写　提纲是作者对论文结构所进行的轮廓安排。在写作之前编写提纲，随着思路的深化，许多新的见解、新的发现会突然在作者的脑海中浮现，对原来的写作设想进行修改，这就是我们常说的"写作灵感"。作者对提纲进行及时的调整和修改，可以保证作者能探求和选择到一个最佳的写作方案，作者只要"按图施工"，按照提纲分步地进行写作，不仅可以避免因材料选择的失误而推倒重来，而且能最大限度地、灵活机动地进行写作。可以先写论文的主体部分，再写论文的开头和结尾，也可以先写论文中的任何一个部分，再写其他部分，然后组合成篇。

三、药学学位论文的基本格式

根据国家标准 GB/T 7713.1—2006《学位论文编写规则》，学位论文的格式包括前置部分、主体部分、参考文献部分、附录和结尾部分。其中前置部分包括封面、封二、题名页、英文题名页、摘要页、序言或前言、目次页、插图和附表清单、缩写和符号清单，术语表；主体部分包括前言、正文、图、表、公式、引文标注、注释、致谢；结尾部分包括索引、作者简历、学位论文数据集、其他和封底等。

1. 封面、封二　学位论文与发表在期刊上的学术论文不同，学位论文的篇幅较长，且以单行本的形式提交学位审定委员会和存档，因此要求有封面，对论文起装潢和保护作用。封面的内容包括论文题名、作者等。其他信息可由学位授予单位自行规定。封二一般包括学位论文使用声明、版权声明及作者和导师的签名等。

2. 题名页　主要内容包括如中图分类号、学科分类号、学校代码、密级、学位授予单位、题名和副题名、研究生姓名、导师姓名及职称、申请学位的类别和级别、学科专业、研究方向、论文提交日期、培养单位等。

英文题名页是题名页的延伸，必要时可单独成页。

3. 摘要页 应说明研究工作的目的、方法、结果和结论，重点是结果和结论。中文摘要一般 300~600 字，外文摘要实词在 300 字左右。很多时候为了便于学位评审委员会审阅，学位授予单位要求另外提供详细摘要，篇幅在 2000~3000 字。

每篇论文选取 3~8 个关键词，中英文关键词分别排在中英文摘要下方。标引关键词应尽量采用规范的主题词表，中文关键词从《中文医学主题词表》（CMeSH）和《中国中医药学主题词表》中选取，英文关键词则从 MeSH 中选取。

4. 序言 一般是作者或他人对本篇基本特征的简介，如说明研究工作缘起、背景、主旨、目的、意义、编写体例，以及资助、支持、协作经过等。这些内容也可以在正文引言中说明。

5. 目次页、图和附表清单（可选） 目次页由论文的篇、章、节、条、款及附录等的序号、标题和页码组成。通常，目录列出三级标题。

论文中如图表、缩写和符号较多，可以分别列出清单置于目次页之后，图的清单应有序号、图题和页码，表的清单应有序号、表题和页码。缩写和符号清单包括符号、标志、缩略语、首字母缩写、计量单位、术语等注释说明，可置于图表清单之后。

6. 引言、正文和参考文献 引言包括论文的研究目的、意义、范围，相关领域的历史回顾，存在问题或知识空白，理论分析、研究设想、研究对象、研究方法和预期结果。

学位论文的引言有三点与科技学术论文不同的要求：①对选择这个课题的原因做较详细的说明；②对相关文献做较系统的回顾（相当于文献综述），表明作者已掌握本研究领域的知识，并达到一定的深度和广度；③对研究工作的界限或层次、规模做必要的说明。

学位论文的正文也包括材料与方法、结果、讨论和结论四个方面，关于图、表、公式、引文标注和参考文献的要求与学术论文基本一致。

7. 致谢 致谢的对象包括：资助研究工作和提供基金、奖学金的机构、合作单位、资助和支持的企业、组织或个人；协助完成研究工作和提供便利条件的组织或个人；在研究工作中提出建议和提供帮助的人；给予转载或引用权的资料、图片、研究思想和设想的所有者等。

8. 注释、附录 当论文中的字、词或短语需要进一步加以说明，而又没有具体的文献来源时，用注释。注释的数量不宜过多。学位论文的篇幅较长，建议采用文中编号加脚注的方式，而不是编号加尾注。

附录作为正文的补充，并不是必需的。一般出于以下目的编制附录：①为了整篇论文材料的完整性，但编入正文又有损于编排的条理性和逻辑性，这些材料包括比正文更为详尽的信息、研究方法和技术更深入的叙述、对了解正文内容有用的补充信息等；②不便于编入正文的罕见珍贵材料等；③对一般读者并非必须阅读，但对本专业同行有参考价值的文献；④某些重要的原始数据、数学推导、结构图、统计表、计算机程序代码等。

四、学位论文写作的注意事项

学位论文写作时需要注意以下几点。①结构要合理，论文中综述性内容不要超过全文的 1/3，每章最好有这一章的小结。②用语要准确，要使用专业术语进行描述。③图像、图形不能是直接从电子资料中拷贝而来，而应该自己重新制作；组织结构图、功能模块图都要根据规范进行绘制。④参考文献方面，数量一般以 50~100 篇为宜，博士论文的参考文献一般在 100~200 篇，有的甚至更多。所列参考文献必须在文中真正引用并按引用顺序正确标注；外文或中文文献都不得少于 1/3。近 1 年的文献也应有一定数量以表明作者开题后还在进行文献阅读。⑤全文格式统一规范，相同级别标题字体格式和数字标号必须一致；数字标号都应该用在相同级别之处。所有的图表标注必须统一，图表与标注必须在同一页面。

PPT

第四节　药学论文的投稿

论文写作的目的是交流，可以通过在医药学专业期刊上发表或在学术会议上交流两种途径来实现，其中大多数医药学论文都是发表在专业的学术期刊上的。那么我们完成了论文后应该怎样投稿发表呢？投稿过程中有哪些需要注意的呢？

一、投稿期刊的选择

1. 识别非法和违法期刊，杜绝无意义发表　在我国学术评价体系中，论文发表是一项最基本的要求。一些不法分子利用人们急切想发表论文的心理和对连续出版物特征认识不够的弱点，以非法期刊谋利。这些非法期刊不仅扰乱了出版市场秩序，制造了大量文献垃圾，也严重损害了论文作者的利益。我们要学会如何有效识别合法期刊和非法期刊，避免上当受骗，保护自己的著作权益不受侵犯。

（1）**判定期刊的合法性**　登录国家新闻出版署网站，在"期刊/期刊社查询"栏目界面对期刊相关内容进行检索，即可判断期刊的合法性。能查到机构名称和刊号等信息的期刊即合法期刊，查不到或相关内容不符的就是非法期刊。

（2）**非法期刊的界定**　非法期刊是指期刊没有在我国境内相关主管部门登记注册取得合法办刊权的出版物。论文作者应提高警惕，不要因为期刊被一些全文和文摘数据库收录而被迷惑，同时还要提高鉴别能力。非法期刊一般包括：海外出版单位未经国家新闻出版署批准擅自在中国大陆出版发行的期刊；刊号严重错误或杜撰刊号的期刊；假冒正规期刊的非法期刊；用书号代替刊号出版的期刊。

2. 区分核心期刊和非核心期刊　目前很多单位对发表论文有核心期刊的要求。核心期刊是期刊中学术水平较高的刊物，是进行刊物评价而非具体学术评价的工具。1931 年，著名文献学家布拉德福首先揭示了文献集中与分散规律，发现某时期某学科 1/3 的论文刊登在 3.2% 的期刊上；1967 年，联合国教科文组织研究了二次文献在期刊上的分布，发现 75% 的文献出现在 10% 的期刊中；1971 年，SCI 的创始人加菲尔德统计了参考文献在期刊上的分布情况，发现 24% 的引文出现在 1.25% 的期刊上，这些研究都表明期刊存在"核心效应"，从而衍生了"核心期刊"的概念。

核心期刊要依据不同的标准经过系统评价和系统遴选而产生。核心期刊的收录标准非常严格，在核心期刊上发表的论文也通常被认为具有较高的学术质量和水平。目前国内的三大科技核心期刊遴选体系包括：北京大学图书馆的《中文核心期刊要目总览》，简称"北大核心"或"北核"；中国科学技术信息研究所的中国科技论文统计源期刊；中国科学院文献情报中心的中国科学引文数据库（CSCD）来源期刊。它们收录的医药学相关期刊就是核心期刊，代表了医药学期刊里面较高的学术水平。此外，还有社会科学核心期刊遴选体系包括中国社会科学院文献信息中心的中国人文社会科学核心期刊、南京大学的中文社会科学引文索引（CSSCI）来源期刊和中国人文社会科学学报学会的中国人文社科学报核心期刊。

知识拓展

《中文核心期刊要目总览》

《中文核心期刊要目总览》是由北京大学图书馆及北京十几所高校图书馆众多期刊工作者及相关单位专家参与完成的中文核心期刊评价研究项目成果，主要是为图书情报部门提供对中文学术期刊的评估与订购、为读者导读提供参考依据。

《中文核心期刊要目总览》在 1992 年第 1 版出版后得到了业界的肯定。编者决定把这项工作延续下去，每4年更新研究和编制出版一次，2008年后改为每3年更新研究和编制出版一次，每版都会根据当时的实际情况在研制方法上不断调整和完善，以求研究成果能更科学合理地反映客观实际。研究方法是定量和定性相结合的分学科评价方法，核心期刊定量评价采用被摘量（全文、摘要）、被摘率（全文、摘要）、被引量、他引量（期刊、博士论文、会议）、影响因子、他引影响因子、5年影响因子、5年他引影响因子、特征因子、论文影响分值、论文被引指数、互引指数、获奖或被重要检索工具收录、基金论文比（国家级、省部级）、Web下载量、Web下载率等评价指标；在定量评价的基础上，再进行专家定性评审。经过定量筛选和专家定性评审，从我国正式出版的中文期刊中评选出核心期刊。最新版本为2024年3月出版的第10版（2023年版），共收录核心期刊共1987种。

二、投稿的方法和步骤

第一步：论文作者应对自己的论文进行自我评价，或请别人评价，或将自己的论文与相似的、相关的论文进行对比，对论文质量心中有数，初步选定几种拟投期刊。

第二步：对拟投期刊做进一步的了解，如刊发范围、设置的栏目、近两三年刊发的论文及论文的学术水平和期刊审稿周期、出版周期、每期的信息量。当最终确定投稿的期刊后，应再通过查阅纸本刊、检索数据库获得该刊的近期的稿约，了解投稿方式、流程和对稿件内容、格式方面的要求，必要时可以下载该刊已发表论文作为参考，避免因投稿方式不符或写作格式有差别而不被期刊编辑部受理。不建议通过搜索引擎查找期刊，避免过期失效信息或错误信息的误导。

第三步：投稿后应该留意自己提供给编辑部的信息沟通渠道，及时对编辑部的修回意见做出回应，避免因超过期限被编辑部做退稿处理。

三、投稿的注意事项

1. 遵守学术道德规范，避免学术不端行为　近年来，各种学术不端行为屡见报端，科研诚信问题越来越被学术界所重视。科技部和教育部分别发文定义了若干学术不端行为，包括抄袭剽窃他人成果、伪造篡改实验数据和实验图片、一稿多投、重复发表、违反署名条件和滥用署名权等不可取的做法。所以我们在投稿时应该特别重视和杜绝学术不端行为。

需要补充说明的是，并行发表不属于一稿多发。并行发表是指论文作者使用另外一种语言再次发表，尤其是在另外一个国家再次发表。并行发表必须满足以下条件：已经征得首次和二次发表期刊编辑的同意，并向二次发表期刊的编辑部提供首次发表的文章；二次发表与首次发表至少有1周的时间间隔；二次发表的目的是使论文面向不同的读者群；二次发表论文应在论文首页以脚注形式说明首次发表的信息。

2. 尊重生命科学伦理学　生命科学及医药学研究中涉及的伦理学问题较多。如临床药学研究中患者或受试者的"知情同意"权、患者或受试者的隐私权等。

（1）要确保论文所涉及的研究对研究对象有益无害　包括研究本身对研究对象是无毒、无伤害的和不增加痛苦的三个方面。研究者要评估研究对象可能受到的危险，在任何情况下都必须把出现危险或痛苦的可能性降低到最低限度。人体试验前必须有可靠的动物实验，动物实验结果证明确实对人体无害后，才能逐步过渡到人体试验。此外，还要求研究结果应对受试者和社会有利。

（2）要确保论文所涉及的研究已得到研究对象的知情同意　研究对象有权知道研究目的、方法和可能的利益冲突、可能的不良反应、潜在风险，并在此基础上有权做出同意或不同意参加和参加后可随时退出的选择。

（3）要注意论文发表是否侵害研究对象的个人隐私　所谓隐私，就是研究对象不愿公开的有关人格尊严的秘密。研究人员有义务为研究对象保守秘密。一般来说，为了保护研究对象的隐私权，能识别身份的细节都应该删除。若确因科学研究的需要，必须获得患者或其监护人知情同意，方可刊登可辨认患者身份的文字描述、照片和图谱，如果使用患者的肖像图片，应进行技术处理，遮盖能被辨认出来的特征部位，并应让患者过目即将发表的稿件。

3. 保密问题　学术论文的公开发表对科技保密工作带来了重大隐患。有时作者公开发表一篇论文却以国家失去一个有可能独家垄断的高科技生产领域为代价。但很多论文作者只关注论文的技术含量，毫不吝惜地描述研究成果的关键分析步骤、原理等，不经意间泄露了技术秘密。论文作者要主动提交论文进行保密审查，对关键技术方法和数据进行技术处理，必要时可放弃发表，杜绝失、泄密事件。

答案解析

思考题

小明是即将毕业的药学专业研究生，面临毕业论文的开题和撰写。

1. 小明可能需要检索哪些中外文数据库？

2. 小明应该如何按照规范化的格式完成他的学位论文？

（翟　萌）

书网融合……

本章小结

题库

参考文献

［1］郭继军.医学文献检索与论文写作［M］.5版.北京：人民卫生出版社，2023.

［2］刘川，侯艳，刘辉.医药文献检索与利用［M］.成都：四川大学出版社，2019.

［3］张雪艳.医学文献检索实践［M］.北京：科学出版社，2023.

［4］周芙玲.医学文献信息检索［M］.北京：科学出版社，2024.